光华心理书系

JIANKANG XINLIXUE

健康心理学

孙时进　杨　戒·编著

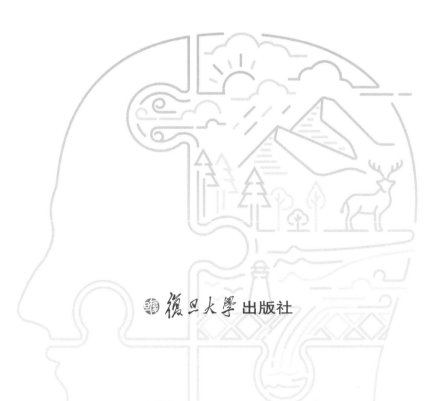

复旦大学出版社

目录

第一章

概　论

可以说每个人都追求健康,但究竟什么是健康,要怎样做才能过上健康的生活,这是每个人都关注的问题。那么健康心理学又是一门什么样的学科,它和上述这些问题又有什么关联? 本章首先介绍健康及健康心理学的概念,接下来从历史上人们看待心理与疾病的关系演变出发,结合健康心理学诞生的时代背景和学科背景,回顾了健康心理学诞生的历程,并重点介绍健康心理学的理论基石——生物心理社会模型。本章扼要说明了健康心理学的目标、发展现状,以及健康心理学可能的发展前景,并进一步介绍了健康心理学研究的内容和研究方法等。通过对这些内容的了解,我们就会明白,健康心理学如何看待健康,心理如何影响健康,以及如何从健康心理学的角度促进人类的健康。

第一节 | 健康心理学的相关概念

一、健康的概念

究竟什么是健康？可能从人们的常识来看，会认为健康就是不生病，这个观点正是依据生物医学标准。从生物医学标准来看，健康有两个条件：一是身体主要器官没有疾病，身体形态发育良好，人体各系统的生理功能良好，有较强的身体活动能力和劳动能力，这是对健康最基本的要求；二是对疾病有较强的抵抗能力，能够适应和抵挡环境的变化、各种生理刺激，以及致病因素对身体的作用和影响。也就是说，生物医学标准的健康，主要着重于躯体的健康——健康既代表了机体在当下无疾病能够正常运转，也代表了机体能够应对环境中的部分风险。除了生物医学标准的健康定义，健康也同样有其社会学的定义，社会学家帕森斯认为：健康是已经社会化的个人完成角色和任务的能力处于最适当的状态。

世界卫生组织给健康的定义是：健康不仅为疾病或羸弱之消除，而系体格、精神，与社会之完全状态。① 从世界卫生组织关于健康的这一定义中可以看出，它不同于生物医学标准对健康的定义，而是提出了关于健康的多维视角，把人的健康从生物学的意义，扩展到了精神和社会关系两个方面，也就是说把人的身心、家庭和社会生活的健康状态均包括在内。在这个层面上，健康的内容也就包括了：躯体健康、心理健康、社会健康、智力健康、道德健康、环境健康，等等。由此看来，健康是个体生物、心理和社会功能的一种平衡状态，而不只是传统认知上的没有生病。这一定义成为健康心理学家在日后建立健康概念的核心，为健康心理学的研究和实践奠定了基础。②

---

① 苏静静、张大庆：《世界卫生组织健康定义的历史源流探究》，《中国科技史杂志》2016 年第 4 期，第485 页。

② ［美］谢利·泰勒：《健康心理学（原书第 7 版）》，朱熊兆、唐秋萍、蚁金瑶译，中国人民大学出版社2012 年版，第 3 页。

二、健康心理学的概念

健康心理学是近几十年发展起来的一个心理学分支学科,从 20 世纪 70 年代末到 80 年代初开始,很多心理学家都从不同的角度出发对健康心理学概念进行了解释。美国心理学会健康心理学分会第一任主席约琴夫·马特瑞佐(Joseph D. Matarazzo)认为:健康心理学是指心理学在维持和改善人类健康,预防和治疗疾病,评估和明确健康、疾病和有关的机能失调的病因以及诊断它们之间的相互关系,完善和改进健康防治体系,协助政府制定卫生保健政策方面做出的具有教育性、科学性、专业性的工作。他同时也提出了健康心理学的四项目标:

第一,保持并促进健康水平;

第二,预防并治疗疾病;

第三,鉴别病因以及健康与疾病和相关功能障碍之间的相互关联;

第四,分析并改善医疗保障体系和健康政策。①

美国心理学家谢利·泰勒(Shelly E. Taylor)认为,健康心理学作为一门新兴的学科,它致力于探讨心理因素在人们维持健康、生病及病后反应中的影响。健康心理学既要研究这些问题,又要开展干预工作,以帮助人们保持健康、战胜疾病。②

总的来说,健康心理学是运用心理学的知识和技术,探讨和解决有关保持或促进人类健康、预防和治疗躯体疾病的问题。该学科致力于从心理学角度去了解健康和疾病的影响因素和相关规律,通过研究致病的心理因素以及人的心理对身体健康及治疗的影响,引导人们有效地参与治疗和康复活动,改变不良的信念、行为方式和生活方式,从而建立健康的生活方式,并通过心理干预防病治病、促进健康。健康心理学是心理学和预防医学相结合的产物,并致力于研究心理与健康的关系。

随着时代的发展以及研究的深入,心理学家对健康心理学的定义和内涵,也在不断地扩展,以下这些内容也逐渐成为健康心理学关注的范围,比如患者对疾病原因的归结、对生理症状的认知、对医疗风险的看法,还包括人们的健康观念、社会的健康文化、健康产业等。

---

① [美]萨拉裴诺:《健康心理学(第四版)》,胡佩诚等译,中国轻工业出版社 2006 年版,第 14 页。

② [美]谢利·泰勒:《健康心理学(原书第 7 版)》,朱熊兆、唐秋萍、蚁金瑶译,中国人民大学出版社 2012 年版,第 3 页。

第二节 | 健康心理学的诞生

一、关于心理与疾病关系的简史

疾病就只是一个纯粹的生理状态吗？心理在疾病（包括在生病和康复）过程中到底会不会产生影响？关于这个问题的探索可以说从人类有历史以来就一直没有停止。然而在不同的时代，人类得出的答案也是不一样的。而这些不同的关于疾病中心理和生理因素的探索和观点直接影响着人们看待疾病和健康的方式以及治疗和保健的方式。

（一）历史的观点

健康心理学诞生于西方，从西方的视角出发，所谓历史的观点主要是指从下面这四个阶段，即从早期文明阶段到近现代之前这一个时期，来考察人们是如何看待疾病以及看待心理与疾病之间的关系的。

1. 早期文化

在人类的早期阶段，人们相信疾病是由一些神秘力量（例如邪魔）引起的。他们认为如果邪魔侵入身体，人就会生病。因此，他们"治疗"这些疾病的手段主要通过由巫医实施的治疗仪式等方式来进行，认为通过这样的方式把这些邪魔驱除出体外就能够治愈疾病。

2. 古希腊和古罗马

在这一时期，最著名的关于解释为什么人们会生病的理论就是由"医学之父"希波克拉底建立的一套"体液理论"。与邪魔致病的理论不同，这一理论认为疾病是因身体内体液不平衡导致的。治疗的目的就是将体液恢复平衡。关于恢复体液平衡的方法，希波克拉底建议食用优良的食物，并避免过度饮食，认为这些都可以帮助体液恢复平衡。这一理论认识到了生理因素在健康与疾病中的作用，同时该理论还将体液的不同情况和不同的人格类型相联系，也就是通过体液把疾病和心理间接地建立了某种联系，即间接承认疾病是由身体因素引起的，但心理因素也会对其有影响。

3. 中世纪

在这一时期,由于教会的影响使得对疾病认知和对疾病的治疗方式都带有浓厚的宗教色彩,人们相信来自宗教的官方解释,认为疾病是上帝对恶灵或恶行的惩罚。医疗行为也开始由教会控制,越来越多的牧师开始治病。通常的治病方式是通过折磨身体来驱赶恶灵,后来这种治疗形式被某些忏悔形式取代。在这一时期,疾病的治疗带有浓厚的宗教色彩,牧师常常就是医生,治疗与宗教活动常混为一体。

4. 文艺复兴以来

文艺复兴以来,在科学技术发展的帮助下,医疗技术也取得了迅猛的发展。现代医学也于19世纪建立起来,人们开始通过解剖、体检以及医学仪器检验来研究人体和疾病。尤其是到19世纪中叶,在无菌术和麻醉术发明以后,科学家们掌握了身体运作的机制并找到了越来越多的致病微生物与身体细胞和组织的病理变化之间的关联,并把这些作为致病的原因,建立了一套新的疾病理论。对疾病的诊疗也越来越多地依靠实验室研究,并以此作为疾病诊断和治疗几乎唯一的依据。正是因为有了这些科学的依据,同时也为了摧毁在历史观点中关于健康领域的一些迷信观念,医生们几乎只关心生理因素在疾病过程中的作用,拒绝承认心理因素的作用,也使得医生和医院的社会地位以及权威不断提高,人们对医生能力的信心也不断增强。

中医病因观中的心理学

中医学认为,人是一个有机的整体,人体各脏腑、经络及气血津液之间,维持着动态平衡,从而保持着人体正常的生理活动。当这种动态平衡因某种原因遭到破坏,又不能自行调节得以恢复时,人体就会发生疾病。一切破坏人体相对平衡状态,从而引起疾病的原因就是病因。中医学中的病因主要包括六淫、疠气、七情、饮食、劳逸、外伤、痰饮、瘀血、结石、寄生虫、药邪、医过以及胎传。其中七情便是主要指心理因素导致的健康问题。

七情是指人的喜、怒、忧、思、悲、恐、惊七种情志变化。在正常情况下,七情是人体对外界客观事物和现象所做出的七种不同的情感反应,是人体正常的机能状态,不会使人发病。只有当突然的、强烈的或持久的不良情志刺激,如暴怒、狂喜、悲哭、大惊、猝恐、思虑、忧愁等,超过了人体心理承受和调节能力才会导致疾病。引起不良情志刺激的因素包括许多方面,如社会的急剧变化、经济上的突然起落、工作环境和条件恶劣、工作过于紧张繁忙,生活及家庭遭遇变故,人际关系紧张等,均可导致身心损伤而致病。

情志致病,因人而异。同样的情志变化,有的人可以致病,而另一些人则不会致病。这与个体心理承受和调节能力,与个体脏腑气血阴阳盛衰及身体素质密切相关。性格开朗、形体壮实者,对外界刺激的承受和调节能力较强,不易因情志异常而生病。反之,性格内向、形体瘦弱者,对外界刺激的承受和调节能力较差,则易因情志异常而生病。

(二) 生物医学模型

上述历史观点继续发展便逐渐形成了一种认识健康与疾病的模式,这就是生物医学模型。这一模型的基本观点是:所有的疾病和身体不适都是可以用生理过程的异常来解释的,造成这些异常的原因就是通常所说的病因。常见的病因包括:损伤、生化失衡、细菌或病毒感染等。也就是说,生物医学模型将疾病概括为一种生物过程,即某一特定病原体所引发的几乎纯粹机械化的结果,认为疾病仅仅是身体的痛苦,与心理活动、社会活动是没有关联的,只要消除了疾病,也就获得了健康。这一观点可以说是西方医学的一种传统观点。这种观点从 19 世纪起便逐渐被广泛地接受,直到今天仍是如此。

生物医学模型着眼于疾病本身,也就促进了以消除病原体和治愈疾病为目标的药物和医疗技术的研发,比如:利用疫苗征服了许多感染性疾病,如脊髓灰质炎和麻疹;发明了抗生素,使其成为人们对抗细菌感染性疾病的有力武器,等等。

然而,无论生物医学模型的成就有多大,它仍然需要改进。时代与学科的发展对其提出了新的挑战,也成为健康心理学诞生的背景。

二、时代与学科背景

健康心理学作为一门学科是在西方的历史背景下诞生的,现在一起来回顾它的诞生过程。

(一) 时代需求

健康心理学作为一门正式的学科诞生于美国。健康心理学得以出现和快速发展的主要因素之一就是在美国和其他西方国家的疾病谱的变化。

概括来说,直到 20 世纪,在美国引发疾病和死亡的主要原因是急性疾病,尤其是像肺炎、肺结核、痢疾及肠炎这样的传染病。这类急性疾病的特点是起病迅速、病程短,常常由病毒或细菌的侵入所致,而且一般来说通过一定的疗程是可以治愈的。同时对于大多数的传染性疾病,人们也都找到了疫苗和治疗的方法。

然而,到了 20 世纪以后,疾病的整体分布发生了很大的变化,尤其是在那些采取有效预防措施降低了传染性疾病死亡率的工业化国家,主要的健康问题和致死的原因已经由传染性疾病转变成了慢性疾病——即病史较长的退行性疾病,尤其是心脏病和糖尿病等。这类慢性疾病的特点是发病缓慢,通常是不可被治愈的,患者生存时间可以很长,只有靠患者和医务人员共同合作加以管理和控制。

慢性疾病的"崛起"导致了另一个很重要的变化,就是理疗护理的开销在国内生产总值中所占的比例逐年上涨,比如说:从1960—1983年的23年中,美国平均每人每年的医疗费涨了10倍。[①] 医药费持续增长,对国民经济的压力不断增加,已成为当时美国国民经济的重要负担,因此必须寻找一种新的途径来解决这一矛盾,提高人们的健康水平。

除此之外,在与疾病斗争的过程中,人们发现19世纪后期,感染性疾病的发生率迅速下降,这主要得益于饮食质量的提高和个人卫生措施的改善。也就是说,在与疾病抗争的过程中,人们逐渐地发现和证实了除生物因素之外的其他因素也会对疾病预防和康复起到很重要的作用。由此来看,在这样的时代背景之下,尽管在探究慢性病的病因方面已经取得了很大进展,但有效治疗慢性疾病的方法却并不多。人们看待疾病的方式和治疗疾病的方式必须发生变化,尤其在那些慢性病已成为主要健康问题的国家,这些都成为促进健康心理学快速成长的因素。

(二) 相关学科的发展

在上述时代背景之下,可以说整个20世纪,生物医学的一些假设都面临着不少的挑战,这些挑战主要来自心身医学和行为医学等领域。这些不同研究领域的探索和研究显示出心理学在健康中的地位越来越重要。

1. 心身医学

心身医学(psychosomatic medicine)是在20世纪初发展起来的,主要源于弗洛伊德对转换性癔症的研究。在他看来,由转换性癔症造成的生理紊乱,主要是个体的某种心理状态,如被压抑的体验和情感,通过躯体问题的形式被表现了出来。这种解释表明心理与身体之间存在某种相互作用,并表明心理问题不仅可能是由疾病引起的,而且也可能成为疾病产生的原因。[②] 出于对转换性癔症等疾病探索的需要,人们开始了对情感生活与身体过程相互作用领域的研究。随着研究的进展,人们开始将一系列的特定疾病视作"心身疾病",包括消化性溃疡、风湿性

---

① [美]萨拉裴诺:《健康心理学(第四版)》,胡佩诚等译,中国轻工业出版社2006年版,第10页。

② [英]简·奥格登:《健康心理学(第3版)》,严建雯、陈传锋、金一波等译,人民邮电出版社2007年版,第3页。

关节炎、高血压、哮喘、甲状腺功能亢进和溃疡性结肠炎等。这与传统的生物医学观点产生了分歧。随着心身医学的发展，心身医学的研究焦点也从为一些具体的、真实的健康问题寻求精神分析学的解释，转向开始关注心理与社会和生理功能以及疾病的发生、发展进程之间的相互作用和关系，研究领域更加广泛。尽管现在看来对早期心身观点存在一些批评，但是它仍然为心身关系的深入研究及研究成果的发现奠定了坚实的基础，也成为健康心理学出现的一个重要基础。

2. 行为医学

20 世纪 70 年代，在研究心理与疾病关系的领域中，出现了一个新的分支学科，那就是行为医学（behavioral medicine）。行为医学诞生于 1977 年，首先是由美国国家科学学会提出的，它被定义为：一门有关行为科学领域和医学领域在知识和技术上发展与整合的交叉学科，该学科研究健康与疾病以及这些知识和技术在预防、诊断、治疗和康复上的应用。[①] 行为医学的目标与健康护理的其他领域的目标一样，在于改善预防、诊断、治疗与康复。为达成上述目标，行为医学致力于将生物医学与行为科学——尤其是与心理科学整合，通过行为疗法和行为矫正等对躯体疾病或生理功能失调（如高血压、成瘾行为和肥胖症等）进行评估、治疗和预防。但同时也强调诸如神经症和精神病之类的心理问题不在行为医学范畴之内，除非它对疾病的发展起了一定作用。

行为医学既强调治疗，又强调预防和干预，背离了传统意义上关于健康的生物医学观，这也向将心理与身体割裂开来的传统观点提出了挑战。

心身医学和行为医学等学科的发现都揭示出心理与身体的关系比人们以前想象得更为直接和广泛。这些学科的发展越来越显示出，心理在疾病和健康中所发挥的重要作用，为推动健康心理学的诞生和发展发挥了积极的作用。

三、健康心理学诞生

20 世纪 70 年代，随着疾病由急性为主转入由慢性为主，同时也随着对慢性疾病认识的提高和将卫生保健作为优先领域的确定，美国政府逐步确立了健康教育与健康促进在卫生保健领域乃至社会政治生活的重要地位。为应对当时健康领域和卫生护理领域产生的变化和带来的挑战，在其他学科兴起与发展的背景下，在研究心理学与疾病关系的领域中，诞生了一个新的分支学科，这就是健康心理学。

---

① ［美］琳达·布兰农等:《健康心理学（第 8 版）》，郑晓辰、张磊、蒋雯译，中国轻工业出版社 2018 年版，第 15 页。

1976 年，美国心理学会讨论了心理学在人类健康中的重要作用，并着重指出心理学应当研究有损人类健康或导致疾患的心理与社会行为因素，探讨预防和矫正不良行为，以及帮助人们学会应对心理、社会的紧张刺激等方面。随后，美国心理学会便成立了一个由心理学家组成的健康研究小组，并在此基础上于 1978 年正式成立了健康心理学分支（美国心理学会的第 38 分支），并创办了期刊《健康心理学》（*Health Psychology*）。

健康心理学致力于提升人们的健康水平、对疾病进行预防和治疗、对可能的风险因素进行识别，提升卫生保健护理系统以及普及修正人们对健康问题的认知等。

在 20 世纪陆续诞生的心身医学、行为医学和健康心理学，都关注到心理因素对疾病的影响。从大的范围来说，三个学科有相似的目标，研究相似的内容，并相互分享知识和成果。目前来看，行为医学的成员最为广泛，也汇集了各种学科的原理与知识。心身医学主要是应用医学的原理，尤其是精神病学方法来进行研究。健康心理学是心理学的一个分支，因此，它的成员几乎都是心理学家，主要是从其他心理学分支借鉴原理和方法，比如临床心理学、发展心理学、实验心理学、生理心理学和社会心理学等，其中对行为模式的研究也是健康心理学的重要基础之一。

第三节 ┃ 健康心理学的理论基石

尽管心身医学、行为医学和健康心理学三个学科有些许不同,但这三个领域从不同的学科角度共同致力于促进人类健康和减少疾病。它们都有一个共同的原则,即健康与疾病都是生物、心理和社会因素相互作用的结果。这构成了健康心理的理论基石——生物心理社会模型。

一、生物心理社会模型

1977 年,美国著名精神病学家恩格尔(G. L. Engel)在分析生物医学模式弊病的基础上,提出了健康和疾病是生物、心理和社会因素共同作用的结果的基本观点。他认为,对健康和疾病的了解不仅包括对疾病的生物医学认识,还包括了解患者除了生理因素之外的心理因素,以及患者所处的环境和帮助治疗疾病的医疗保健体系,该观点很快便被医学和精神病学界普遍接受,并且成为健康心理学的理论基石。

(1) 生物因素的作用。主要包括目前研究所了解的基因、病毒、细菌,还包括个人生理功能和机体组织等方面,比如人体的器官、神经系统、骨骼等。人体的健康从生物因素上取决于这些系统能否有效运作,并发挥足够、有效和健康的功能。

(2) 心理因素的作用。心理因素包括认知、情感和动机等行为和精神过程。情感作用于和被作用于思想、行为和心理,认知和情感与健康密切相关。健康与疾病的心理因素主要有认知(如对健康的理解)、情绪(如对治疗的恐惧)和行为(如吸烟、饮食、锻炼或酗酒)等。

(3) 社会因素的作用。人是生活在社会之中的,一个人与家庭成员或朋友产生联系的同时也与其他的群体产生联系。这种联系体现在不同的社交层面而每个层面又相互影响。从更广泛的层面上来说,社会通过文化的价值观来影响人们的健康。关于健康的社会因素则包括行为的社会规范(如吸烟或禁烟的社会准则)、行为改变的压力(如同伴群体的期望、父母的压力)、健康的社会价值(如健康是一件好事还是坏事)、社会阶层和种族等。

生物心理社会模型让人们从更为开阔、更为积极的视角看待健康。同时,生物心理社会模型也清楚地表明,为了恰当地治疗疾病,健康工作者必须了解社会和心理因素在疾病过程中的作用。而对患者而言也必须了解,生物、生理和社会因素均与疾病的康复密切相关。

二、两种模型的对比

具体而言,从健康心理学的角度来看,生物医学模型与生物心理社会模型到底有什么区别和影响呢? 健康心理学家简·奥格登(Jane Ogden)提出了以下七个方面的不同。[①]

第一,看待引起疾病的原因不同。

生物医学模型认为疾病要么来自体外是由病毒入侵身体所引起,要么源自体内的某些变化,比如化学失衡或是一些遗传的原因等。生物心理社会模型认为人体是复杂的系统,疾病是由生物的、心理的和社会的因素共同作用引起的,需将心理和环境的(即社会的)因素整合进关于健康的模型中。

第二,疾病的责任主体不同。

生物医学模型认为疾病是受内部与外部原因引起的,是自身无法控制的生物性变化,因此个体不应对疾病负任何责任。生物心理社会模型认为疾病是多种因素综合作用的结果,因而个体不再被看成消极的受害者,个体本身也可以对其健康和疾病负有一定责任。

第三,治疗疾病的方法不同。

生物医学模型认为治疗疾病的方法主要是改变生理的状况,比如接种疫苗、外科手术、化学疗法和放射疗法等。生物心理社会模型认为预防和治疗疾病不仅是生理上需要治疗,而且整个人都需要治疗,能够采用的治疗方法也更加丰富和更具有参与性,比如行为矫正、鼓励改变信念和应对策略、遵照医嘱等。

第四,治疗的责任主体不同。

生物医学模型认为医务人员应承担治疗的责任。生物心理社会模型认为从整个人的角度进行治疗,患者本身对其治疗也应担负一定的责任,比如按时服药、改变信念和行为等。

第五,看待健康与疾病之间的关系不同。

生物医学模型认为一个人的状态要么是健康的,要么是生病的,健康与疾病存在质的不同,二者之间不存在过渡状态。生物心理社会模型认为健康与疾病是一个连续体,沿着从健康至疾病或从疾病至健康存在连续变化,不存在质

---

① [英]简·奥格登:《健康心理学(第3版)》,严建雯、陈传锋、金一波等译,人民邮电出版社2007年版,第4页。

的差异。

第六，看待心理和身体的关系不同。

生物医学模型认为心理与身体功能是相互独立的。心理不能影响身体状况，生理状况的改变也不会改变心理状态。生物心理社会模型认为心理与身体相互作用，心理可以影响生理，生理也可以影响心理，它们共同参与一个人的健康或疾病的状态。

第七，心理学在健康与疾病中的作用不同。

生物医学模型认为疾病可能对心理有影响，但并非由心理所引起，比如癌症可能会让人感到不幸，但情绪本身却被认为和癌症的发生与发展并没有关联。生物心理社会模型认为心理因素不仅是疾病的可能后果，也是导致疾病发生的原因。心理与健康之间存在直接和间接的联系，比如一个人对生活的强压力感，可能会对其身体产生直接的影响，从而改变其健康状态，再比如由心理因素影响而引起的不良行为如抽烟、暴饮暴食、不良性行为等对健康也会造成影响。

总之，生物心理社会模型认为健康和疾病是多种因素所致，并产生多方面的效应。生物、心理和社会因素都是决定健康与疾病的同等重要的因素。同时，生物心理社会模型既重视健康，也重视疾病，而不只是强调疾病这一失衡状态。以此为出发点，健康是通过满足个体生物的、心理的和社会的需要而获得的完好状态。从生物心理社会模型来看，健康、疾病及卫生保健之间是相互联系的过程，并在不同层次上相互作用。这样的角度将促使健康心理学研究者运用跨学科的思维并开展多学科的合作。

中医预防和康复中的心理学

中医对疾病的预防历来十分重视，《黄帝内经·素问·四气调神大论》说："是故圣人不治已病治未病，不治已乱治未乱，此之谓也。夫病已成而后药之，乱已成而后治之，譬犹渴而穿井，斗而铸锥，不亦晚乎！"因此，预防疾病，除了要避免病邪入侵之外，更重要的是提高正气，增强抗病能力。其中很重要的一点就是要"重视调摄精神"，中医学认为人的精神情志活动与机体的生理、病理变化有密切的关系。[①]　因此，保持愉快舒畅的良好心情，减少不良的精神刺激和过度的情绪波动，能够增强抗病能力，防止疾病发生。

---

① 何晓晖主编：《中医基础理论》（第2版），人民卫生出版社2010版，第191页。

　　中医认为康复，旨在促进和恢复病伤残者的身心健康。其基本原则包括了形体保养与精神调摄结合，即形神结合。中医康复理论认为，人体千变万化、病患错综复杂，都是形神失调的结果。因此，康复医疗必须从形和神两个方面进行调理。养形：一是重在补益精血；二是注意适当运动。调神主要是通过言语疏导、以情制情、娱乐等方法，创造良好的心境，保持乐观开朗、心气平和的精神状态。这样以形体健康减轻精神负担，以精神和谐促进形体恢复，两者相互协调，便能达到形与神俱，身心整体康复的目的。[①]

---

① 何晓晖主编：《中医基础理论》(第2版)，人民卫生出版社2010版，第201页。

第四节 ｜ 健康心理学的目标和发展

一、健康心理学的目标

健康心理学强调心理因素在健康与疾病的产生原因、过程及其后果中的作用。健康心理学的目标可分为以下两个方面。[①]

第一，理解、解释、发展以及验证相关理论，主要包括：评价行为在疾病病因学中的作用，例如冠心病与吸烟、饮食和缺乏锻炼等行为有关；预测不健康的行为，例如对健康和疾病的信念可能用于预测行为；评价心理和生理的相互影响，例如压力常引起那些容易使疾病激发和恶化的生理变化。

第二，将理论应用于实践，主要包括：促进健康的行为，例如认识行为在疾病中的作用能使人们更加关注不健康行为；预防疾病，例如转化压力可以降低心脏病发作的风险；等等。

二、健康心理学的发展

（一）健康心理学的发展现状

健康心理学的研究及其工作实践与人类健康的各种问题紧密相连，在它建立后的短短几年里就获得了迅速的发展。欧洲不仅已成立欧洲健康心理学会，在比利时、英国、荷兰等许多国家也都建立了专门的健康心理学机构。

我国健康心理学作为一门学科也在不断发展。从 1987 年起，我国精神病学界陆续创办了《中国心理卫生》《临床心理学》《健康心理学》等学术杂志。医学、心理学、教育学和社会学界的各类专家开始投身于健康心理学研究领域，并已取得不少研究成果。

（二）健康心理学的职业发展

健康心理学作为一门学科的发展与作为职业的发展相辅相成，从国际健康心

---

① ［英］简·奥格登：《健康心理学（第 3 版）》，严建雯、陈传锋、金一波等译，人民邮电出版社 2007 年版，第 6 页。

理学的职业发展来看,主要包括以下两类。①

第一类是临床实践性职业。从国外学习健康心理学的学生毕业后的就职情况来看,有的学生成为医务工作者,与只接受过传统医学训练的学生相比,他们能更好地理解并善于处理健康问题中的社会和心理方面的问题。有些学生从事与健康领域关系密切的工作,如社会工作、职业治疗、营养学、理疗和公共卫生工作等。

第二类是研究性职业。从国外的经验来看,许多受过健康心理学课程训练的本科生,继续从事公共卫生、心理学及医学的研究工作。他们通常在学术性机构、公共卫生机构、疾病控制中心、职业安全与卫生管理部门及下属部门、空气质量管理行政办公室、医院、诊所以及其他卫生保健机构中工作,为了全面改善大众的健康而开展研究与干预。

上述的职业发展主要体现在美国等健康心理学发展比较早的国家。在我国,健康心理学的发展起步比较晚,目前还没有形成系统的培养体系和职业体系,这也正是未来需要深入拓展的方面。

---

① 〔美〕谢利·泰勒:《健康心理学(原书第7版)》,朱熊兆、唐秋萍、蚁金瑶译,中国人民大学出版社2012年版,第11页。

第五节 | **健康心理学的研究内容及研究方法**

一、健康心理学的研究内容及研究方法

健康心理学研究的领域十分广泛,涉及与健康相关的各个方面。具体而言,健康心理学的研究内容主要包括:健康的促进和维护、疾病防治中的心理学问题及从病因学的角度关注健康、疾病及功能不良的相关因素,尤其是心理、行为与社会因素;分析并改进健康保健系统和卫生政策;研究医疗卫生机构和从业人员对患者的影响,并据此提出改善健康保健系统的建议,等等。本书的内容也围绕健康心理学这些最主要的研究内容展开,主要包括以下七个部分。

(1) 压力与应对:讨论关于压力相关的问题,包括有关压力的理论、压力的反应和影响、压力与免疫系统和疾病之间的关系、压力对健康的影响,以及压力管理与行为干预技术等。

(2) 健康生活方式与高风险行为:讨论日常相关的健康生活方式,包括饮食、睡眠、运动、性行为等,以及非健康生活方式及高风险行为,如非健康饮食、睡眠障碍、不当性行为、物质滥用、手机与网络成瘾等,并探讨了健康生活方式的培养和促进。

(3) 慢性疾病:探讨了目前健康心理学参与一些死亡率较高的慢性疾病如心血管系统疾病、恶性肿瘤等的研究与贡献,也探讨了和心理因素密切相关的一些慢性疾病如糖尿病、功能性胃肠病等。

(4) 医疗与保健机构:介绍了目前的医疗和保健服务体系,并讨论了人们为什么使用、不使用或推迟使用某些医疗服务;通过介绍医院的设置和医疗的流程、住院治疗的情感适应等内容,探讨健康心理学如何帮助医院和患者;另外,也对与医疗保健相关的保健机构和保健行业进行介绍。

(5) 医患关系:讨论了医患关系的相关概念、医患关系中的沟通问题以及不良医患关系可能带来的后果,重点探讨了如何促进医患关系的改善。

(6) 衰老与死亡:介绍了衰老及其表现、老化的态度、积极老龄化、死亡以及死亡尊严的实现等。

(7) 伦理:对健康心理学相关的伦理比如医学伦理学、生命伦理学等内容进行

了介绍。

二、健康心理学的研究方法

源自心理学的研究方法均适用于健康心理学领域的相关研究,比较常用的研究方法包括以下几种。

(一)实验设计

健康心理学的大量研究同样也是实验性的。在健康心理学研究领域,实验组通常会使用某种治疗手段,控制组不使用治疗,或者很多时候会使用安慰剂。由于实验研究往往能比其他研究方法能提供更为确切的答案和证据,因此实验研究已经成为最主要的研究方法。

(二)相关研究

虽然实验研究是最主要的研究方法,然而在研究某些问题时,实验方法不太可行,例如,不能把人们随机地分配到不同的疾病中。这时就可以选择采用相关研究。相关研究提供的是关于两个变量间相关联程度的信息,比如焦虑和心脏病之间的关系,它是一种描述性研究。可以提出假设,为实验性研究指明方向。

(三)横向研究与纵向研究

想要研究健康问题与时间的关系,就可以使用横向研究和纵向研究。横向研究关注的是单一时间点上的不同受试群体,而纵向研究侧重的是同一受试群体随时间的变化。在横向研究中,研究者通常对至少两个年龄组的受试者使用同样的研究手段进行测量,借此来比较他们之间的差异;纵向研究追踪的是同一受试者群体如何随时间变化,可以让研究者考察发展趋势。

(四)事后回溯设计

当不能对某些变量进行系统操纵的时候,比如因为实验伦理或实施可行性的限制而不能将实验付诸实践,通常可以考虑使用事后回溯设计这一研究方法。事后回溯设计,是一种准实验研究,事后回溯设计选取不同的被试组并比较因变量在不同被试组之间的差异。研究者先确定他们感兴趣的变量,然后选取那些在这些变量上天然有差异的被试变量进行研究,而不是对自变量进行操纵。

本章小结

健康心理学是心理学的一个领域,它的诞生与发展有其自身时代需求背景,它建立在"生物心理社会"这一健康模型之上,主要关注健康的促进与维护,疾病的预防与治疗,健康、疾病及功能不良的病因与相关因素,改进卫生保健系统,完善有关卫生政策等方面的内容。健康心理学天然地可运用于与健康相关的各个领域,伴随着健康心理学发展越来越广泛和深入,我国健康心理学的理论研究和实践发展也将迎来新的时代。

思考题

1. 就目前而言,疾病与健康领域中关于心理作用的探讨经过了哪几个阶段?
2. 生物心理社会模型相比传统的生物医学模型观点有何进步?
3. 中医的病因和康复中的心理作用有哪些观点?
4. 健康心理学的研究内容有哪些?

第二章

压 力 与 应 对

《安徒生童话》里"丑小鸭"的故事大家一定不陌生。该故事主要讲的是一只天鹅蛋在鸭群中破壳后,因相貌怪异,被其他鸭子鄙弃,历经千辛万苦、重重磨难之后长成了白天鹅。如今,丑小鸭已经变成激励身处逆境的人们不断进取追求美好生活的典型形象。丑小鸭最突出的特点是对美的向往和不懈的追求。在巨大的压力面前,它被迫离家流浪,几经风险,但它没有放弃。正是因为丑小鸭能够承受外界的压力,才能等到天鹅群的到来。面对这些压力,一方面是丑小鸭自身的坚持,没有放弃自己,虽然身处逆境,但它依旧迎难而上,终于守得云开见月明;另一方面也正是这些压力的历练,使得丑小鸭变得更加顽强,能在逆境中愈挫愈勇。

随着社会的快速发展,生活节奏越来越快,学习、生活、工作等各方面的压力随之而来,引发的问题也越来越多。大量研究表明压力会导致各种身体和心理上的疾病,例如冠心病、精神疾病或其他职业病。[1] 此外,在工作场所及实验室均已证明压力是使人不健康的一个关键因素。[2]

那么到底什么是压力? 我们又该如何正确地应对压力呢?

---

[1] Stephan J. Motowidlo, John S. Packard, and Michael R. Manning, "Occupational Stress: Its Causes and Consequences for Job Performance," *Journal of Applied Psychology* 71, no. 4 (1986): 618.

[2] Bruce L. Margolis, William H. Kroes, and Robert P. Quinn, "Job Stress: An Unlisted Occupational Hazard," *Journal of Occupational Medicine* 16, no. 10 (1974): 659-661.

第一节 ┃ 压力概述及其理论

一、压力概述

(一) 压力和压力源

1. 压力

压力(stress),也称应激。根据《牛津英语字典》,压力最早是被赋予物理上的含义,即张力或反作用力。随后,压力应用于生活中,可以表示人们承受的苦难和逆境的驱迫力,进入生物学、心理学和社会学的研究领域。[①] 在《心理学词典》中压力有以下两种解释:第一,使物体或机体变形或扭曲的某种力量,可以是物理、社会或心理层面的力量;第二,由各方面力量所带来的结果,即心理紧张状态。[②]

不同研究者从多方面对压力的概念和界定进行了探索和思考,主要围绕以下三个方向展开。

(1) 从生物学角度看,压力是一种躯体唤醒。生物学强调生理反应,汉斯·谢耶(Hans Selye)最早提出压力是躯体应对各种需求做出的非特异性反应,通过躯体的唤醒和能量消耗来体现。

(2) 从心理学角度看,压力是一种内部紧张。心理学强调主观体验,认为压力是紧张、焦虑或精神挣扎等情绪的内部心理状态。

(3) 从社会学角度看,压力是一种外部驱动力。社会学强调外在刺激,压力就是压力源,其存在于外部事件中,紧张的事件或环境刺激会引起压力。

2. 压力源

凡是可以引起个体稳态失衡和压力反应的刺激因素都可以称作压力源(stressor)。压力源的分类方法较多,大多趋向于将压力源从躯体性、心理性和社会性三个角度进行划分。

(1) 躯体性压力源:外界环境中存在的各种理化和生物刺激,如极端温度、空

[①] 李丹、刘俊升:《健康心理学》,上海教育出版社2014年版,第27—28页;冯正直、戴琴:《健康心理学》,西南师范大学出版社2015年版,第54—55页。

[②] [美]阿瑟·S. 雷伯:《心理学词典》,李伯黍等译,上海译文出版社1996年版,第836页。

气污染、疾病等。

（2）心理性压力源：人类大脑中的紧张信息，如人际关系冲突或困境、不切实际的期望等。

（3）社会性压力源：各种社会和生活中的刺激，如自然灾害、社会变迁以及日常生活中发生的剧变。

（二）压力源和压力之间的转化

个体是否感受到压力取决于多个变量，压力源是其中之一。压力源可以诱发个体的紧张状态，但压力是由很多变量共同作用的结果，有压力源不一定都会导致压力。

1. 压力源转化为压力的过程

压力作为复杂的身心过程，可以分为三个部分。第一部分是压力源，即能够造成威胁的任何刺激。如果个体不能感受到相应的压力源，则该压力源不会构成压力。第二部分是压力的感受，它是通过认知评价来实现的，个体判断所受的刺激是否会造成危害。如果这个危害在个体的掌控能力范围内，则该压力源不会转换为压力。第三部分是负面情绪反应，它是压力源在认知评价后，个体应对的结果表现。这个过程是生理和心理共同作用的结果，当个体需要无法得到满足，机体不能维持平衡从而出现紧张状态。

2. 压力源转化为压力的重点

压力源存在后，还需要满足两个条件：一是感到自身需求受到威胁；二是无法应对该压力源。转换的关键是压力源的强度和个体所能承受压力之间的平衡。首先，当压力源过度时，可以考虑降低个体的内在需求；其次，可以增强承受力来应对个体的需求；最后，可以从两方面共同诱导，达到需求和承受力的稳态，在降低需求的同时增强承受力。

（三）压力的分类

压力可以来自各个方面，且不同个体的压力反应也不同，只有明确压力的类别，才能有效地应对压力。下面是从不同角度对压力进行分类。

（1）根据压力的性质和结果，可以分为良性压力和不良压力。良性压力意味着个体在外部刺激下适应并保持生理平衡；不良压力是指个体无法抵制外部刺激而出现的机体紊乱、损伤或相关疾病。即一定程度的压力具有防御作用，当适应需求超过身体抵抗压力的阈值时，压力是不良健康状况的重要因素。[1]

---

[1] James H. Amirkhan, "Stress Overload: A New Approach to the Assessment of Stress," *American Journal of Community Psychology* 49, no. 1 (2012): 55-71.

（2）根据压力源作用的时间长短，可以分为急性压力和慢性压力。急性压力来自突发的外部刺激，如意外受伤、天灾人祸等造成的压力；慢性压力则是个体长时间处于紧张状态所致，如长期高负荷工作带来的压力。

（3）根据压力涉及的领域，可以分为工作压力、家庭压力和环境压力等。其中，工作压力可理解为偏离生活方式时的不适感，包含工作负荷、角色冲突等；家庭压力可理解为家庭体系改变或家庭关系所致的压力；环境压力可理解为外在环境改变带来的压力。

二、压力理论

随着学者在压力领域的研究不断深入，其相应的理论也在不断完善。下面从生理、心理和社会角度分别论述压力理论。[①]

（一）压力的生理学说

目前，与压力相关的生理学理论主要是"战斗或逃跑"反应（fight or flight response）和一般适应综合征（general adaptation syndrome，GAS）。

1. "战斗或逃跑"反应

沃尔特·坎农（Walter B. Cannon）发现"应急反应"（emergence reaction）是个体遇到外部威胁时，在保证内环境稳态（homeostasis）的生理学基础上表现出的"战斗或逃跑"行为反应模式，这种行为模式形成了初步的压力概念。该理论认为压力是个体对压力性事件的适应性反应，"战斗或逃跑"这种反应模式也有一定缺陷，持续时间过长可能会影响生理功能，危害身心健康。虽然该理论没有对压力做出医学概述，但其为生理学搭建了理论框架。[②]

2. 一般适应综合征

汉斯·谢耶在沃尔特·坎农的基础上提出"压力"的概念，被学术界称为"压力理论之父"。一般适应综合征是个体在接触刺激后做出的防御反应形式，其生理变化通过激活肾上腺素发生。[③] 该理论指出应激源的出现会打破机体维持平衡的状态，使得机体用非特异性生理唤醒来做出反应。这种适应反应根据压力源的强度和持续时间分为不同阶段，一旦机体的生理资源耗尽，就会导致个体的衰竭

---

① ［美］黛博拉·费什·瑞珍：《健康心理学》，王立杰、韩丑萍译，上海人民出版社 2014 年版，第 198—205 页。

② W. B. Cannon, "The Emergency Function of the Adrenal Medulla in Pain and the Major Emotions," *American Journal of Physiology-Legacy Content* 33, no. 2 (1914): 356-372.

③ 参见 Hans Selye, *The Stress of Life* (New York: McGraw Hill, 1956).

和死亡。以下是一般适应综合征的三个时期：警觉期（alarm）、抵抗期（resistance）和衰竭期（exhaustion），具体 GAS 过程及其和疾病之间的联系见图 2.1。

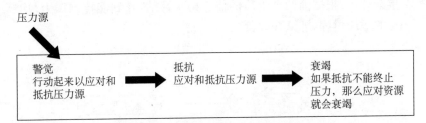

图 2.1　汉斯·谢耶提出的一般适应综合征三阶段
（资料来源：Hans Selye，*The Stress of Life*）

（1）警觉期：第一阶段机体唤起全身的防御能力以应对外部刺激。

（2）抵抗期：若第一阶段无法消除威胁，则机体需要努力适应压力源，与其保持对峙状态。

（3）衰竭期：当较高水平的皮质激素无法战胜持续存在的压力源，机体消耗完生理资源，就会发生衰竭。

该理论可以反映不同时期不同压力源下的综合性压力反应，探寻了压力和疾病关系的生理机制，在压力领域具有重要影响。

以上两个对压力的早期探索主要是考察了压力过程中的内分泌反应，未涉及社会和心理因素。随着健康心理学的发展，这两项因素也越来越起着重要作用。

（二）压力的心理学说

压力的心理学理论强调个体和环境的关系，表现为机体对来自外部环境刺激的知觉和评价。理查德·拉萨鲁斯（Richard S. Lazarus）是从心理学角度论述压力的代表人物之一，他提出了压力的认知评价理论，认为压力是基于个体和环境的交互，由对压力源和资源充分性的评估共同决定。[1] 在此过程中，若个体将环境评价为有危险的，就会造成个体的适用性资源损耗，导致其身心紧张，产生压力。

压力的认知评价理论包括以下三个阶段（具体过程见图 2.2）。

（1）初级评价：通过认知活动来判断压力源是否会构成危害，即明确压力事件

---

[1]　参见 Richard S. Lazarus and Susan Folkman，*Stress*，*Appraisal*，*and Coping*（New York：Springer Publishing Company，1984）。

的意义。

（2）次级评价：判断个体是否有能力克服压力事件带来的威胁，即评估应对策略的有效性。

（3）重新评价：根据前两个阶段的信息再次评估，直到能控制压力，达到压力源的适应过程，即认知评价。

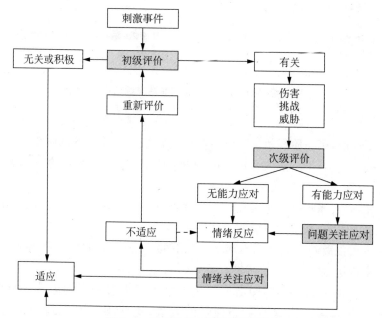

图2.2　压力的三级认知评价模型

［资料来源：钱明：《健康心理学》（第3版），人民卫生出版社2018年版，第55页。］

（三）压力的社会学说

与关注生理反应的压力理论不同，压力的社会学理论重视引发压力的社会环境刺激，即压力事件。早期心理学家发现压力生活事件和生理疾病之间有密切联系，诺曼·哈金斯（Norman G. Hawkins）等提出近期经验图表（schedule of recent experience，SRE）[1]，托马斯·霍姆斯（Thomas H. Holmes）及其合作者在此基础上编制了"社会再适应评定量表"（social readjustment rating scale，SRRS），认为

---

[1]　Norman G. Hawkins, Roberts Davies, and Thomas H. Holmes, "Evidence of Psychosocial Factors in the Development of Pulmonary Tuberculosis," *American Review of Tuberculosis and Pulmonary Diseases* 75, no. 5 (1957): 768-780.

压力作为刺激性事件——尤其是消极生活事件对生活造成的影响显著。[1] 20世纪70年代,伦纳特·列维(Lennart Levi)等将社会心理因素作为压力源,发现压力反应和遗传因素、童年生活环境等多种因素有关。压力研究涉及生物学、心理学、社会学等多个领域,并开始关注长期压力源对慢性疾病的影响,探究社会环境事件与健康之间的关系。[2]

三、压力的测量

(一) 测量方法

压力大小可通过多种形式进行测量,其测量方法大致可分为生理测量法和自我报告法两种,可以分别在实验室条件和自然条件下进行。

1. 生理测量法

从生理学角度,研究者可以通过一些仪器测量人的心率、血压、皮肤电反应以及皮质醇或肾上腺素等压力反应激素,来考察压力反应的情况。这些测量技术能直观地反映压力情境下人体交感神经系统和下丘脑—垂体—肾上腺素的活动情况。这些评判压力的生理指标含量在人体内的存留时间有限,因此要迅速测量才能得到准确的结果。

2. 自我报告法

这种自陈式测量主要是对人们所感受的生活事件或日常困扰进行考察。

(1) 生活事件量表

20世纪50年代,研究者就开始设计和编制压力的自我报告量表。其中,"社会再适应评定量表"是最早并广为使用的量表,包括43项生活事件,根据压力感从高到低的顺序排列。此外,"压力知觉量表"(perceived stress scale, PSS)评价了生活事件的知觉,共有14项,考察近一个月个体知觉到的不可预测或超负荷的事件发生频率。"压力知觉量表"题数较少,且具有较高的信效度,因此被广泛用于压力研究。[3]

(2) 日常困扰量表

最早的"困扰量表"(hassles scale)共114个条目,包括日常生活中可能感受到

---

[1]　Thomas H. Holmes and Richard H. Rahe, "The Social Readjustment Rating Scale," *Journal of Psychosomatic Research* 11, no. 2(1967): 213-218.

[2]　参见 Lennart Levi, ed., *Society, Stress and Disease: Volume* 4: *Working Life* (Oxford: Oxford University Press, 1981)。

[3]　Sheldon Cohen, Tom Kamarck, and Robin Mermelstein, "A Global Measure of Perceived Stress," *Journal of Health and Social Behavior*, 1983, 385-396.

的烦恼、失望或愤怒等情境,之后优化发展出"简版困扰量表"。[1] 此外,"日常困扰量表"(the daily hassels scale)的研究也扩展到具体的领域,比如《城市生活困扰指数》和《家庭日常困扰问卷》,可以根据实际的研究目的来选择最适合的测量工具,其中理查德·拉萨鲁斯及其合作者指出日常困扰量表比生活事件量表更能预测心理健康水平。[2]

当然测量压力水平的量表还有很多,以上仅是从生活事件和日常困扰两方面介绍的几个较常见的量表。

3. 不同方法的利弊

生理测量法侧重生理方面,更加客观直接,不受主观期待的影响,但测量的仪器等因素可能会造成无形的压力。自我报告法侧重心理方面,反映个体对压力的体验感,会受到主观评价的影响。目前,使用较为广泛的是用自我报告法对压力进行测量,但随着研究的发展,越来越多研究者会考虑压力的生理指标,对压力进行生理测量。因此,压力的生理测量法和自我报告法应该相互补充,共同用于压力的相关研究。

(二)压力测量的信效度

在健康心理学中,一般会通过疾病或风险因素来评判测量工具的可信度和有效性。因此,压力的测量工具只有达到良好的信效度,才能预测与压力相关的疾病,并进行干预等应对措施。可信度即是心理统计学中的信度,反映了测量结果的一致性程度;有效性则指心理统计学上的效度,表示测量工具的准确程度。信度和效度指标的值越高,说明该量表具有越高的可信度和有效性。

自我报告法所用量表一般使用联对法来评估对应的信度。作答者完成某一问卷,其亲近的人也作答相应的问卷,两份问卷结果的一致性程度即为该问卷的信度。对于效度的测评,一般会从两个标准进行考察:一是该问卷要能够准确反映作答者所承受的压力性生活事件;二是该问卷要能够测量或预测未来疾病发生的情况。

诚然,适当的压力能促进人的成长,而超过自身负荷的压力则会危害健康。下面让我们一起来做个小测试,感受下你所体验到的压力大小。

---

[1]　Anita DeLongis, Susan Folkman, and Richard S. Lazarus, "The Impact of Daily Stress on Health and Mood: Psychological and Social Resources as Mediators," *Journal of Personality and Social Psychology* 54, no. 3 (1988): 486.

[2]　Allen D. Kanner et al., "Comparison of Two Modes of Stress Measurement: Daily Hassles and Uplifts Versus Major Life Events," *Journal of Behavioral Medicine* 4, no. 1 (1981): 1-39.

表2.1 抑郁-焦虑-压力量表精简版(DASS-21)

请仔细阅读以下每个条目,并根据过去一周的情况,在每个条目中选择适用于你的程度选项。请回答每个条目,选择没有对错之分。

评价程度:0 ——不符合;1 ——有时符合;2——常常符合;3——总是符合

1. 我觉得很难让自己安静下来。	0	1	2	3
2. 我感到口干舌燥。	0	1	2	3
3. 我好像一点都没有感觉到任何愉快、舒畅。	0	1	2	3
4. 我感到呼吸困难(例如:气喘或透不过气来)。	0	1	2	3
5. 我感到很难主动去开始工作。	0	1	2	3
6. 我对事情往往做出过敏反应。	0	1	2	3
7. 我感到颤抖(例如:手抖)。	0	1	2	3
8. 我觉得自己消耗了很多精力。	0	1	2	3
9. 我担心一些可能让自己恐慌或出丑的场合。	0	1	2	3
10. 我觉得自己对不久的将来没有什么可期盼的。	0	1	2	3
11. 我感到忐忑不安。	0	1	2	3
12. 我感到很难放松自己。	0	1	2	3
13. 我感到忧郁沮丧。	0	1	2	3
14. 我无法容忍任何阻碍我继续工作的事情。	0	1	2	3
15. 我感到快要崩溃了。	0	1	2	3
16. 我对任何事情都不能产生热情。	0	1	2	3
17. 我觉得自己不怎么配做人。	0	1	2	3
18. 我发觉自己很容易被触怒。	0	1	2	3
19. 即使在没有明显的体力活动时,我也感到心律不正常。	0	1	2	3
20. 我无缘无故地感到害怕。	0	1	2	3
21. 我感到生命毫无意义。	0	1	2	3

　　表2.1是根据米里亚姆·陶克·穆萨（Miriam Taouk Moussa）及其合作者在前人基础上编制的抑郁-焦虑-压力量表精简版（DASS－21）进行汉化的量表。① 针对个体过去7天的负性情绪特征，按照Likert等级计分量表进行评定，采用0（完全不符合）到3（非常符合）的四点计分方式。量表一共21个条目，分为3个维度，每个维度各有7项，其中第1、6、8、11、12、14、18项为压力维度。得分越高，说明负性情绪症状越严重。该量表常用于区分和判别压力、焦虑和抑郁等情绪障碍，提供临床诊断方面的心理测量学指标，具有良好的信效度。②

小贴士

压力与焦虑之间的区别

　　压力相当于一种受到刺激后的压迫力，而焦虑和抑郁则是一种情绪反应状态，与由压力源和个体需求带来的压力感类似。当个体受到压力源的刺激时，会产生一系列相关的情绪反应，其中就包括压力感、焦虑、抑郁等情绪活动。虽然压力无处不在，人们可以随时体验到压力感，但如果这种情绪状态不能妥善地调整和应对，则可能会触发焦虑、抑郁等不良情绪，甚至会影响正常的身心发展。③ 焦虑是个体遭遇难以应对的危险或困境时的紧张情绪状态，比如强烈的担忧、恐惧等，甚至可以感受到死亡临近④。

　　压力和焦虑的区别主要有三点：第一，压力一般有明确的诱发原因，即存在压力源，而焦虑通常是没有具体原因，对未来的事情感到忧虑；第二，焦虑可以被归为心理障碍，泛化到惊恐或其他心理问题，压力则不归为心理障碍；第三，压力往往是暂时性的，可通过消除压力源进行控制，而焦虑则可能是长久性的，需要一直去维稳的心理问题。

---

① Miriam Taouk Moussa, Peter F. Lovibond, and Roy Laube, "Psychometric Properties of a Chinese Version of the 21-Item Depression Anxiety Stress Scales（DASS21）"（Sydney：New South Wales Transcultural Mental Health Centre, Cumberland Hospital, 2001）.

② Peter F. Lovibond and Sydney H. Lovibond, "The Structure of Negative Emotional States：Comparison of the Depression Anxiety Stress Scales（Dass）with the Beck Depression and Anxiety Inventories," *Behaviour Research and Therapy* 33, no. 3（1995）：335-343.

③ Peggy A. Thoits, "Stress, Coping, and Social Support Processes：Where Are We? What Next?" *Journal of Health and Social Behavior*, Extra Issue（1995）：53-79.

④ 张伯华、孔军辉、杨振宁：《健康心理学》，山东人民出版社2010年版，第110—111页。

第二节 压力反应

一、压力反应

压力反应是由于压力源的作用所产生的生理、心理、社会以及行为等方面的反应，它不是独立存在于某个器官或组织，而是全身心的综合变化。压力反应包括生理反应和心理反应，当机体接触压力源，就会产生生理系统的变化，同时伴随心理行为的改变。下面将从生理反应、心理反应以及综合反应对其进行介绍。

（一）压力的生理反应

压力情境下发生的生理反应不仅是身体对压力的适应过程，也是一定情况下导致疾病的生理基础。这种反应通过神经系统、免疫系统和内分泌系统的身心中介机制，影响身体的各个部分。

1. 压力与神经系统的反应

首先，对于中枢神经系统，大脑可以控制压力反应，是压力作用的靶器官。生理反应通过压力系统整合出现，包括把压力源转化成压力反应的中介结构等。压力源的信息在大脑内的形成过程如下：压力源通过特定感觉系统传入，经过大脑皮质感觉区的分析和整合，在压力情境下形成抽象的概念。之后，抽象概念结合以往经验，再由大脑进行高级分析和综合评判，形成决策观念。其次，对于自主神经系统，下丘脑通过自主神经系统来调节交感和副交感神经的功能。在神经系统的调控下，生理反应通过两个对立却相互作用的系统来调节自主神经系统和身体功能的平衡。

2. 压力与内分泌系统的反应

内分泌系统是人体内分泌腺及一些胰脏中的内分泌组织所形成的体液系统。不同刺激环境下，激素分泌的变化会改变机体生理代谢，对维持机体内环境稳态和适用性有重要作用。压力状态会影响激素的分泌，而内分泌的变化会改变心理情绪。例如急性压力会诱发动物排卵，慢性压力可能导致女性内分泌失调，寒冷环境下促甲状腺激素的分泌会增加，疼痛刺激下抗利尿激素的分泌会上升等。

3. 压力与免疫系统的反应

免疫系统的变化在压力反应中至关重要。通过免疫系统反应与躯体健康和疾病相结合,可能有以下三种途径。

(1)下丘脑—垂体—肾上腺轴:这是急性压力对免疫系统产生抑制作用的主要途径。长期高强度的压力会使肾上腺皮质激素分泌过多,导致机体内环境稳态遭到破坏,造成胸腺和淋巴组织退化,影响 T 细胞的成熟,使免疫能力下降。然而,并非所有压力都会降低免疫能力,有时短期的压力可以增强细胞免疫功能。

(2)自主神经系统的递质作用:神经内分泌系统在压力情境下会释放相应的神经递质,可以直接作用于淋巴细胞受体,降低淋巴细胞的转化、干扰素的生成以及自然杀伤细胞的活性等,对免疫功能有重要作用。

(3)中枢神经与免疫系统的直接关系:中枢神经系统、内分泌系统、神经递质以及免疫系统之间有着复杂的双向反馈调节关系。人的重要免疫器官,例如胸腺、骨髓、淋巴结等,都受自主神经的支配,从而改变免疫功能。

(二)压力的心理反应

压力的心理反应包括情绪反应、行为反应和心理防御反应。

1. 情绪反应

压力情境下,个体的情绪可能会朝低落或高涨的极端方向发展。当个体情绪低落时,面部表情冷漠,幽默感降低,时常感觉沮丧、消沉;当个体情绪高涨时,心情狂喜或暴躁易怒等。情绪反应主要包括愤怒、焦虑、恐惧和抑郁等,这些情绪反应和其他心理功能和行为方式可以相互促进,适当的情绪反应可以激发个体的应对能力,提高应对效率。

2. 行为反应

压力在触发情绪反应时也会造成不良的身心状态,通过行动来减缓这些影响,称为适应和应对的行为反应。行为反应分为两种方式。第一,针对自身的行为反应表示改变自身来适应环境需求,例如远离压力源、改变自身的生活方式等。在日常生活中,压力可能会使个体采取回避或逃避的方式,其中回避是已知将会出现压力源,避免与其接触,而逃避是接触压力源后尽量避开的行动。回避和逃避都是消极的行为反应,不能从根源解决问题。相对积极的行为反应是顺应新的生活,努力提升能力以足够应对压力源。这可以通过寻求社会支持或进行新的尝试等方式进行。第二,针对压力源的行为反应则是通过改变环境来缓解心理压力,例如消除或减弱压力源的行为。

3. 心理防御反应

心理防御机制是精神分析的基本理念,指当个体遇到挫折等压力性事件后,为减轻焦虑和维持平衡而表现出的一种自发适应性倾向。常见的心理防御机制包括压抑、否认、倒退、合理化、投射、幻想、置换、抵消、补偿、升华、幽默和反向形成等。

采用心理防御机制进行自我保护是生活中常见的情况。当个体接触压力源后,心理平衡被打破,个体会因为不适应而感到内心苦楚,心理防御机制在此过程中发挥作用。首先,任何人都能使用心理防御机制,但防御机制的极端使用会导致神经症和精神病等症状。其次,适当地使用心理防御机制可以减缓压力带来的心理焦虑,而不当使用心理防御机制则会引起更大的冲突,无法解决问题。再次,个体对心理防御机制的使用和其人格之间有密切关系,个体的人格特质决定了其能否灵活变通地使用心理防御机制。反之,心理防御机制也会影响人格,若经常使用防御机制而不正面解决问题,则可能会阻碍人格的发展。最后,心理防御机制是潜意识的心理活动,但是可以被有意识地利用。

二、压力源与压力反应间的影响因素

根据压力理论和压力反应过程,有很多因素可能会给压力源和压力反应的联系带来影响,从而使受压力反应的强度和个体抗压性发生变化。这些影响因素主要分为两类:一是生理相关因素,包括身体状态、遗传基因和外界环境等人口学信息;二是与心理社会相关的因素,包括认知评价、社会支持、人格因素等。下面将就几种常见的心理社会相关因素进行概述。

(一) 认知评价

认知评价(cognitive appraisal)即从自身出发,就经历的压力事件性质、严重性和可能造成的威胁等方面进行评估。对压力事件进行认知评价会对个体的身心活动和应对情况造成影响,从而影响个体的生活质量。因此,认知评价是压力反应的关键影响因素。

早在 20 世纪 50 年代,玛格达·B. 阿诺德(Magda B. Arnold)就推出了情绪认知评价理论(cognitive evolution theory of emotion)[①],个体会自发地对所见事物进行评价,情绪是伴随认知评价的一种感觉。所有评价都会夹杂情感成分,且评价的整个过程是快速发生的。之后,理查德·拉萨鲁斯继续发展了该理论,指

① Magda B. Arnold,"An Excitatory Theory of Emotion," in *Feelings and Emotions*; *the Mooseheart Symposium*, ed. Martin L. Reymert (New York: McGraw-Hill, 1950), 11-33.

出个体所做出的认知评价可以引发个体与环境的相互作用。压力反应中的认知评价主要有三种,分别是初级评价、次级评价和重新评价。①

初级评价主要是判断与自身是否有利害关系,以及存在怎样的利害关系,即发生某事件后根据认知活动评估事件对自己的意义。这种评价可能有三种结果:第一,事件与自身没有关系,不需要个体发生反应;第二,事件是个体所期望的,积极有利于身心健康的;第三,事件具有一定的危害性,会对个体生活造成威胁。

次级评价则是对个体自身资源和应对方式等情况的评定,即某事件完成初级评估后,需要结合自身情况判断是否事件能够得到改变,从而缓解压力事件引发的负面影响。这些自身资源主要有个体本身的智商、体貌、性格和一些内外部条件。最终的压力反应还是取决于初级评价和次级评价的权衡,与个体自身应对能力的预期水平和实际水平有紧密联系。当自身评估压力事件危害性大但自我应对能力弱时,压力反应较为激烈;而当自身评估应对能力强于压力事件的威胁程度时,压力反应就相对较小。

最后是重新评价。压力是一个动态连续的过程,受到各种不同因素相互作用。因此,在压力反应结束前,可以不断为应对压力而努力。在应对压力过程中,可以根据接到的反馈信息进行再次评估,并检查初级评价和次级评价的情况,适当调整应对策略,对压力事件进行重新评估。

在认知评价中,有些心理社会相关的因素会影响人们对压力事件的判断,进而改变压力反应的程度。下面是几种常见的因素。

1. 心理控制源

心理控制源是人们对行为或事件结果的一般性看法,主要分为内控型和外控型。内控型的个体认为人定胜天,努力是决定事件发展的关键,自己要为事件的结果负责;而外控型的个体则相信事情的结果主要取决于外界因素,比如社会环境、周围群体以及运气等。外控型的个体往往缺乏对事情的控制欲,在对压力事件进行认知评价时,会更偏向于在初级评价给出负面的评估,在次级评价阶段,这类个体认为自己不能预估或调控这些危害性的压力事件,对其表示无力。因此,外控型的个体更容易感受到较强的压力感和身心反应。

相比内控型个体,外控型个体更不愿意接受行为治疗和做出改变,可能会有更多的不健康习惯,受到的负面影响更大。此外,个体多次反复接触压力源,但抵抗付出的努力都无效时,心理控制源就会逐渐外控化,可能会导致习得性无助,让有可能成功的个体也失去努力的信心。

---

① 参见 Lazarus and Folkman, *Stress*, *Appraisal*, *and Coping*。

2. 自尊

自尊是指个体的自我认识或评价,并由此得到的价值感,也是"意识的免疫系统"。自尊主要分为两个部分——归属感和掌控感。其中,归属感是指不因其他原因或特定品质,而无条件喜爱和尊重的感觉;掌控感则是自身有可以控制和改造环境能力。自尊会直接影响人们的思想、情感和行为方式,进而作用于个体做出的认知评价。自尊程度较低的个体会更加没有安全感,认为自己容易受到伤害,更偏向于在初级评价中做出消极的评估;同时,这类个体会比较自卑,对自己缺乏信心,在次级评价中认为自己对有威胁的压力事件无能为力,从而造成较强的压力反应。

3. 认知风格

认知风格是个体在外界环境中进行知、情、意等身心活动表现的固有模式。抑郁症患者大多具有不正常的认知方式,亚伦·贝克(Aaron Beck)将其称作"认知歪曲"。[1] 这种认知歪曲会对个体做认知评价造成严重影响,可能正是这种认知风格上的差异导致抑郁症患者把生活中的许多事件都想象成消极有危害的,同时对自己也表示无力和不被爱的,从而对自己、对他人、世界或未来都抱以悲观的态度,引发抑郁情绪,最终形成抑郁症。这种长期的抑郁可能会影响免疫系统,使得免疫受抑制作用,从而引发疾病。

4. 归因风格

归因风格是指个体对于遇到的事情所做出的解释或评价方式。林恩·艾布拉姆森(Lyn Abramson)认为个体主要会从三个维度进行归因,分别是内部或外部、概括或具体、稳定或不稳定。[2] 当个体具有消极的归因风格时,会更偏向于做出消极的归因。比如将压力事件归为是自己的原因而非环境等造成的(内部);这种情况是持久性的,而不是暂时这样不堪(稳定);并且这一事件对生活的方方面面都有影响,不是单一的(概括)。这些消极的归因往往会使人感到无望,是抑郁的易感性因素。具有不良归因风格的个体,遇到压力事件更可能会失去控制感而产生无望感或消极情绪,严重的可能会造成个体死亡。

(二) 社会支持

社会支持也称社会网络,它是来自家庭、朋友、工作伙伴等社会各方面群体所

---

[1]　Aaron T. Beck et al. , "Differentiating Anxiety and Depression: A Test of the Cognitive Content-Specificity Hypothesis," *Journal of Abnormal Psychology* 96, no. 3 (1987): 179-183.

[2]　Lyn Y. Abramson, Gerald I. Metalsky, and Lauren B. Alloy, "Hopelessness Depression: A Theory-Based Subtype of Depression," *Psychological Review* 96, no. 2 (1989): 358-372.

提供的物质或精神上的支持和鼓励,可以反映个体与社会的联系紧密程度。社会支持是生活中的潜在资源,和个体的身心健康以及幸福感紧密相关。它可以是实际存在的,也可以是自我感知的。社会支持作为与人沟通和共处的社会网络,具有缓解压力和不良情绪的作用,在需要帮助或遭遇困境时能进行自我防御并得到他人的支持,因此有良好社会支持的个体可以获得爱与尊重。

社会支持的来源包括的范围很广,既可以是来自亲朋好友的稳定性支持,也可以是来自一些暂时交往或接触的不稳定群体。在性质上,社会支持可以是收到钱财等物质上的支持,也可以是得到关心安抚等情感上的支持,还可以是提供衣食住行等行为上的支持。

1. 社会支持的分类

社会支持涉及多个方面,故可以进行多种不同的分类。

(1)按来源分类:家庭支持,指来自家庭成员或关系紧密的亲戚等的帮助和支持,包括行为、情感和经济等各个方面;朋友支持,指来自好友、同学、伙伴等的各类支持、鼓励和陪伴;他人支持,指来自学校、社区等陌生人的各种帮助和关心。

(2)按性质分类:主观支持,指在社会中得到支持后,个体主观感受到的情感体验和满意程度;客观支持,指客观或实际存在的各类支持,比如物质经济等的帮助或社会、团体等的参与等;利用度,指个体对各类社会支持的利用程度。

(3)按类型分类:尊重支持,指对个体的鼓励和重视,理解个体的感受和想法,以及做积极对比,这种类型的社会支持可以通过他人来提升自尊和自我效能感;信息支持,指提供个体以意见、指导或对过程给出相应的反馈,这种类型的社会支持可以通过他人来提供合理建议;实物支持,指从经济方面提供钱财等物质性的援助;情感支持,指关心、同情或安抚个体的情绪,形成情感回馈;社会小组支持,指有共同话题或兴趣爱好的个体组成的小团体,成员间可以相互交流感情相互扶持,往往在各类社交活动中进行。

2. 社会支持的健康保护作用

生活中我们都需要支持,良好的社会支持可以有效减少压力情境下的痛苦情绪。诚然,在需要时缺乏社会支持本身可能也会引起压力,特别是对于社会支助需求高的个体。因此,社会支持对健康有利有弊,但健康心理学更加关注社会支持对健康的积极作用。

一般情况下,社会支持较高的个体更加健康。社会支持可以缓解个体的压力和不良情绪,减少患病和死亡的风险,增强个体的免疫和康复能力,从而减少压力下的消极情绪和生理反应强度。

下面是关于社会支持的健康保护机制的两种相关理论。

（1）直接影响假设。这一理论认为不管个体经历的压力情境如何，社会支持对身心健康都是有益的，即使没有接触到各类压力，没有社会支持也会不利于身心健康。社会支持较高的个体则具有更强烈的归属感和自尊感，从而可以有积极的态度和健康的生活方式。社会支持可以直接发挥作用的原因如下：第一，较高水平的社会支持有利于提升个体的自尊和归属感等；第二，较高水平的社会支持能让个体维持良好稳定的情绪；第三，较高水平的社会支持对个体建立健康的生活方式有重要意义。

（2）缓冲作用假设。该理论认为社会支持与躯体和心理健康没有直接联系，社会支持对健康的保护主要表现在个体接触压力源时，社会支持具有"干预压力"的效果，可以缓冲压力反应，保护个体的身心健康。这一缓冲机制可能和个体的认知评价水平有关，社会支持作为缓冲剂的途径包括：第一，影响人们对情境的认知评价，使个体感受到自己资源足够胜任；第二，当压力源被评估为压力时，可以改变人们对相应压力源的应对方式和策略。诚然，并非任何类型的社会支持都可以对压力进行缓冲，根据谢尔顿·科恩（Sheldon Cohen）及其合作者提出的社会支持的匹配理论，社会支持的有效性主要是由个体需要和社会支持类型的匹配关系决定的。[1]

（三）人格

人格是个体所具有的独特思想、感情和行为的属性，可以应用于不同时间和情境中。人格作为个体应对压力过程中的重要影响变量，不仅会影响个体对压力事件的认知评价和处理方式，还能够改变个体可利用的资源。诚然，某些人格特质不仅会使个体更容易接触压力事件，产生压力和不良情绪，还会带来许多不良反应，对健康造成危害。但某些人格特质却能有效地减轻压力反应，达到身心的适应和平衡状态，对健康有积极的影响。

压力的各个环节都会受到人格的作用。人格可以作为疾病的非特异性因素，在不同疾病中起作用或成为某种疾病的重要条件，和身心健康有着紧密联系。人格是生活事件和压力反应的纽带，情绪则在人格和疾病间起着桥梁作用。

不同的人格类型影响个体的压力反应，按照人格对压力源的易感性进行分类，可以划分为以下几类与压力相关的人格类型。

1. 压力耐受人格

有些人格特征有利于减轻压力反应，对健康有积极作用。这些人格主要是坚

[1] Sheldon Cohen and Thomas A. Wills, "Stress, Social Support, and the Buffering Hypothesis," *Psychological Bulletin* 98, no. 2 (1985)：310-357.

毅型人格、乐观型人格、幸存者人格和B型人格。

（1）坚毅型人格：主要特征为有责任感、控制欲和挑战欲。具有坚毅型人格的个体有较好的健康水平和防御能力，遇到压力时会采取积极有效的应对策略，以解决问题并且寻求社会支持。从某种意义上，鼓励和挫折教育对坚毅型人格的培养有一定作用。

（2）乐观型人格：主要表现为生活态度积极，总是看到事物美好的一面，满怀期待。具有乐观型人格的个体采用积极的态度对压力事件进行认知评价，拥有更平和的心态和更佳的健康水平。在逆境中也能看到事情好的一面，有助于乐观性格的培养。

（3）幸存型人格：最初指在威胁生命的压力事件下存活的人们，主要特征为强烈的生存意愿、对危险情境的接受并能创造性解决问题。这种人格特征不是与生俱来的，需要后天的学习实践，如果加以训练，更多人都能具备幸存者人格，提高在危机情境下的生存机会。

（4）B型人格：主要表现为有适当的抱负、生活安宁松弛、合作顺从，有较高的宜人性。B型行为类型的个体对压力的感受性较低，没较高的唤醒度。合理制定目标，保持放松的心态，培养合作意识并为他人考虑，可以有效培养B型行为类型的人格。

2. 压力易感人格

（1）A型人格：主要特点是争强好胜、缺乏耐心、急于求成，对时间敏感，给人以无端敌意。A型行为类型的个体具有高反应性，在压力情境下唤醒度较高。由于性情急躁，对自己高要求，在高压状态下不易放松，会导致焦虑、紧张甚至引发疾病。合理制定目标，放慢生活节奏，适当进行正念训练，可以改善这种行为模式。

（2）C型人格：这种人格特征主要是过分压制和忍耐，回避冲突和克制情绪表达，具有较强的压力反应。C型人格不善于宣泄消极情绪，长期会导致身体机能紊乱，不仅是压力易感人群，更是癌症易感人群。这种人格的个体应该合理宣泄情感，并学会说"不"，以改善这种行为模式。

（3）D型人格：主要表现为性格孤僻、不合群，缺乏安全感等。这种人格的个体具有高社交抑制，对心脏危害很大。改变D型人格需要个体对生活抱有希望，多从积极角度考虑问题，多和家人朋友交流，寻求社会支持。

压力的影响因素有很多，除了以上几种常见的心理社会因素，受教育程度、家庭情况、社会经济地位等其他方面的因素也可能会对压力的反应产生影响。

文化适应压力

  文化作为压力反应的一个影响因素,能够对个体的价值取向和生活观念以及为人处世的方式产生影响。不同人群面对压力的解释不同,不同文化差异上更是如此。同一事件是否成为压力源,在不同的文化背景(如集体主义和个体主义文化)下可能有不同的看法。在个体主义取向的社会中,当个体没有事先准备好去承担责任和义务时,压力的重要来源是自由和独立;在集体主义取向的社会中,个体为了维护群体内的相互依赖或迎合他人要求,会给自身带来很大的压力。有关集体与个人主义的研究很多,不只是针对不同国家,我国具有不同亚文化传统的少数民族之间也存在很多压力,这一压力应对问题也是值得关注和思考的。

第三节 | 压力的影响

压力具有两面性,有适应和不适应两种结果,对健康也有着积极和消极的双重影响,压力和效率具体关系图见图 2.3。适度的压力可以提高机体的适应能力,使其更好地发展身心,并且能够帮助个体在"知、情、意"上的发展。这种适度的压力是心理正常发展的良好条件,有助于发掘潜能,磨炼人的意志,培养健全的人格。但是,当压力超出个体所能承受的范围时,长期持续的压力则会影响身心健康,最终导致相关的疾病。本节主要介绍压力对人体各方面的影响,尤其是消极方面。

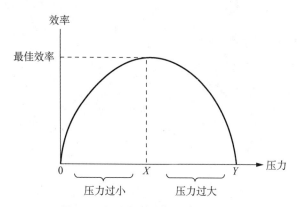

图 2.3 压力与效率间的倒"U"关系
(资料来源:郑莉君:《健康心理学》,中国人民大学出版社 2014 年版,第 59 页。)

一、积极影响

1. 压力对心理发展的影响

压力体验作为社会环境中的重要因素,是个体身心发展的必要条件。适度水平的压力能够促进个体进行认知、情感和意志等方面的活动。如果对个体进行过度保护,避免其接触压力,则会让个体缺乏压力体验,从而导致在"知、情、意"等各方面身心活动中发展缓慢。

2. 压力对个体成长的影响

适度水平的压力可以促进个体的成长,正所谓"有压力才有动力"。钢铁是经历千锤百炼才炼成的,而只有经历和体验过各种各样的压力,才能塑造优秀且人格健全的个体。只有面对困境能经受住考验,在失败中获得经验、教训,不断自我摸索,越挫越勇,不断成熟,才能在斗志和压力中取得胜利。因此,适度压力有助于激发人的潜能和动机,提高学习和工作效率,培养健全的人格。

二、消极影响

(一) 生理方面

压力情境下的生理反应主要是自主神经系统、神经内分泌系统和免疫系统的变化。当处于压力状态时,自主神经系统的交感神经活动增强,能激发机体潜能以应对压力刺激。这不仅会导致心血管系统机能迅速变化,加快血液循环,还会诱发肾上腺髓质分泌激素以增强代谢。同时,心跳加速,肝脏将糖转化为葡萄糖,血管收缩,使大脑和肌肉有充分的血液供应,化解危机情况。内分泌和免疫系统的活动,伴随着各种皮质激素和神经递质,共同参与压力反应。这些激素为紧张状态提供血糖和能量储备,并调节水盐平衡。在压力情境下,各种生理激素会发生相应变化,长期持续性的压力会造成内分泌和免疫系统的紊乱。

既然压力能直接影响生理健康,那么在心理和生理上必然存在某种促进交互的机制。众所周知,压力可以抑制免疫功能,增加感染癌症的概率;压力还会加剧哮喘和过敏、自身免疫性和炎症性疾病,尽管此类疾病应该通过免疫抑制来缓解。下面将讨论免疫系统这一机制,通过了解人类免疫系统的结构和功能,更好地了解压力和健康之间的联系。

1. 压力和免疫系统

免疫系统是覆盖全身的防卫网络,由免疫器官、免疫细胞和免疫活性物质组成,具有免疫监视、防御、调控的作用,具体可参见图 2.4。

免疫器官是免疫细胞生产、成熟或集中分布的场所,主要包括扁桃体、淋巴结、胸腺、脾脏和骨髓。免疫细胞是发挥免疫作用的细胞,即淋巴细胞。免疫活性物质则是由免疫细胞或其他细胞产生的发挥免疫作用的物质,包括抗体、淋巴因子和溶菌酶等。

首先,在生理功能上,免疫系统由防御外部微生物的组织和器官等组成,起着保护机体的作用。同时,免疫系统还能清理衰竭或受损的细胞,并监控细胞的突变。免疫系统经由淋巴系统遍布全身,起到保护整个身体的作用。免疫系统主要

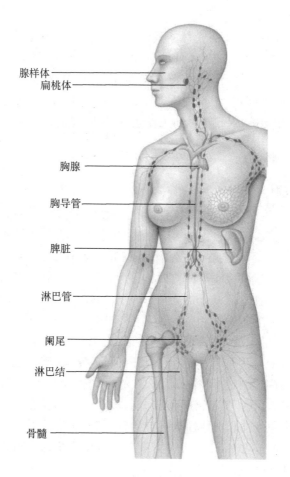

腺样体

扁桃体

胸腺

胸导管

脾脏

淋巴管

阑尾

淋巴结

骨髓

图 2.4　免疫系统结构

［资料来源：Peggy A. Thoits，'Stress, Coping, and Social Support Processes：Where Are We? What Next?'，*Journal of Health and Social Behavior*，Extra Issue (1995)：53-79.］

有防卫、监控和清除三种功能，即抵御并消灭外界病原体，监控衰老、癌变和损伤的细胞，并清除外界病原体和这些不良细胞。免疫系统的防卫功能在个体体内主要布有三道防线：第一道防线是由人体的皮肤和黏膜等组成的；第二道防线是由人体体液中的杀菌物质和吞噬细胞组成；第三道防线是由免疫器官和免疫细胞借助血液循环和淋巴循环组成。其中，前两道防线是非特异性免疫，第三道防线则属于特异性免疫。起着主导作用的特异性免疫是在非特异性免疫的基础上形成的，两者共同负责机体的防御功能。非特异性反应可以对所有入侵微生物进行攻击,但特异性反应只能攻击特定的入侵微生物。

其次,在心理功能上,主要从情绪、信念等方面探讨心理状态和免疫系统之间的关系。第一,积极情绪与较好的免疫功能有关,消极情绪与较差的免疫功能有关。良好的情绪使人保持好的心情,心理状态稳定,对免疫系统有促进作用,而负面情绪则会让人抑郁失落,心理状态不佳,从而影响免疫系统的功能。第二,信念本身可能对免疫系统有直接影响。莱斯利·卡门(Leslie Kamen)和马丁·塞利格曼(Martin Seligman)指出,一种内部稳定的归因风格可以预测个体的健康状况,表明信仰可能对疾病和康复有直接影响。[①] 例如,个体悲观主义的生活方式,会在当事情出错时责怪自己,这更有可能导致免疫系统的损耗。

不同类型的压力会产生不同的生理反应。压力源类似于催化剂,根据压力源的性质、强度和持续时间,要么刺激免疫系统,要么抑制免疫系统。一旦免疫系统出现问题,个体就会容易受到侵害,从而危及健康。因此,免疫系统的正常运转对身心健康有至关重要的作用。

2. 压力与疾病

(1) 压力-疾病模型

德里克·约翰斯顿(Derek Johnston)认为压力可以由两个相互关联的机制导致疾病,并开发了相应的压力疾病联系模型,分为慢性过程和急性过程。[②]

针对慢性过程,对于压力和疾病之间的联系,普遍观点认为压力由于生理、行为和心理因素的长期相互作用而导致疾病。例如,压力可能导致生理变化和行为变化,随着时间的推移,长期压力会损害心血管系统。动脉粥样硬化是动脉损伤的缓慢过程,与慢性压力有关,限制了血液对心脏的供应,这种损害对那些具有特定遗传倾向的个体影响可能更大。诚然,压力-疾病联系的慢性模型有两个问题:第一,运动可以预防压力带来的损耗,比如正常情况下,运动的人患病概率更小,寿命更长,但运动也会导致心脏病发作;第二,压力引起的损耗可以解释对心血管系统的危害,但是这个慢性模型不能解释这些损耗为什么会引发冠心病。

基于以上问题,德里克·约翰斯顿又提出了急性模型。急性模型强调压力和疾病之间的联系,急性压力反应可能会触发突发的各类生理问题。比如,心脏病发作更有可能在运动、愤怒、醒来或极端变动后发生。这表明运动从长期来看对

---

① Leslie P. Kamen and Martin E. Seligman,"Explanatory Style and Health,"*Current Psychological Research & Reviews* 6, no. 3 (1987):207-218.

② Derek W. Johnston,"Prevention of Cardiovascular Disease by Psychological Methods,"*The British Journal of Psychiatry* 154, no. 2 (1989):183-194.

人有保护作用，但对存在心脏病患者来说是一种危险。

此外，急性过程和慢性过程本质上相互关联，慢性压力可能是急性压力频繁发生的结果。急性压力可能更容易触发冠心病，但慢性压力也会对心血管系统造成损伤。

（2）压力与疾病间的影响因素

尽管压力是疾病的重要危险因素，但并非每个承受压力的人都会生病。这种个体差异是压力反应性、压力恢复、适应负荷和抗压力等不同造成的。

第一，有些人对压力表现出较强的生理反应，这被称为"压力反应"或"心血管反应"的水平。当给予相同程度的压力时，不考虑自我感知压力，有些人会比其他人表现出更大的交感神经激活。较高的压力反应性会使人更容易患上与压力有关的疾病。例如，高血压和心脏病患者有较高的压力反应水平。这并不意味着对压力有更大反应的个体更可能患病，而是表示在同等条件下遭遇压力，压力反应性高的个体更有可能患病。

第二，压力反应后，机体需要恢复。有些人的恢复速度比其他人快，这种恢复速度可能与压力相关疾病的易感性有关。例如，皮质醇水平的恢复速度可能与免疫系统的易感性有关。

第三，布鲁斯·麦克尤恩（Bruce McEwan）和艾略特·斯特拉尔（Eliot Stellar)提出"适应负荷"的概念，发现长期处于持续性的慢性压力后，会危害身心健康。[①] 当个体对压力进行恢复以达到适应状态时，机体逐渐被消耗，其生理机能也会有所变化。因此，如果接触新的压力源，如果个体的适应负荷较高，则个体更有可能生病。

第四，有人在压力情境下仍然健康，这反映出并非所有人对压力刺激都有相同的反应模式，即抗压力不同。抗压力较高的个体可能在压力情境下状态良好，但抗压力较低的个体则有更大概率患病。个体的抗压力取决于适应性应对策略、个性特征和社会支持等因素。

3. 压力和行为变化

关于压力与冠心病等疾病之间联系的研究，主要关注压力对疾病的典型危险因素的影响，包括血压升高、血液胆固醇升高和吸烟等行为。这些风险因素受到行为的强烈影响，反映了压力和疾病之间的行为途径。以下是常见的几种压力相关行为。

---

① Bruce S. McEwen and Eliot Stellar, "Stress and the Individual：Mechanisms Leading to Disease," *Archives of Internal Medicine* 153，no. 18 (1993)：2093-2101.

（1）吸烟：吸烟与一系列疾病有关，包括肺癌和冠心病。压力与吸烟行为在吸烟开始、复发和吸烟数量等方面有关。

（2）饮酒：酗酒与冠心病、癌症等疾病有关。工作压力尤其可能促进酒精的使用。减压理论认为，人们饮酒是为了降低恐惧、焦虑、抑郁和苦恼等压力状态。因此，消极情绪是内部或外部压力因素的结果，并导致酒精摄入。

（3）饮食：大约40％—50％的人在紧张状态下会增加食物摄入量。普遍观点是，压力的饮食反应是一种不适应的自我调节。压力可能会引起个体的暴饮暴食或节食，从而造成健康问题。

（4）运动：运动有助于健康，对控制体重及冠心病有益。压力可能会使运动减少，而通过增加运动的压力管理可以改善冠心病等疾病。

以上是和压力相关的一些行为，其实疾病本身也是一个压力源。患病后的压力也会对人的健康产生影响。这种压力可能影响个人寻求帮助、听从医疗建议以及遵从健康的生活方式。因此，压力可能导致行为变化，并和个体的健康状况有关，即压力可能导致吸烟和饮食等行为变化，通过改变个体的生理因素从而影响个体健康。同理，压力也可能通过生理变化（如血压升高等）来调节个体行为。

（二）心理方面

压力情境对心理的影响主要是会使个体产生消极情绪，甚至出现极端行为，同时需要考虑其进行的心理防御是否合适。首先，压力的心理反应常伴随着一系列的消极情绪，包括焦虑、绝望、愤怒、恐惧等，同时引起个体生活的变化。长期持续性的压力会导致个体的心理失衡，阻碍心智功能的正常发挥，使人身心紊乱。例如，适度的焦虑可以给人以警觉，更加专注，但过度持久的焦虑则会阻碍人们的认知水平，导致个体的适应和生存能力降低。其次，人们处于压力状态时，会自发形成心理防御机制。如果防御反应不当或过度，就会打破生理和心理方面的平衡，导致一系列与压力相关的身心疾病。这些疾病的主要因素是心理情绪，但它属于非特异性致病因素，还跟个体的心理承受能力、人格特质以及身心素质等变量有关。

那么，压力的作用和危害各有多大，到底是"生命的调味香料"还是"死亡之吻"，这取决于压力相关的影响因素。比如，我们对所发生事情的控制感会影响压力的影响。当我们感到有控制意识时，压力就变成了生活的调味剂，更像是一种挑战；而当我们缺乏这种关键的控制感时，压力可能意味着危机，对我们的生活带来威胁。

享受压力下与本性相符的快乐

　　海明威《老人与海》中身衰力竭的老人，最终战胜阴柔多变的大海，让读者看到了老人的人生境遇和生活状态，蕴含了生活的复杂性和诸种可能性。老人藐视残酷现实，在重压下依然保有优雅的风姿。正是坚持在自己的路上不屈服外界环境和生活中纷繁复杂的琐事，才让老人能抵住重压，享受人生的快乐。①

　　①　杜志新、崔鸿雁：《幸福是享受与自己本性相符的快乐——解读海明威的〈老人与海〉》，《名作欣赏》2019 年第 27 期，第 117—118 页。

第四节 ｜ 压力的应对与管理

一、压力的应对

（一）应对的概念

应对是根据理查德·拉萨鲁斯提出的压力交互模型的理论延伸。压力交互理论模型中的应对是指个体根据自身和社会资源,在遇到压力时进行的认知或行为上的压力反应过程。[1]

我国心理学家结合各种压力理论,将其定义为个体解决生活事件对自身影响的方法,可将其视为一个动态过程,具体可以从多个方面来解释。第一,个体遇到压力的生活事件,会对其采取一定的认知和行为手段;第二,应对的范围可以包括压力作用过程中的每个部分,如压力源、压力反应、认知评价等;第三,应对是为了使个体身心达到稳态,重新适应现状,以减轻烦恼和折磨;第四,应对可以从内部和外部两个方向进行,比如提升自身的抗压能力或改变当下的艰难环境;第五,应对能通过运用不同应对的方法或策略这种有意识的方式进行,也能借助心理防御机制自发完成;第六,应对方法可能是放松训练、获取社会支持等积极的,也可能是暴饮暴食、吸烟酗酒等消极的;第七,应对策略都是认知或行为层面的手段,是后天可习得的,人们可以通过不断训练掌握压力应对策略,以缓解较大压力。

此外,弗朗西丝·科恩(Frances Cohen)和理查德·拉萨鲁斯介绍了应对功能的五个重要方面,每种功能都有助于缓解压力。第一,减少不利于健康的外部条件;第二,接纳或适应消极的生活事件;第三,保持积极乐观的自身状态;第四,调控情绪的平衡,减少不良情绪而导致的压力;第五,与他人及社会环境维持令人满意和愉悦的关系和状态。[2]

诚然,应对是为缓解实际或个体所能感知到的压力而做出的反应,并不一定

---

[1] ［美］黛博拉·费什·瑞珍:《健康心理学》,王立杰、韩丑萍译,上海人民出版社 2014 年版,第217—220 页。

[2] Frances Cohen and Richard S. Lazarus, "Active Coping Processes, Coping Dispositions, and Recovery from Surgery," *Psychosomatic Medicine* 35, no. 5 (1973): 375-389.

可以成功地消除压力,但能通过各种途径减轻压力,例如通过掌握处理压力的新技术、接纳承受压力、重新评价压力等。因此,应对与自身努力适应现状也是有关的。

(二) 应对方式

个体适应外部环境的能力越强,越具有更好的应对能力和成效,并且受压力的影响更小。每个人都有不同程度的应对能力,同一压力作用于不同个体会产生不同的结果。诚然,实际应对能力对压力情境非常重要,但个体应对能力的自我评估才是最能影响抗压能力并缓解压力的。如果自我评估预期比实际应对能力高,不论个体的实际应对能力高低,都会感到失落而导致不良情绪;但如果自我评估预期过低,又可能导致个体丧失信心和斗志,进而造成失败和新的压力情境。

应对方式是个性化在社会化过程中获得和发展的一种认知行为,具体取决于环境、事件、个人资源和情感等,可以根据压力反应中的不同情况进行分类。

1. 按目标分类

应对按照目标,可分为问题指向性应对和情绪指向性应对。问题指向性应对的目标是改变产生压力的事件,尝试对有危害的压力源做些有建设性的变化。这种方式通过协调平衡人与环境,来对抗阻止压力事件,常见的策略包括积极面对应对、有规划地解决问题、获取社会支持等。情绪指向性应对的目标则是个体自身,通过对个体压力情绪或生理唤醒的调控,压制不良情绪反应,减轻压力事件带来的影响,以维持平衡状态。这种应对方式可以通过自我控制、远离压力情境、接纳承担责任、对压力情境重新评价等来缓解压力。

遇到压力事件时,个体一般会同时采取问题指向性应对和情绪指向性应对。因此,这两种方式对绝大多数压力事件都是有效的,但具体使用哪种应对方式还是取决于事件性质和认知评价。

2. 按应对活动的性质分类

乔恩·艾伦(Jon Allen)提出,根据应对活动的性质,应对包括认知和行为两种。[①] 认知应对主要是解决问题、自我归纳及认知重评。解决问题是对压力事件进行剖析,并评估有效的解决方式,做出合理的行为规划;自我归纳是应对压力情境和不良情绪的想法指导,督促个体做出妥善策略、行动并给予正向反馈;认知重

---

① 参见 Jon G. Allen, *Coping with Trauma: A Guide to Self-Understanding* (Washington, DC: Amer Psychiatric Pub Inc, 1995)。

评则是对压力事件进行重新评定和思考,以减轻压力事件带来的消极影响。行为应对则是由几种不同的行为反应组成,包括获取信息、开始行动、阻止行动和行为转移等,从而缓解具体情境下的压力。

3. 按应对的态度分类

苏珊·罗斯(Susan Roth)和劳伦斯·科恩(Lawrence Cohen)根据个体对压力事件的态度,包括面对应对和回避应对两种。[1] 面对应对是指积极面对压力事件,搜集并获取信息,有规划地行动;回避应对则是远离压力事件或试图看轻压力事件带来的危害。诚然,这两种方式各有优劣,选择哪种应对方式,主要看具体的压力情境及压力事件的停留时间。如果个体处于消极情绪中无法自拔或压力事件存在时间较短,那么回避应对更加合适;如果压力事件会持续存在很长时间,则面对应对可以帮助更有效地认识并解决问题,调控情绪。

除了上述几种常见的分类外,还可以根据应对对健康的影响关系及其效价,分为积极应对和消极应对。应对活动主要有心理活动、行为举止和躯体动作,故按照应对的主体分类,可分为心理应对、行为应对和躯体应对。

(三) 心理防御机制

在压力情境下,可以根据不同方法或策略有意识地进行应对,同时个体自身也能利用心理防御机制自发进行。心理防御机制属于个体在压力事件中的一种适应性反应,用来缓解不良情绪和协调心理平衡,但这些机制不一定都是有利于个体身心健康的。

心理防御机制包括压抑、否认、幻想、补偿、升华、合理化等,以下是几种较为常见的机制。

1. 压抑

压抑机制中,个体把认识中自己无法接受或感到痛苦的欲望、冲动或想法等驱逐至潜意识层面,以至于个体显现出无法感受或回想,比如车祸后的失忆。压抑是非常重要的防御机制,是其他防御机制的基础。

2. 补偿

补偿机制中,个体生理或心理上存在一些缺陷,这可能是实际或想象到的,可利用合理的方法来弥补这种缺陷,从而缓解其带来的不适和压力情绪,比如身患残疾却志存高远。

---

[1]　Susan Roth and Lawrence J. Cohen, "Approach, Avoidance, and Coping with Stress," *American Psychologist* 41, no. 7 (1986): 813-819.

3. 否认

否认机制中，个体会否认让人感到悲伤的压力事件及其严重性，从而减轻心理层面的煎熬和痛苦，并且这是一种无意识的行为，比如否认至亲去世。

4. 投射

投射机制中，个体会潜在地将自己厌倦或不能接受的情感、态度或想法等转换到他人身上，从而减轻自身的不安，以达到心理平衡，比如妄想症患者总担心被害。

5. 合理化

合理化机制中，个体会找出相应的借口来解释所面临的失败或受挫等压力事件，使其发生具有合理性，从而降低失落感或焦虑情绪，比如吃不到葡萄说葡萄酸。

6. 升华

升华机制中，个体可以把压力情境中的痛苦经历转化为社会化进程中所能接受的行为或兴趣追求，比如失恋后减肥成功或失意后奋发图强。这种机制是比较有效的健康防御机制。

7. 幽默

幽默机制中，个体借助诙谐的言语或行为举止应对压力事件，来减轻不良情绪，缓解气氛，比如被指责后的幽默自嘲。这也是一种健康积极的心理防御机制，既可以缓解压力又能增添乐趣。

（四）应对与健康

个体的应对方式会直接影响压力作用的效果，给身心健康带来影响。因此，个体应对压力的方式或策略对健康或疾病影响显著。首先，积极的应对策略可能会降低压力反应的效果；其次，应对方式或策略对身体健康有重要影响；最后，应对方式或策略对心理健康和生活质量也有重要作用。

二、压力的管理

生活中，个体往往可以使用合适的应对方式来有效缓解压力，但过大或持久的压力容易给个体带来不便和干扰，这不仅会降低个体的主观幸福感和工作效率，更可能危害其身心健康。因此，必须采取合理的手段对压力进行控制管理。

（一）压力管理概念

根据不同的心理学方法来缓解压力带来的危害的过程就是压力管理。最初，压力管理应用在临床医学领域，治疗高血压、偏头痛等慢性疾病，现在逐渐可以用于处于各种不良情境中的个体。

　　一般来说,压力管理的主要程序分为教育、技术习得和实践三个部分。教育部分会告诉个体压力的相关知识,比如什么是压力、压力源和压力反应的特点和应用,以及压力的影响等概念;技术习得部分主要是向个体传授压力管理的技术手段,让大家熟悉并掌握;实践部分则会让个体在设定的情境中进行练习,随后再讨论分析压力管理的效果。

　　诚然,对压力的自我监控是压力管理中至关重要的环节,最好可以对自己在压力管理中的不同情境进行记录,比如压力源的性质和水平、真实感受、应对策略或一些身心状态变化。根据这种自我监控式的记录,可以帮助个体有效地发现自身易受影响的压力源,在压力过程中使用的应对方式是否得当,压力情境中是以生理反应还是心理反应为主等。只有真正感受领悟了自身的压力反应情况,才能进行更高效的压力管理。

(二) 压力管理模型

　　健康心理学使用系统工程的思想来定义压力管理模型,对于压力系统中的各个因素展开理解和分析,包括但不限于压力源、应对方式、个性特点和认知评价等。从压力的各种可能性出发,压力管理努力缓解或降低各种因素导致的压力反应及其消极影响。

　　目前,已有很多对于压力管理系统的研究和应用,对健康或患病人群都起到了积极的作用。乔恩·艾伦认为,压力管理技术训练可以分为三个步骤:第一,通过访谈、回忆、心理测验等方式,概述和评估压力反应中的影响因素,能够认识并剖析具体问题;第二,指导和练习应对技巧,注重灵活解决问题的能力以及应对技巧的多样性;第三,在生活中广泛应用应对技巧,不断实践和反馈。[①]

　　放松训练这种压力管理模式可以改善倾向性、提升幸福感和生活质量,对人有很大益处。而认知行为压力管理模式可以增进成长,缓解不良情绪。压力管理技术往往结合了压力反应中的多个环节、多种应对方式,认知行为压力管理模式其实就是综合了认知应对与行为应对策略,是由放松训练、认知重构、获取社会支持训练以及应对技巧练习等组成的模式。

(三) 压力管理技术

1. 放松训练

(1) 概念

学习放松技巧适用于任何时间段,目的是让个体在特别紧张的时候尽可能地

---

① 参见 Allen, *Coping with Trauma*。

放松,以缓解压力。放松训练算是最简单和易操作化的心理干预方法,同时放松也是压力管理的关键步骤。放松训练可以从三个阶段进行:首先,学习基本的放松技巧;其次,监控日常生活中的紧张情绪;最后,在压力大的时候运用放松技巧。

埃德蒙·雅各布森(Edmund Jacobson)发展了一种渐进式肌肉放松(progressive muscle relaxation)的放松方法,提出紧张情绪主要是由肌肉紧张引起的一种生理感受。训练师会先讲述放松训练的概念。正式训练中,受训者躺在椅子上,保持舒适状态,闭着双眼,在没有让人分神的灯光或声音的环境中,被要求先深呼吸,然后慢慢呼气。随后,受训者要进行一系列的深层肌肉放松练习。一旦学会了放松技巧,受训者就能单独在任何安静舒适的地方进行放松练习。虽然放松训练项目的周期时长可能不尽相同,但往往进行1—2个月,大概练习10次后,便可轻松地、独立地完成并进入放松状态。

自生训练(autogenetic training)是另一种放松方法,最早在20世纪二三十年代被约翰内斯·舒尔茨(Johannes Schultz)提出,后由沃尔夫冈·卢瑟(Wolfgang Luthe)进行补充完善。自生训练包括一系列的运动,旨在减少肌肉紧张,改变人们的思维方式和思想内容。这个过程开始于对个体的心理检查,即检查精神状态。接着,引导个体全身放松,想象暖流涌入全身。倡导者认为,每天进行至少两次10分钟的练习可以缓解压力,从而改善健康。

此外,放松与冥想有所不同,放松从早到晚都能进行,而冥想往往需要达到深度放松,并有足够的停留时间。

(2)效果

放松试验的实验组比对照组或有安慰剂情境下更有优势,证明放松训练是有效果的,这点和其他的心理干预方法是相同的。放松技巧在各种研究中都表明通常符合这一标准,也是生物反馈和催眠疗法等其他心理干预中的基础训练。

放松训练作为一种有效的压力管理技术,它的方便易接受性让孩子也可以习得,并且受益于这种训练。渐进性肌肉放松和自生训练都是有效治疗抑郁、焦虑、高血压和失眠等压力相关疾病的方法。放松训练的益处很多,可以很好地应用于生活和临床实践中,帮助人们缓解压力情绪。

2. 认知行为疗法

(1)概念

认知行为疗法(cognitive behavioral therapy,CBT)主要是通过培养信念、态度、思想和技能等,以期对行为做出积极改变。像认知疗法一样,认知行为疗法认为思想和感觉为行为奠定了基础,所以转变态度是认知行为疗法的目标之一。此外,类似行为矫正的方法,认知行为疗法注重结合“刺激-反应”,从而对观测到的行为进行矫正。

压力接种训练(stress inoculation program)是压力管理认知行为疗法的一个尝试,这一训练类似于疫苗接种。治疗师先使其接触弱的病原体,即适当水平的压力,从而试图建立一些对高水平压力的免疫力。压力接种训练主要有三个阶段,包括认知重构、技能学习和演练以及实践运用。认知重构阶段作为认知干预过程,治疗师与来访者一起认识并剖析存在的问题。在这个训练过程中,来访者需要了解有关压力接种的知识,掌握如何使用这项技术来减少他们的压力。技能学习和演练阶段包括教育和行为两个方面,以此提高来访者的应对技能。在这个阶段,来访者会对新的应对方法进行学习和练习。通过改变认知来完善自我指导是这一阶段的主要目标,包括监控个体的内心独白,即自我对话。在实践运用阶段,需要来访者将前两个阶段的学习和技巧付诸实践。

另一种应对压力的认知行为疗法是认知行为压力管理(cognitive behavioral stress management,CBSM),作为一个为期2—3个月的团体训练,与压力接种训练有许多相似之处。认知行为压力管理致力于转换对压力的认知,扩大客户的应对技能库,帮助来访者在生活中更高效地应用这些技能。此外,认知行为疗法还有其他形式的变体来进行压力管理。

(2) 效果

认知行为疗法对压力干预和压力相关疾病的预防和管理都是有效的,并且认知行为疗法对不同人群的适用性也很全面。

压力接种训练可以减少焦虑,提高压力作用下的表现能力,能有效应对一系列不同的压力源。此外,压力接种训练也可以有效地帮助灾难或创伤受害者管理他们所承受的巨大压力和痛苦经历。比如,对创伤后应激障碍患者进行压力接种训练。研究人员将压力接种疗法在互联网上进行推广,使更多的人可以使用它应对压力。

其他种类的认知行为疗法对压力管理也很有帮助。比如,认知行为压力管理可以调节伴随压力反应而产生的皮质醇的含量来帮助缓解压力的负面影响,但这些影响可能并不包括免疫功能的显著改善。认知行为压力管理对减轻压力、焦虑和抑郁等方面情绪有显著的积极作用,但免疫功能改善程度较低。此外,认知行为压力管理还能帮助控制由压力引起的欲望,使物质滥用频率降低。与压力接种训练类似,认知行为压力管理也在线上进行推广。

认知行为疗法是治疗创伤后应激障碍、多种慢性疾病的有效方法。认知行为技术在工作压力、学业成就方面都得到了广泛应用,不仅能缓解压力导致的不良情绪,还能提升各方面的表现能力,具有显著的成效。

3. 情绪表露

（1）概念

情绪表露（emotional disclosure）是个体借助口述或书写的方式来表达某一种情绪时带来的感受。此外，情绪表露需要与心理治疗中的情绪表达和情绪宣泄区分开。情绪表达（emotional expression）指的是个体经历某种情绪时外显表达或是宣泄，比如大声哭喊、开怀大笑、扔东西等过激行为；情绪宣泄往往不健康，甚至会给个体带来压力；而情绪表露则是利用言语把内心情感表现出来，类似于一种自我反省（self-reflection）过程。

（2）效果

很多研究都证明了情绪表露在应对压力和疾病中的有效性。定期进行几次情绪表露，对个体各方面都有很大影响，不仅能改善个体的免疫功能，降低患哮喘、类风湿性关节炎等许多慢性疾病的概率，还能在心理水平和行为水平上做出改变。总之，情绪表露有益于身体健康和良好的心理状态，也丰富了个体压力管理的技术方法。

除了上述几种常见的有效压力管理技术外，还有一些技术也是可以进行借鉴学习的。在严重危害身心健康的压力事件下，可以按照认识、重评价、替换思路等进行认知重构。在难以解决困难问题时，可以利用问题解决训练来强化水平，包括确定目标、想出多种可能性、选择最优解、具体事实并验证可靠性等步骤。在任务应接不暇时，可以好好进行时间管理的训练，可以借助时间四象限法则（即把要做的事情按照紧急、不紧急、重要、不重要的排列组合分成四个象限，有利于对时间的认识和管理），根据写下的日程和备忘录，安排好行程，主次分明，高效快速地完成任务，避免因为时间紧张或截止日期等带来的压力。

人生就是不断接受压力并挑战应对的过程，压力反应最终的结果怎样，主要是由个体的应对能力和应对方式决定的。个体可以通过有效的压力管理来缓解其带来的危害，使压力合理化，起到促人向上的积极作用。诚然，压力管理不能完全消除压力，只能在一定程度上缓解压力，控制压力水平在个体所能接受的最佳状态。

 小贴士

大型流感下的压力应对

大型流感会对人们的生活造成巨大影响。诚然，新冠肺炎疫情不仅攻击了我们的身体，还给我们的心灵带来了痛苦，严重影响了全社会的精神健康和福祉。随着新冠肺炎全球流行的持续，每个人都顶着更加巨大的压力，导致心理健康问题不断增多。即使新冠肺炎疫情可能会导致长期的集体创伤,但还是可以就以下几点从自身做好积极的应对。第一,保持积极的心态,避免过分关注疫情本身;第二,保持规律的生活作息,寻找兴趣爱好;第三,与社会建立充分联系,在遇到心理困境时,及时找到自己信任的人沟通诉说,必要时可拨打心理援助热线或寻求心理医生的帮助。

本章小结

压力无处不在,对我们的身心健康有着重要的影响。本章主要探讨了压力与健康之间的联系,重点是:(1)压力的来源及其理论研究,并对压力进行概念化和测量;(2)从生理和心理两个层面讨论压力反应及其影响;(3)从免疫系统和疾病出发,讨论压力和疾病之间的联系;(4)压力的应对及其干预技术。压力的这些技术发展极大地推动了压力与健康科学的发展。

思考题

1. 压力有哪些来源?
2. 免疫系统对于压力和健康有什么作用?
3. 哪些干预技术可以有效地缓解压力?

第三章

健康生活方式与高风险行为

随着时代的进步、科技的发展，人们对健康生活方式的关注度越来越高。健康的生活方式能够帮助我们增强压力应对能力，预防并改善身心疾病，建立良好和谐的家庭和社会关系。目前，社会种种现象表明，健康生活方式的培养和促进，迫在眉睫。

《黄帝内经》提出，一个健康的人必须做到天人合一、形神合一，并保持乐观心态。这种观点下的健康生活方式包括三个要点：(1)天人合一，也就是人的所有活动要与大自然息息相关，遵循自然规律，"处天地之和，从八风之理"；(2)形神合一，也就是身体和精神紧密结合为一体，做到生理上不受外物和欲望所累，心理上没有忧思烦闷，恬淡自得，"外不劳形于事，内无思想之患，以恬愉为务，以自得为功"；(3)保持乐观心态，也就是减少欲望，内心安定、没有恐惧，不倦怠，守住好心情，这样就不会生病，"志闲而少欲，心安而不惧，形劳而不倦，恬淡虚无，真气从之，精神内守，病安从来"。

《黄帝内经》中的核心理念与健康心理学有许多相同之处。健康心理学致力于探讨人类行为和生活方式与个体生理和心理健康的交互影响，纠正了把心理健康和身体健康分离的观点，并开展了一系列研究，提出了系统理论和支持身心合一的理念。本章基于这个理念，从生理和心理角度探讨健康生活方式与高风险行为。本章将阐述健康行为及生活方式的概念，列举健康的饮食、睡眠、运动等几种健康生活方式，并提出促进、培养健康生活方式的策略与方法；同时，分析抽烟、酗酒、网瘾等高风险的行为对身心的危害及其背后的成因，并提出一些预防和干预策略。

健康生活方式与高风险行为概述

一、健康行为

(一) 健康行为的概念

健康行为(health behaviours)是指人们为了增强体质和维持身心健康而进行的各种活动,如充足的睡眠、平衡的营养、适当的运动等。健康行为能帮助人们增强体质,维持良好的身心健康,预防各种行为、心理因素引发的疾病。其实生活中的多发病、常见病大多与行为因素、心理因素密切相关,追根溯源后可找到导致疾病的行为、心理因素。通过改变人的不良行为(包括不良生活习惯),培养健康心理行为,可以在很大程度上用来预防疾病的发生。健康行为是保证身心健康、预防疾病的关键所在。

健康行为也能帮助人们养成健康习惯。美国学者内德拉·贝洛克(Nedra B. Belloc)和莱斯特·布雷斯洛(Lester Breslow)在加利福尼亚的经典研究也充分佐证了这一观点。[①] 他们定义了七项指标作为健康习惯,分别为:晚上保证 7—8 小时睡眠、不吸烟、每天吃早饭、每天饮酒(含酒精饮料)不超过 1—2 杯、定期锻炼、主餐之间不吃零食、体重不超过标准体重的 10%。通过调研 7 000 余名居民的患病情况、经历和劳动力情况等,研究者发现:人们实施的健康行为越多,患的疾病越少,疲劳状态越少,自我感觉也越好。九年后的追踪研究发现,保持七项健康行为的男性死亡率,与保持三项以内的男性相比,前者死亡率仅为后者的 28%;保持七项健康行为的女性,与保持三项以内的女性相比,前者死亡率为后者的 43%。由此可见,全面保持健康行为的群体,其死亡率与其他群体相比明显较低。

随着科学的发展和时代的变迁,现代健康观中健康的标准除了身体健康外,还需要良好的精神状态。个人的精神、心理状态和行为对自己、他人甚至社会都有着各种各样的影响。更深层次的健康观还应包括人的心理和行为的健康,社会道德规范,以及环境因素等方面。

---

① Nedra B. Belloc and Lester Breslow, "Relationship of Physical Health Status and Health Practices," *Preventive Medicine* 1, no. 3 (1972): 409-421.

（二）健康行为的分类

健康行为主要可分为以下四类。

(1) 日常健康行为：如合理营养、充足的睡眠、积极休息、适量运动、讲究个人卫生、维持规律的生活节奏、保持心理健康等。

(2) 保健行为：如定期体检、接受预防接种、有病主动求医、积极配合医疗护理、遵循医嘱等。

(3) 预防性行为：避免导致健康损伤的环境和事件，如避免环境中危害物质的侵入、安全的性行为等。

(4) 改变危害健康的行为：如戒烟、戒酒、戒毒、戒赌等。

（三）东西方文化下的健康行为

不同文化与价值观背景下，人们对健康的定义与理解也会有所不同。因此，在对健康行为和生活方式的讨论中，需要考虑到文化背景的差异性。

1. 西方文化的理解

西方文化主要用假设推理的方法与归纳法的路径获取关于健康的概念。其对健康的认识有一个变化的过程。古希腊时期比较强调身心一体化、人与自然和谐共处。希波克拉底（Hippocrates）认为通过保持自然四元素气、水、火、土的平衡可保持健康，并认为人体需要与外界保持协调适应。之后，人体解剖学的兴起，使西方医学界开始重视躯体结构、生理功能的健康，并注重征服自然和挑战个体生理极限，追崇极限运动。

2. 东方文化的理解

传统医学认为身体内有阴阳两部分相生相成，而阴阳演化"金、木、水、火、土"五行，秉承"水曰润下，火曰炎上，木曰曲直，金曰从革，土爰稼穑"的规则与五行相生相克的规律。若五行平稳则内和，身心康健。正如《庄子·齐物论》中阐述的"天地与我并生，而万物与我为一"的健康理念一样。生命是天与地相互作用的产物，精神始于生命与身体相互作用的结果，当人与外在处于和谐状态时，人的身体便会处于最佳状态。

老子思想中的健康行为，包括了人与自然的和谐、人与社会的和谐及人与自身的和谐。老子认为，寻求健康的生活方式，最重要的是人能够做到与自身的和谐。个体内心的冲突会伴随着生理的失调，只有返回到自己纯朴的本性和坦露本真的情感时，才是自我心身极为和谐的状态。这种追求是老子思想的核心，也是中国传统文化的一个重要内涵。

虽然科学技术和理性的思维方式为人类提供文明、舒适的生活环境，使人类的生活领域逐渐扩大，但同时产生了与自然不和谐甚至分离的苦恼和孤独。理性和科学不能解决人性和心灵痛苦的许多问题。物质的丰富也未必永远使人获得内心的满足,只有来自内心平静祥和的体验才能带来真正的满足与幸福感。能够不被世俗奴役,主宰自己心灵的人才会有宁静和恬淡,才可以保养人的肉体之身,获得真正的健康和生命的长久。

可见,东方文化下的健康概念在讲究锻炼身体的同时也重视修炼心灵。

二、高风险行为

(一) 高风险行为的概念及分类

高风险行为指的是有损目前或未来健康的行为,包括疾病行为、疾病角色行为、损害健康习惯。常见的高风险行为可分为四类。

（1）不良生活方式与习惯:饮食过度,高脂高糖、低纤维素饮食,挑食,作息无规律等。

（2）不良病感行为:指个体从感知到自身有病到疾病康复全过程所表现出来的系列行为,包括疑病行为、恐惧、讳疾忌医、不及时就诊、不遵从医嘱、迷信、放弃治疗、自暴自弃等。

（3）日常损害健康行为:吸烟、酗酒、吸毒、网络成瘾、不良性行为等。

（4）致病性行为模式:指导致特异性疾病发生的行为模式。

在本章中,我们涉及的高风险行为包括不良生活方式与习惯、日常损害健康行为及致病性行为模式。

(二) 高风险行为与本能

如果排除个体因素,将人类作为一整体来思考,很多不良行为源自人类的生存本能。例如,人类需要消费食物来维持生存,高热量食品可以帮助人类快速获得维持生存所需的营养,久而久之,我们机体内部就形成了偏好高热量食物的生存本能。而生存本能是由大脑边缘系统主导的这一大脑皮层与脑干之间的神经结构,与潜意识的应激反应有密切关联。当大脑边缘系统的反应无法得到妥善的管理,会形成调节障碍(adaptation disorder)。人类形成不良行为习惯的无意识目标是管理我们内在的生存本能所引发的不适感,或者将我们的注意力从不适感上转移出去。然而,这些行为并不能真正消除我们的不适感,或者只能暂时压制。我们极可能会陷入这些不健康的、高风险的行为模式中无法自拔,最终损害我们的身心健康。[1]

---

[1] ［美］马克·舍恩、［美］克里斯汀·洛贝格:《你的生存本能正在杀死你:为什么你容易焦虑、不安、恐慌和被激怒?》,蒋宗强译,中信出版社 2018 年版,第 31—34 页。

第二节 | 健康生活方式

本节中,我们所讨论的健康生活方式(healthy lifestyle),指的是个体所做的积极影响身心健康的各种决策与行为的总和。

一、饮食

(一) 饮食的变迁

饮食在人类发展史中一直是一个关键角色。多数古人类学家认为,肉食在直立人的日常饮食中占有很重要的地位。而利用火加工食物,是解剖学意义上的现代人,即智人的一个重要标志。工业时代又为人类饮食带来了革命性的变化。大规模机械工具的使用减少了以谷物为基础的食品中的纤维含量,使人类的纤维摄入量远远低于狩猎采集时代,而畜牧业覆盖了全世界,使得家畜成了动物性脂肪的重要来源。这类脂肪给人类提供充足的能量,并含有丰富的饱和脂肪酸和胆固醇。20 世纪后期,大量商品化的成品或半成品食物成为主流。这类食品全部由食品加工厂流水线生产。因此,高热量、纤维少成了当代食品的一个显著特点。

(二) 中西方饮食文化差异

受到地域、气候、文化等多种因素的影响,中西方形成了不同的饮食习惯。我们可以从以下五个方面比较两者的差异。

(1) 饮食观念:中国人注重"色香味形器",对美味、精细的追求几乎达到极致,"食不厌精,脍不厌细";西方人追求的是理性饮食,在意食物搭配是否满足了今日的营养需求,口味等则不是首要追求。

(2) 饮食主体:中国地大物博、地区间差异较大,饮食文化丰富,北方以小麦、玉米、高粱为主,南方以大米为主,西北方以乳制品、肉类为主,整体上以淀粉食品为主食;西方以奶酪等奶制品、肉类为主,且喜好生食,这可能也与减少烹饪过程的营养流失,最大限度地保留食物营养有关。

(3) 饮食细节:中国人在烹调过程中,喜爱放葱姜蒜等调味品,而西方并不如此。

（4）饮食文化：中国人将饮食用于社交的群体性活动，饭局文化中的座位、上菜等都具有更深层次的含义，而西方人更多的是独立分食。这与集体文化、个人文化的差异有关。

（5）饮食弊端：中国饮食可能存在的缺点是含油、盐量高，精细加工破坏营养成分等；西方饮食可能存在的缺点是高热量快餐更易引发肥胖、生食加重肠胃负担等。

（三）饮食与心理健康

饮食不仅对身体健康至关重要，对我们的心理健康也同等重要。

神经科学家肯尼斯·布鲁姆（Kenneth Blum）发现营养是影响人体奖赏缺陷综合征（reward deficiency syndrome，RDS）水平的重要因素。[1] 低程度的（快乐）神经递质（例如多巴胺）会导致强迫行为、抑郁、焦虑、反社会倾向、成瘾行为，甚至犯罪行为。布鲁姆发现，食物中氨基酸、B 族维生素和其他营养物质可以帮助恢复大脑中的短神经线路，调节心情和认知问题。

同时，很多心理疾病与身体健康有着很大的关联。研究者现在都相信，抑郁症（depression）不仅仅是一种脑部障碍症（brain disorder），也是一种全身障碍症。免疫系统能力低下、全身炎症反应都是其症状之一。而缺乏维生素 D、不健康的饮食习惯，都可能导致全身炎症反应综合征。

一个大型研究调查了超过 20 000 名母亲和她们的孩子。研究结果显示，在孕期有着不健康饮食习惯的母亲生下的孩子更倾向有精神障碍行为。[2]

许多研究也证实，富含 Omega-3 脂肪酸的食物（如鱼类）和富含 B 族维生素的食物（如粗面粉制品、谷物类）可以帮助缓解严重的抑郁症。食用锌补充剂也可以辅助治疗抑郁症。

而当压力过大、情绪消极时，人体消耗维生素 C 会比平常多八倍。食用富含维生素 C 的新鲜水果和蔬菜，会使压力得到缓解、心情好转。

因此，选择能够改善消极、负面情绪的膳食，可以帮助我们控制不良情绪、预防心理疾病，保持健康的心理状态。

---

[1]   Kenneth Blum et al.，"Pro-Dopamine Regulator (KB220) A Fifty Year Sojourn to Combat Reward Deficiency Syndrome (RDS)：Evidence Based Bibliography (Annotated)，" *CPQ Neurology and Psychology* 1，no. 2 (2018)：18.

[2]   "Diet and Mental Health，" Food and Mood Centre，July 5，2016，https://foodandmoodcentre.com.au/2016/07/diet-and-mental-health/.

(四) 健康的饮食方式

针对中西方不同的饮食习惯,有研究者做出了不同的饮食建议。当然,这并不是刻板的中西分离,也不是僵硬的食谱,而是一种参考。我们应当按照自身情况有选择地采纳。

1. DASH 饮食

DASH 饮食是由 1997 年美国的一项大型高血压防治计划 (Dietary Approaches to Stop Hypertension, DASH) 发展出来的饮食。在这项计划中研究人员发现,饮食中如果能摄入足够的蔬菜、水果、低脂(或脱脂)奶,以维持足够的钾、镁、钙等离子的摄取,并尽量减少饮食中的油脂量 (特别是富含饱和脂肪酸的动物性油脂),可以有效地降低血压。因此,现在常以 DASH 饮食来作为预防及控制高血压的饮食模式。DASH 饮食的建议如下:低脂奶制品每天 2—3 份,蔬菜、水果每天各 4—5 份,瘦肉、家禽、鱼每天不少于 6 份,坚果、豆类每周 4—5 份,五谷杂粮每天 6—8 份,脂肪和油每天 2—3 份,每天的钠摄入量控制在 2.3 克以下(以 2 000 卡路里为例,每份食物的量取决于食物的营养标签)。

2. 地中海饮食

地中海饮食(mediterranean diet),是泛指希腊、西班牙、法国和意大利南部等处于地中海沿岸的南欧各国以蔬菜、水果、鱼类、五谷杂粮、豆类和橄榄油为主的饮食风格。地中海饮食可以减少患心脏病的风险,还可以保护大脑免受血管损伤,降低发生中风和记忆力减退的风险。

此外,地中海饮食还强调运动以及与家人朋友一起用餐的重要性。地中海饮食不仅为我们提供了健康合理的饮食结构,它同时也包含了多姿多彩的饮食文化,其中浓缩了地中海地区从餐桌到种植、收割、渔牧、储存、加工、烹饪直到进食的方方面面的技巧、知识和实践。

3. 健康饮食餐盘

哈佛大学公共卫生学院的营养专家和《哈佛健康杂志》(*Harvard Health Publications*)的编辑共同编制了"健康饮食餐盘"[①],是规划健康均衡膳食的指南。它主要包括以下几点:膳食应以蔬菜和水果为主,占据餐盘的 1/2。全谷食物,如全麦、大麦、燕麦等,以及用其制作的食物,应占据餐盘的 1/4;蛋白质应占据餐盘的 1/4。鱼肉、鸡鸭肉、豆类、坚果都是健康的蛋白质来源。同时,限制红肉(牛羊

---

① "健康饮食餐盘 (Chinese-Simplified)," The Nutrition Source, April 2, 2015, https://www.hsph. harvard.edu/nutritionsource/healthy-eating-plate/translations/chinese_simplified/.

肉)的食用,不吃加工的肉制品;适量使用健康的植物油,不要使用部分氢化的油品;喝水、咖啡或茶(加少量或不加糖),不喝含糖饮料,有限饮用少量牛奶和乳制品(每天1—2份)和果汁(每天1小杯);经常运动。

4. 中国居民膳食指南

中国营养学会提出的"中国居民平衡膳食宝塔"形象地给出了适合中国人的健康的饮食结构的建议:食物多样、谷类为主、粗细搭配,多吃蔬菜水果和薯类,每天吃奶类、大豆或其制品,常吃适量的鱼、禽、蛋和瘦肉,减少烹调油用量、吃清淡少盐膳食。此外,食不过量、适当运动、保持健康体重,三餐分配要合理、零食要适当,每天足量饮水、合理选择饮料,吃新鲜卫生的食物,营养均衡。

小贴士

肠道微生物

人体肠道微生物有100多万亿个,它们和我们相互依存,深刻影响着我们的身心健康。这些微生物由细菌、古生菌、病毒和原生动物等组成。我们的饮食与身体内肠道微生物演化的关系密切。在农业社会以前,也就是新石器时代(1万年以前),人类靠猎食为生。后经历农业时代又进入工业革命(18世纪晚期—19世纪早期),20世纪90年代起,全球都受到西方饮食的影响,我们的食物多样化开始降低,膳食纤维减少了,植物多酚类也降低了。这些微生物中,有益于我们健康的微生物被称为"益生菌"。当肠道微生物群的组成发生变化时,就可能会影响到人体的健康,引发人体消化系统、神经系统、呼吸系统及血管系统的疾病。[1] 研究表明,患有肥胖、心血管疾病、中枢神经系统疾病、风湿病和癌症等疾病的人,他们的肠道微生物群与健康的人有着显著不同。肠道菌群也已被证实可通过脑-肠轴对人体产生影响。治疗疾病也可以从肠道微生物群入手。近年来大量研究表明中医药与肠道菌群组成有着密切的关系。口服中药后经胃肠道消化吸收,药效最先作用于胃肠,经过肠道菌群的代谢和运输,利用人体肠道菌群多糖分解代谢来促进益生菌繁殖,调节肠道内环境,以达到治疗效果。[2] 因此,通过均衡的膳食,管理好自己的肠道微生物群,可以帮助我们维持身心健康。

---

[1]　Jennifer L. McQuade et al., "Modulating the Microbiome to Improve Therapeutic Response in Cancer," *The Lancet Oncology* 20, no. 2 (2019): e77-e91.

[2]　Jorge Armando Jiménez-Avalos et al., "Classical Methods and Perspectives for Manipulating the Human Gut Microbial Ecosystem," *Critical Reviews in Food Science and Nutrition* 61, no. 2 (2021): 234-258.

二、睡眠

（一）睡眠演变史

睡眠在人类的进化过程中不断演变。

原始人的生活环境要比现代人艰苦得多，冬天没有暖气、夏天没有空调，睡在野外还要时刻提防野兽和其他部落的袭击。所以，他们每晚的睡眠时间很少能超过 6 个小时。加州大学洛杉矶分校神经科学家杰里·西格尔（Jerome Siegel）发现部落居民每晚睡眠时间平均 6.5 小时。[①]

16 世纪之前的欧洲，人们曾盛行两段式睡眠。黄昏之后约 2 小时开始准备入睡，大概在睡了 4 个小时之后，又会醒过来一两个小时，然后再进行第二次睡眠。

近代，人工照明的出现，延长了人们夜间活动的时间，改变了人们的睡眠模式。8 小时睡眠制由此诞生，因为工厂主发现连续的 8 小时睡眠可以最大化利用工人的时间。

因此，连续睡 8 个小时，或许并不是人类生理的选择，而是人类现代生活的选择。事实上，良好睡眠时间实际上是一个区间，因人而异。

（二）睡眠的必要性

关于小鼠和果蝇的睡眠剥夺（sleep deprivation，SD）实验发现，睡眠剥夺会导致死亡，其原因可能与肠道中积累致死的机体活性氧（reactive oxygen spieces，ROS）有关。[②]

对于人类来说，睡眠剥夺是指由于环境改变而使人丧失正常睡眠量的状态。其原因可能是工作、应激、跨时区调整、服用过量兴奋物或环境影响。根据不同分类标准可划分为不同睡眠剥夺，根据时间长短可分为短时间睡眠剥夺（secondary sleep deprivation，SSD）和长时间睡眠剥夺（primary sleep deprivation，PSD），根据睡眠剥夺完全性可分为部分睡眠剥夺（partial sleep deprivation，PSD）和完全睡眠剥夺（total sleep deprivation，TSD），根据剥夺间断性可分为持续性睡眠剥夺、连续性睡眠剥夺、间断性睡眠剥夺，根据剥夺的时期可分为快速眼动期（rapid eye movement，REM）睡眠剥夺和其他时期睡眠剥夺。

睡眠剥夺会影响我们的生理与心理，包括大脑代谢、脑电波、呼吸、人体代谢、

---

① Gandhi Yetish et al., "Natural Sleep and Its Seasonal Variations in Three Pre-Industrial Societies," *Current Biology* 25, no. 21 (2015): 2862-2868.

② AlexandraVaccaro et al., "Sleep Loss Can Cause Death through Accumulation of Reactive Oxygen Species in the Gut," *Cell* 181, no. 6 (2022): 1307-1328. e15.

视觉眼功能、内分泌系统,免疫系统和脑运作、学习记忆等。睡眠剥夺会导致人体节律紊乱,很容易打破机体平衡,严重时导致死亡。睡眠剥夺 1—2 天,情绪会易怒、烦躁,或者情感淡漠、反应迟钝,兴趣丧失等。此外,还会出现记忆力下降、注意力不集中、思考有问题、有困难;睡眠剥夺 2—3 天,躯体会出现不适应症状,如手脚刺痛、对疼痛过敏、眼睛烧灼感等情况,有些会出现精神异常,如错觉、幻觉,严重者会出现思维混乱、妄想,言语表达词不达意;超过三天往往可能出现精神分裂症状,严重时可致死亡。

由此可见,睡觉对人类来说必不可少。

(三) 睡眠的四个阶段

睡眠过程是四个非快速眼动睡眠阶段和快速眼动睡眠阶段的循环。Allen Rechtschaffen 和 Anthony Kales 1968 年描述了各个睡眠阶段的特点[①],这些阶段在睡眠中的顺序如下:stage1—stage2—stage3—stage4—stage3—stage2—stage1—REM。每个阶段都有特定的生理特征和心理特征。

非快速眼动(non-rapid eye movement)睡眠大约在成年人睡眠中占 75%—80%的时间。非快速眼动睡眠包括四个阶段,stage1 和 stage2 是浅睡眠阶段,stage3 和 stage4 是深度睡眠或称慢波睡眠。这四个阶段是用脑电波来区分的。快速眼动(rapid eye movement)睡眠的特点并不仅仅是眼球的快速运动,同时也包括高频率低摆幅的脑电波和活动减少的肌电。梦境大多都发生在快速眼动睡眠阶段。

根据美国睡眠医学学会(American Academy of Sleep Medicine, AASM)在 2007 年修改的标准,四阶段的特征如下。stage1,脑电波从清醒状态的 alpha 波转为 theta 波,这个阶段可以描述为昏昏欲睡。stage1 是睡眠的起始阶段,在这个阶段,肌肉开始放松,人开始失去意识。stage2,脑电波频率约为 12—16 Hz,在这个阶段,肌电比 stage1 降低,意识完全失去。这一阶段约占睡眠时间的 45%—55%。stage3,50%以下的脑电是由 delta 波组成,也称 delta 节律(0.5—4 Hz),这一阶段是部分的深度睡眠,并向 stage4 过渡。梦魇、梦游、尿床和梦话会在此阶段出现。stage4,delta 波占据 50%以上的时间,是深度睡眠。快速眼动睡眠和非快速眼动睡眠中的 stage4 和 stage3 是自我稳态控制的。若特异性剥夺动物的某阶段睡眠,它将在下一次睡眠中进行补充。清醒、过渡睡眠 stage1 和 stage2、深度睡眠 stage3 和 stage4、快速眼动睡眠四个阶段睡眠脑电波如图 3.1 所示。

---

① 钱明:《健康心理学》,人民卫生出版社 2018 年版,第 57 页。

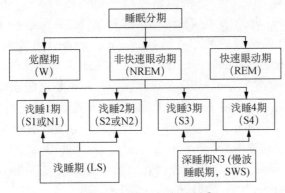

图 3.1　睡眠分期结构图①

（四）睡眠与梦的功能

睡眠最基本的功能是平衡能量代谢、维持体温和免疫。睡眠还具有维持精神状态的基础功能，包括注意力、情绪控制力、判断力等。睡眠时，机体代谢降低，可以保存能量；睡眠可以抗氧化并提供对机体氧化损伤的修复；睡眠也是人脑进行信息加工的重要时段，可以巩固大脑的认知与记忆功能。快速眼动睡眠并不参与陈述性记忆，但对程序性记忆的形成和巩固有着重要作用。此外，睡眠也可以增进已经学到的技术。

梦是指在睡眠中的非实际的感觉体验，做梦者常常不只是旁观者而是参与者。多数时间梦发生在快速眼动睡眠时段，可能是由脑桥的兴奋引起的。但在非快速眼动睡眠时期也会有梦的发生。相比于非快速眼动睡眠时期的梦，快速眼动睡眠时期的梦更长，更鲜活而富有色彩，更情绪化。至今已有很多理论来解释梦的功能。例如，弗洛伊德认为，梦是落空了的潜意识的希望的符号化表示。他通过精神分析学来释梦，从而了解这些潜意识。

（五）睡眠与心理健康

睡眠直接影响心理健康。良好的睡眠可以清理神经毒素，让心情恢复到正常状态。

睡眠对有情绪障碍（mood disorder）的人尤其重要。长期睡眠不足会增加患抑郁症（depression）、焦虑障碍症（anxiety disorder）和职业疲劳（burnout）的风险。

---

① 高群霞、周静、吴效明：《基于脑电信号的自动睡眠分期研究进展》，《生物医学工程学杂志》2015 年第 5 期，第 1155—1159 页。

缺乏具有恢复作用的睡眠与思维障碍症（thought disorders），例如精神分裂症（schizophrenia），有着潜在的联系。对精神分裂症有遗传易感性（genetic predisposition）的人来说，睡眠中断（sleep disruption）可能会引发产生幻觉（hallucinations）和妄想（delusions）的症状。在缺乏有规律的深度睡眠的情况下，人脑无法修整神经元（neurons）之间的连接。而正是这些连接把我们的思维、声音和影像联系在一起。随着时间的推移，那些未被修整的连接就会固化在大脑中，通过声音或者画面的幻觉表现出来，也就是精神分裂症最基本的症状。

对于有创伤后应激障碍（post-traumatic stress disorder，PTSD）的人来说，没有深度睡眠，那些恐怖的记忆和联想会在大脑中形成硬连接（hardwired），开始影响他们的思维和行为，甚至影响他们的正常生活。[①]

（六）高质量的睡眠

高质量的睡眠是指大脑比较快速地进入深度睡眠阶段，并且在深度睡眠阶段保持足够时间。我们想要获得高质量的睡眠，必须控制人体的睡眠生物钟（the inner sleep clock）。人体中最重要的睡眠生物钟，就是体温节律（body temperature rhythm）。以下几种方法可以让我们拥有高质量的睡眠。

（1）多晒太阳：光照会抑制褪黑激素的分泌。多晒太阳会提高体温，使人在白天保持清醒。

（2）常运动：运动可以升高体温，使人在白天精力充沛。而运动也能避免体温变化曲线的扁平化，使睡眠质量更高。另外，运动会缓解压力和紧张，因为睡眠质量不高或睡眠不足，往往是由于压力和紧张焦虑等情绪导致的。

（3）睡觉时卧房保持黑暗和安静：灯光以及从电视和其他智能设备上发出的LED光，会干扰睡眠。

（4）形成固定的睡觉和起床时间：在不同的时间节点起床和睡觉也会影响人的体温节律。

（5）适当饮水（每日2升左右）：缺水会影响血液循环，使人感到疲劳，免疫能力也会随之下降。此外，身体含水量较高，有助于人体的体温控制。

清晨型睡眠和夜晚型睡眠

人们的睡眠规律并非千篇一律，有人倾向早睡早起（清晨型睡眠者，

---

① Raymond J. Kotwicki, "Sleep and Brain Health," Skyland Trail, June 26, 2019, https://www.skylandtrail.org/sleep-and-brain-health/.

morningness sleeper），有人倾向晚睡晚起（夜晚型睡眠者，eveningness sleeper），他们也被形象地命名为百灵鸟型和猫头鹰型。清晨型/夜晚型睡眠者，由双程序模型（自我平衡程序和生物节律程序）调控，具有明显的个体差异。有研究者通过清晨型睡眠者、夜晚型睡眠者与精神活性物质（咖啡因、尼古丁、酒精）的消费来探究他们的人格特征，[1]发现夜晚型睡眠者比清晨型睡眠者食用了更多的精神活性物质。而尼古丁和酒精通常与焦虑、抑郁等负性情绪相关，[2]因此夜晚型睡眠者可能具有更高的负性情绪水平。此外，也有研究者发现夜晚型睡眠者可能比清晨型睡眠者更外向。[3]

三、运动

（一）运动的定义与分类

根据运动的目的，一些研究者把它定义为为了促进或维持一个或多个方面的身体健康而进行的有计划、有组织且反复的肢体活动。而运动可以被分类为只促进健美的体育锻炼和促进健康的体育锻炼，也可以被区分为职业运动和休闲运动。[4]

（二）运动与生理健康

众所周知，运动有利于身体健康。有研究表明，经常运动的人的预期寿命比一般人要多两年。[5] 运动会对我们的生理健康产生多方面的积极影响：

（1）降低血压；

（2）促进减肥和维持体重；

（3）缓解糖尿病；

（4）预防骨质疏松；

---

① Ana Adan, "Chronotype and Personality Factors in the Daily Consumption of Alcohol and Psychostimulants," *Addiction* 89, no. 4 (1994)：455-462.

② Young Man Park et al., "Scores on Morningness-Eveningness and Sleep Habits of Korean Students, Japanese Students, and Japanese Workers," *Perceptual and Motor Skills* 85, no. 1 (1997)：143-154.

③ 张斌、郝彦利、荣润国：《清晨型/夜晚型睡眠者的社会心理学特征》，《中国心理卫生杂志》2006年第9期，第621-624页。

④ ［英］简·奥格登：《健康心理学（第3版）》，严建雯、陈传锋、金一波等译，人民邮电出版社2007年版，第154页。

⑤ Steven N. Blair, Yiling Cheng, and J. Scott Holder, "Is Physical Activity or Physical Fitness More Important in Defining Health Benefits?" *Medicine & Science in Sports & Exercise* 33, no. 6 (2001)：S379-S399.

（5）减少冠心病；

（6）降低胆固醇水平；

（7）降低患癌症的概率。

不同类型的运动对身体健康的益处不一而同。我们大致可以把运动分为五种类型：等长肌肉训练、等张肌肉训练、等速肌肉训练、无氧运动和有氧运动。[①]

（1）等长肌肉训练（isometric exercise）：要求肌肉收缩，对抗某一固定的物体，而身体保持不动，由此肌肉力量得到增强。这类运动，能帮助老年人保持独立生活的能力。

（2）等张肌肉训练（isotonic exercise）：肌肉收缩和关节运动。很多体操项目都属于这一类。如果持续足够的时间，这类运动能实现肌肉力量和耐力的增强。

（3）等速肌肉训练（isokinetic exercise）：与等张肌肉训练相似，但这类运动包括用力移动关节和肌肉，对抗某一变化的阻力。需要在专业器械的帮助下进行，因此比其他类型的训练更安全。

（4）无氧运动（anaerobic exercise）：需要肌肉在不增加耗氧量的情况下快速、高强度地爆发力量。这一类型的运动包括短跑等能提高速度和耐力，但可能会对有冠心病的人产生危险。

（5）有氧运动（aerobic exercise）：指持续较长时间、需要较多氧气的运动。运动必须达到足够的强度，让心率提高到一定水平范围内，该水平范围由个人的年龄及最大可能心率决定。一般建议青少年儿童（6—17岁）进行每日1小时中等到高强度的有氧运动，成年人（18—64岁）进行每周2.5小时中等强度或1.25小时高强度的有氧运动，老年人（65岁及以上）则采取能力和身体状况允许范围内的适度运动。在各种有益健康的方法中，有氧运动比其他形式的运动更有益于提高心肺功能，对心脏起保护作用。

（三）运动与心理健康

运动与我们的心理健康有着非常密切的联系。有规律地、适当地运动可以降低抑郁程度，减轻焦虑。运动会引起内啡肽的释放，提高大脑去甲肾上腺素水平，而去甲肾上腺素被认为与抑郁症有关。运动也能调节血压水平，从而释放心理压力。

运动还可以改善人脑的注意力、加工速度、记忆能力等认知功能。[②] 经常运动的成年人认知加工的速度、注意力集中的能力及记忆功能均优于不经常运动的成

---

① ［美］琳达·布兰农、［美］杰斯·费斯特、［美］约翰·A.厄普德格拉夫：《健康心理学（第八版）》，郑晓辰、张磊、蒋雯译，中国轻工业出版社2016年版，第421页。

② 同上书，第422页。

年人。①

运动对建立良好的自尊心也有帮助。为了检验运动与自尊之间的关联，研究人员对加拿大5—8年级的382名学生展开了相关研究，结果显示提高运动能力与自尊提升有显著关联，运动可以促进身体自尊，而身体自尊的提高有助于整体自尊的提升。② 运动也可以提高成就感和自我效能感。

参加运动俱乐部和有组织的休闲娱乐活动的人比不参加的人拥有更健康的心理状态，行动更敏捷，面对现代生活的压力也更有弹性。③ 由此可见，运动对人们的心理健康具有重要作用。

四、性行为

（一）健康的性行为

世界卫生组织提出性健康是指有性欲的人在躯体上、感情上、知识层面和社会方面等的整体表现，能积极地增进人际交往和情爱，正确的性知识和正常的性快感是性健康的基础。

性行为是旨在满足性欲和获得性快感而出现的动作和活动。它是人类的生存本能，是最自然的生理需要之一。人类的性本能，比绝大多数动物要强大得多，持续得也更长久。人类的性本能不仅仅是为了繁殖，也是为了得到某种快感。④

观看异性容姿和裸体、接吻、阅读情色小说等都是广义上的性行为。性行为有三种类型：一是核心性行为，即两性性交，性欲得到满足；二是边缘性行为，性欲得到满足，如接吻、拥抱、爱抚等；三是类性行为，无肉体接触，性欲部分得到满足，如隔衣触碰性敏感部位。

性行为及性观念本身受到社会文化传统、价值观念、道德标准的影响，不同国家地区的文化传统、价值观念和道德标准不尽相同，因此，对何为性健康、何为健康的性行为较难制定出世界通用的标准。但就我国而言，以下基本原则被广泛接受：

---

① Patrick J. Smith et al., "Aerobic Exercise and Neurocognitive Performance: A Meta-Analytic Review of Randomized Controlled Trials," *Psychosomatic Medicine* 72, no. 3 (2010): 239-252.

② Anne Bowker, "The Relationship Between Sports Participation and Self-Esteem During Early Adolescence," *Canadian Journal of Behavioural Science/Revue Canadienne Des Sciences Du Comportement* 38, no. 3 (2006): 214-229.

③ Ralph Richards and Christine May, "Sport and Mental Health," Clearinghouse for Sport, updated April 12, 2019, https://www.clearinghouseforsport.gov.au/knowledge_base/high_performance_sport/performance_preparation/athlete_mental_health, accessed July 15, 2020.

④ ［奥］弗洛伊德：《性学三论与爱情心理学》，许蕾译，重庆出版社2017年版，第460页。

（1）不过分压抑自己的性欲望，也不无限制追求满足自己的性欲望；

（2）性行为要符合法律和社会道德；

（3）健康性行为必须以正确的性卫生知识为基础，做到防止疾病的产生和传播；

（4）健康性行为应与爱情有机结合。

（二）性行为与心理健康

健康、适度的性行为可以从以下几个方面对心理健康产生积极的作用。

1. 缓解压力

性高潮会引发内啡肽的释放。内啡肽是人脑中的"快乐化学物质"，其作用与特效止痛药类似。性生活规律的人舒张期血压较低。因此，性爱能帮助释放压力。

2. 增进与伴侣的情感

健康的性生活有助于增强与伴侣的亲密感。而与伴侣之间亲密感的缺失可能导致一系列的心理问题。研究者凯瑟琳·加农（Kathryn Ganong）和埃里克·拉尔森（Erik Larson）通过分析一项针对 57—85 岁成年人的普查数据，发现带有其他形式的身体亲密活动的性生活与男性及女性的低抑郁程度显著相关。[①] 在性爱过程中和性高潮后人体释放的催产素，会使男性和女性感觉彼此更紧密，产生更多的信任。

3. 促进睡眠

性高潮时产生的催产素可以使人心绪平稳，能有效地提升睡眠质量。

五、健康生活方式测试表

你的生活方式健康吗？让我们做个小测验，用下面的《生活方式自测表》检验一下吧！如果你觉得下面的某个方面能贴合你自己的生活方式，就在项目前积一分。积分越高就说明你的生活方式越健康。

1. 我每天有规律地睡眠 7—8 小时

2. 我每天吃早餐

3. 我的早餐包括碳水化合物、鸡蛋、蔬菜、高营养奶制品、水果中至少三项

4. 我两餐之间基本不吃或很少吃东西

5. 我的体重在标准范围内

---

① Kathryn Ganong and Erik Larson, "Intimacy and Belonging: The Association between Sexual Activity and Depression among Older Adults," *Society and Mental Health* 1, no. 3 (2011): 153-172.

6. 我从不吸烟
7. 我很少或适量饮酒
8. 我经常有规律的锻炼
9. 我每日洗澡、换衣
10. 我保持乐观、愉悦的心情
11. 我鼓励或帮助过至少三位朋友

第三节 ｜ 高风险行为

对患有身体疾病和心理疾病的人来说,生活条件和生活方式往往是其发病和病程变化的重要变量。患者往往会受到生活现状和生活变化的影响,产生一系列的生理和心理变化,从而影响疾病的产生和发展。下面我们探讨几种比较常见的高风险的生活方式和行为。

一、不良饮食行为

不良饮食行为包括无规律饮食、暴饮暴食、过快进食、营养不均衡、过热、过硬、乱用滋补品、挑食偏食。这些不良进食行为会对健康产生负面影响,如营养不良、肥胖、肠胃疾病等,严重的会危及生命。

(一)"吃出"肥胖

1. 肥胖的定义

肥胖是指体内过量脂肪堆积而使体重超出某一范围,影响到身心健康和正常的生活工作。但是人们似乎会根据社会标准和流行审美对肥胖的定义进行调整,例如中国唐代时期的"以胖为美"。那么我们现在该以什么标准来定义肥胖呢?现在判断肥胖的普遍标准有以下三种。

(1)身体质量指数(body mass index,BMI):BMI 是用以千克(kg)为单位的体重除以以米(m)为单位的身高的平方,即 $BMI = \dfrac{体重}{身高^2}$。中国体检时运用 BMI 判断的体型标准是:BMI<18.5 是体重过低,18.5≤BMI<24 是正常,24≤BMI<28 是超重,BMI≥28 是肥胖。运用 BMI 判断肥胖的不足之处是它只反映体重指标,却不能反映出体内脂肪的分布,也不能反映肌肉情况。

(2)腰臀比(waist-to-hip ratio,WHR):WHR 改进了 BMI 方法,它是腰围和臀围的比值,是反映脂肪总量和脂肪分布的综合指标,臀围反映髋部骨骼和肌肉的发育情况。腰臀比值越大,腰腹或内脏就越有可能堆积更多的脂肪。男性 WHR>0.95、女性 WHR>0.8 时为肥胖。

(3)皮褶测量:该测量方式不仅可以反映体脂分布情况,也可从不同部位的皮褶厚度推算出体脂总量。一般使用皮褶厚度仪测量后背的肩胛下角部、手臂的肱三头肌部、腹部、髂部及大腿部等,皮褶厚度男性>45 mm、女性>69 mm 时为肥胖。

2. 肥胖的成因

肥胖的产生有诸多原因,首先,肥胖具有遗传易感性。对儿童的早期研究发现,体重更多受遗传影响。其次,肥胖者的行为,如经常食用高脂高热食物、缺乏运动等也是造成肥胖的重要因素。最后,个体心理如焦虑情绪也会影响个体的体重。研究者提出了一些理论系统解释肥胖。

(1)定点论:指个体脂肪上升到或降低到某一水平就会激发内稳态系统,通过多种生理和心理机制恢复到特定水平。这也就是说,节食的人很难让体重持续下降,因为他们的身体会阻止储存的脂肪继续被消耗。

(2)习得论:该理论认为饮食是习得行为。人之所以肥胖是因为受外部刺激和社会环境影响,饮食过量所致。社会环境对进食行为也很重要,进食行为常常是一项社会活动。他人在场通常会让人倾向于吃得更多,但是如果他们认为他人会评判自己,他们反而会吃得更少,这意味着社会规范同样会影响进食行为。此外,随着社会的进步,食物种类多样化、便利性以及可选择性增多,这在某种意义上也会增加个体进食。

(3)情绪冲突论:从精神分析的角度更倾向于认为情绪冲突导致进食过度引发肥胖。压力也会导致过度进食行为,造成肥胖。[①]

(4)疾病论:该理论认为肥胖可能是人类演化过程中衍生出的疾病。早期人类生活在食物相对匮乏、获取食物相对艰难的环境中,为了提高对恶劣环境的适应性,演化出对食物热量的高效能摄入和对高热量食品(比如甜食)的喜好。这样的饮食偏好可以帮助人类更好地存活、繁殖,因此被自然选择不断复制流传下来。可现代社会工业革命开始,科技的蓬勃发展使食物的供给量大大增加,很多人不再有吃不饱饭的问题了。由于基因的演化相对较慢,人类依然保留了祖先对高热量食品喜好的基因,在食物丰富、供给充沛而运动量相比人类祖先大大减少的现代,这种喜好就容易造成肥胖。

3. 肥胖的危害

肥胖会提高患胆囊疾病、偏头痛、肾结石、睡眠呼吸暂停、呼吸系统疾病、肝病、妇科疾病、大肠癌的风险,缩短人的寿命。据统计,肥胖并发脑血栓与心衰的发病率比正常体重者高一倍,冠心病者多2—5倍,高血压发病率多2—6倍。肥胖

---

① [美]萨拉裴诺:《健康心理学(第四版)》,胡佩诚等译,中国轻工业出版社 2006 年版,第 258 页。

者脂肪肝的发生率,男性为 60%,女性为 50%。女性肥胖患者甚至会出现闭经不育。此外,肥胖者也易患乳腺癌、卵巢癌、大肠癌及前列腺癌等。史蒂文·格罗弗(Steven Grover)等研究人员调查了体重与预期寿命之间的关系,结果估计那些非常肥胖的人可能缩短 8 年寿命,肥胖的人可能缩短 6 年的寿命,而那些超重者则可能减寿 3 年。[①] 肥胖同样还会引起个体的自卑和精神压力。社会对肥胖者的偏见和歧视会使他们有较高的焦虑和抑郁水平,产生社交不适应。更有甚者,对于肥胖的歧视可能会引起冷暴力或校园暴力,严重影响肥胖症患者的心理健康。

4. 改善肥胖

对于肥胖的干预,可以从药物、手术、饮食控制与运动入手。药物如中枢神经苯丙胺类,手术如我们常见的抽脂手术等。但是无论是药物还是手术都存在一定风险,对我们的身体也有着不可逆的伤害。因此,合理控制饮食加适当运动才是最适合的减肥手段。

在合理控制饮食加适当运动中,有一种可以增加自控力的方法——行为改变项目。其假设饮食是能够改变的行为。行为理论在减肥领域的应用是 1967 年从理查德·斯图尔特(Richard Stuart)开始的,其成功率比其他节食方法要高得多。大多数行为改变项目关注的是饮食和运动,帮助超重人群监控并改变其行为。这些项目的参与者常常需要坚持写饮食日记,对自己摄入的食物种类和进食环境保持觉察,同时为治疗师提供数据,作为制订改变不健康饮食习惯个性化方案的依据。

(二) 进食障碍

1. 进食障碍的类型

进食障碍大致分为三种类型:神经性厌食症、神经性贪食症和暴食障碍。这里简略介绍神经性厌食症。

神经性厌食症(anorexia nervosa)是由于怕胖、心情低落而过分节食、拒食,造成体重下降,营养不良,甚至拒绝维持最低体重的一种心理障碍性疾病,是一种以自我禁食为特征的进食障碍。该障碍在年轻、高成就动机、对身体意象存在认知扭曲问题的女性中最为常见。

2. 进食障碍的成因

进食障碍发生的原因,除去基因等生物方面的因素,还有心理和社会方面的

---

① Steven A. Grover et al., "Years of Life Lost and Healthy Life-Years Lost from Diabetes and Cardiovascular Disease in Overweight and Obese People: A Modelling Study," *The Lancet Diabetes & Endocrinology* 3, no. 2 (2015): 114-122.

原因：包括同伴压力，如身边同伴身材影响、外貌议论及减肥鼓励的氛围；也会受到个体不安全依恋类型的特点或自身完美主义人格影响，对身体不满意与外貌过度关注等转化或加深为消极情绪，产生应激压力。此外，进食障碍一定程度上受社会环境以及家庭互动的影响。父母过度控制、家庭暴力都会提高家庭成员的患病风险。

3. 进食障碍的危害

（1）神经性厌食的危害：患者非常恐惧发胖，平时刻意节食，不愿意进食。患者不仅会出现体重下降、形体消瘦，还会有内分泌紊乱、精神障碍的问题。食物摄入不足很容易造成营养不良和肝功能受损，很多女性患者会出现闭经、不孕。

（2）神经性贪食的危害：患者体重会迅速上升，还会出现龋齿、贲门撕裂等现象。

（3）暴食障碍的危害：患者会出现暴饮暴食的行为，不仅变得过度肥胖，还容易患上心血管疾病。有些患者还可能合并严重的不良行为，比如滥用药物、滥用酒精、偷窃食物、性紊乱、自杀等。

进食障碍危害性很大，如果不接受治疗，患者会有死亡的风险。

4. 改善进食障碍

正如上文所述，心理因素是导致进食障碍的一个重要因素。因此，运用心理诊疗技术可以有效改善进食障碍。其中，认知行为疗法和人际关系（家庭）疗法尤其有效。

病情严重的患者一定要住院治疗，必要时需采取强制手段，需解决严重营养不良的问题，防治各种并发症。为预防进食障碍，我们平时不要过分重视体重，要培养正确的生活习惯。

二、睡眠障碍

（一）睡眠障碍的类型及成因

睡眠障碍按照病理生理学分类可分为睡眠失调、异态睡眠、躯体/精神疾病性和其他；按照国际疾病分类（International Classification of Diseases，ICD）第 11 次修订本睡眠障碍分类可分为失眠、睡眠呼吸障碍、中枢性睡眠增多、昼夜节律失调性睡眠觉醒障碍、异态睡眠、睡眠相关运动障碍、神经系统疾病与睡眠障碍、精神疾病相关的睡眠障碍、其他系统疾病与睡眠障碍、睡眠的生理变异与可能的睡眠障碍；按照中国精神疾病诊断标准（Chinese Classification of Mental Disorders，CCMD）可分为失眠症、嗜睡症、睡行症、夜惊、梦魇、其他、未特定。

睡眠障碍最常见的两种形式是失眠(insomnia)和梦魇(nightmares)。

1. 失眠

失眠是指持续相当长时间对睡眠的质和量不满意的状况。对失眠的忧虑和恐惧心理可形成恶性循环,从而使症状持续存在。失眠症包括入睡困难和睡眠维持困难。在失眠者中,最多的状态是难以入睡,其次是维持睡眠困难和早醒,患者的临床表现通常是以上情况并存。失眠者常常害怕夜幕降临、上床休息,就寝前后表现烦躁、焦虑、紧张,辗转反侧难以入眠,并经常过多地考虑如何得到充足的休息,过多考虑个人问题、健康状况和失眠引起的不良后果。

造成失眠的原因有很多,包括生理因素、心理因素、社会因素、家庭环境因素等。例如焦虑紧张、惊恐害怕、悲观抑郁、思虑过度;个人工作、学习、生活与人际交往中的挫折和失败;家庭关系混乱或不和谐;睡眠环境杂乱、灯光太亮、噪声、震动、卧室温度不良及环境变迁难以适应;身体不适、过饥、过饱、疼痛慢性躯体疾病;昼夜轮班、时差反应、经常熬夜;睡前饮用浓茶、咖啡、兴奋剂及乱用安眠药物;各类神经症、精神障碍精神分裂症、躯体及器质性精神障碍;物质或药物因素。

2. 梦魇

梦魇又叫梦境焦虑障碍(dream anxiety disorder),是指反复在夜间入睡的后一段时间内,被恐怖性的梦惊醒,对梦境中的恐怖性内容能清晰回忆,梦境体验十分生动,通常的内容涉及对生存、安全或自尊的威胁。经历梦魇的人往往觉得梦境逼真,体验深刻,并常伴有焦虑、紧张、面色苍白、大汗、呼吸急促和心率增快等症状,有动弹不得、无法言语的感受。患者转醒后迅速恢复清醒,能清楚回忆梦境体验。该症多发生于睡眠的后期,常于快速眼动睡眠期发生。

造成梦魇的原因有:内心矛盾或焦虑情绪;日常生活节奏混乱,环境不良;学习工作压力,人际交往障碍;家庭关系不良等。这些均可能引起情绪紊乱,诱发梦魇的发生。躯体疾病、入睡前进食量较大或饥饿、劳累,以及某些发热性疾病等,也可诱发梦魇。

(二) 睡眠障碍的危害

睡眠障碍对我们的生理与心理都会产生巨大的影响,包括大脑代谢、脑电、呼吸、人体代谢、视觉眼功能、内分泌免疫系统和脑的运作、学习记忆等。长期失眠或睡眠不足、睡眠不佳的人情绪比较易怒、烦躁,反应迟钝,兴趣丧失,此外还会出现记忆力下降、注意力不集中、无法正常思考。严重的会出现精神异常,如错觉、幻觉甚至思维混乱。

睡眠质量与健康息息相关,许多研究都证明了这一点。伊芙·范·考特(Eve

Van Cauter)等研究人员发现,连续六天每晚只睡四个小时的健康男性被试在睡眠限制的最后一天吃早餐后表现出葡萄糖水平升高和胰岛素敏感性降低①,这使得被试摄取过多食物,从而可能导致肥胖。而法赫德·哈基姆(Fahed Hakim)等研究人员证实了睡眠片段化会导致肿瘤的生长和恶化。② 此外,24 小时的睡眠剥夺也可导致健康个体出现类似于精神分裂的症状,完全睡眠剥夺能让健康的个体出现明显的感知觉障碍、认知紊乱。

因此,治疗或改善睡眠障碍对我们的身心健康非常重要。

(三) 改善睡眠障碍

睡眠障碍可以通过以下几种方式进行改善。

1. 刺激控制疗法(stimulus control therapy)

失眠的人往往会把睡眠和床与一些负性的思维活动或者不良的记忆联系在一起。在这种情况下,尝试入睡的时间越长,这种负性联系就越强烈,反而越难入睡。刺激控制疗法的目的就是打破这种联系。失眠的人应该只在睡觉时上床,不能在床上看电视、阅读、进食。如果在床上 20 分钟后仍无法入睡,应立刻起床走到另一个房间,直到困意袭来再回到床上。同时,设置闹钟,让自己每天定点起床,周末也一样。不在白天小睡。

2. 睡眠限制治疗(sleep restriction therapy)

针对睡眠障碍症状比较严重的患者,可以采用这种治疗方法。通过患者提供的睡眠日计算出该患者每日的平均睡眠时间;要求患者每晚卧床时间与平均睡眠时间相等,并且避免日间小睡。患者需每天报告前一晚的睡眠时间及总卧床时间。临床医师据此计算出睡眠效率,即所报告的睡眠时间除以卧床时间。如果睡眠效率超过 85% 或 90%,卧床时间就增加 15—30 分钟。如果睡眠效率低于85%,卧床时间就减少 15—30 分钟。重复这一过程直到患者报告睡眠改善。

3. 认知行为治疗(cognitive behavioural therapy, CBT)

认知行为治疗是一种有结构的短程心理治疗方法,通过改变患者对自己、他人或事件的看法与态度来消除不良的情绪和行为。把它运用到改善睡眠障碍中,一般需要几个"疗程",包括睡眠卫生教育、刺激控制、睡眠限制和认知疗法,还有

---

① Karine Spiegel, Rachel Leproult, and Eve Van Cauter, "Impact of Sleep Debt on Metabolic and Endocrine Function," *The Lancet* 354, no. 9188 (1999): 1435-1439.

② Fahed Hakim et al., "Fragmented Sleep Accelerates Tumor Growth and Progression through Recruitment of Tumor-Associated Macrophages and TLR4 Signaling," *Cancer Research* 74, no. 5 (2014): 1329-1337.

最后的回顾整合。

4. 接纳与承诺疗法（acceptance and commitment therapy，ACT）

接纳与承诺疗法的核心是行为疗法，但与传统行为疗法的区别在于，它以价值为导向，是有关"正念"（mindfulness）的行动。接纳与承诺疗法假设认为，高质量的生活主要依赖于正念、以价值为导向的行动，以及无论存在多少症状，都可以用正念来回应这些症状。

三、过度运动

过度运动也会带来危害。最常见的危害是肌肉和骨骼的损伤，主要原因有不规律锻炼、锻炼强度超出身体耐受性、运动方式不安全等。一种非常严重的情况是心搏骤停。那些在运动中猝死的个体大多已经存在心血管方面的问题。因此，有基础性疾病的人，应由医生或专业人员帮助制定专门的锻炼计划。

运动可能带来的另一个危险源自人们使用类固醇激素来增加肌肉的体积和力量。使用类固醇激素过量会产生很多副作用，如血中低密度脂蛋白升高而高密度脂蛋白下降，会引发肝脏和肾脏的肿瘤，诱发心梗和脑卒中。[①] 持续地应用类固醇激素会导致心理和生理的依赖性。

因此，刚开始锻炼的个体应注意循序渐进，不要过度锻炼，注意运动方法和时长，安全使用运动器械。

四、不健康的性行为及性行为障碍

（一）不健康的性行为

不健康的性行为是指与高危性伙伴发生不采取任何保护措施的性活动，而无论是同性恋还是异性恋都是如此。高危性伙伴是指疾病感染风险较高的人，如接受输血或血液制品的病患者，或经常从事如卖淫或吸毒等活动的人，或是保持多个性伙伴的人。

不当性行为通常容易造成疾病的传播，即性传播疾病，或称为性病，它们是以性接触为主要传播方式的疾病。常见的性疾病有艾滋病、梅毒、淋病、生殖器疱疹等。

（二）性行为障碍

性行为障碍指性变态行为，即不正常的性行为。常见的有性成瘾、窥阴癖、露阴癖、恋物癖、恋童癖、恋兽癖、性施虐癖和性受虐癖等。一般可把性行为障碍分

---

① ［美］萨拉裴诺：《健康心理学（第四版）》，胡佩诚等译，中国轻工业出版社 2006 年版，第 273 页。

为两种：一是性指向障碍，即性行为选择异常对象，如异种生物（恋兽癖）与无生物（恋物癖）及违反社会规范的恋童癖等；二是性偏好障碍，即以异常的性行为方式来满足性欲，如露阴癖、窥阴癖、摩擦癖、性施虐与性受虐癖等。

性成瘾者将性行为作为调节心情和逃避现实的一种方式。性成瘾者一般来说会沉湎于各种与性有关的活动，往往会拥有很多性伴侣。性瘾的成因包括生理因素、心理因素、家庭因素和社会环境因素。它有可能是由于内分泌疾病导致；也有可能是原始行为的释放，由于本能冲动的控制能力削弱所致；父母在家庭教育中对健康性教育的缺失和性生活的暴露也可能会诱发性瘾。性成瘾容易导致性犯罪及性疾病。

（三）改善性行为障碍、预防性疾病

1. 改善性行为障碍

现代性心理学认为，人的性欲在出生后就开始有了，并不是在青春期才出现的。孩子们出生后经历的与父母的亲密关系模式会形成一种限定的关系模式，这种限定的模式会发展并影响以后生活中的性关系。如果这一阶段发育不正常，就会使性心理发展受影响，导致人格结构中的弱点，为以后性行为异常种下祸根。

很多有性行为障碍的人具有孤僻、抑郁、敏感、自卑等心理。他们往往没有具备与异性进行正常社交的能力，在与异性的性交往过程中，常常表现出心理性机能不足。在治疗中，可以以精神动力学（psychodynamics）为主，结合认知行为治疗、人本主义治疗，让其意识到自己潜意识中的不良情结，从而使症状减轻或消失。

2. 预防性疾病

性疾病预防方法有以下几种。

（1）减少不当性行为：性行为前传递健康状况的信息、正确并坚持使用安全工具、避免高危性行为，如无防护的阴道性交。体外性交如拥抱、按摩、爱抚、手淫也是一种性乐趣且能减少风险。此外，减少性伴侣，定期体检。

（2）避免高危行为：禁止注射吸毒行为，抽血等必要的注射抽取活动应使用新注射器，不要与他人共用易传染器具，如皮下注射针头、剃刀、美容剪刀。

（3）控制母婴传播：采取措施保护育龄期妇女免受艾滋病病毒感染，提供计划生育服务，在法律许可的地区采取终止妊娠的措施，以确保妇女避免非意愿的生育。

（4）普及性健康教育：普及性健康教育，尤其是对青少年而言，意义重大。性健康教育可以帮助人们辨识什么是健康的性行为，什么是不健康且高危的性行

为。这将会极大程度地减少性疾病和性犯罪。

五、物质滥用

(一) 酗酒

1. 酗酒的表现

与酗酒有关的表现有酒滥用、酒精中毒和酒戒断。

酒滥用是一种慢性的有害饮酒,它有四个诊断标准:社会、家庭和工作职责受损;在有危害的情况下饮酒,比如饮酒后开车,身体有疾病时仍然饮酒;由于饮酒而违法,并且反复发生;不顾社会和心理的不良后果继续饮酒。

酒精中毒是饮酒后的暂时状态,表现为语言含糊、运动失调、反应迟缓、注意力和记忆力受损等。此外,酒精中毒的最主要的标准是异常行为表现,包括攻击性增加、不当的性接触增加。这些不当的行为原因是酒精导致人处理信息的能力下降,使人对外界信息做出正确判断并控制自己行为的能力下降。因此,无意中的言语或不经意的举动,在酒精中毒者看来都可能变成敌意或刺激的信号。

酒戒断是由于长时间大量饮酒后突然停止时出现的不适症状。典型的酒戒断症状有出汗、心率加快、恶心、失眠、易激怒、焦虑感知等。临床诊断时符合上述特征中的两种即为酒戒断。

2. 酗酒的成因

关于人们对酒精的依赖,可以从生理(如生物依赖、性别年龄、遗传、应激)、心理(如易感性、对酒精的期望)以及社会(如酒文化的盛行、家庭有饮酒的氛围)等方面进行解释。

从生理方面来说,酒精会改变大脑内化学物质的平衡。酒精会影响大脑奖赏中枢内化学物质的平衡(如多巴胺),从而导致身体渴望酒精,依赖酒精,通过酒精获得愉悦的感受,逃避消极的情绪。受到压力折磨、经验性回避或有自卑及抑郁等心理问题的人,更容易酗酒。当人们感到心情空虚、生活烦闷时,容易借酒浇愁,以缓解精神上的困顿苦恼。[1]

社会因素和文化传统也是导致酗酒的重要原因。很多人都会受到周围人及同伴的影响。而许多影视媒体及广告也把饮酒描绘成高雅、迷人、愉悦的行为。聚会、生意往来很多都在酒桌上进行。许多国家和民族都把饮酒当成是社交礼仪

---

[1]　宿春礼编著:《自己是最好的心理医生》,中国广播电视出版社 2006 年版,第 267 页。

的一部分。

3. 酗酒的危害

饮酒会影响身体协调性,改变认知功能,影响决策能力,增加发生意外伤害的可能;酒精也会破坏细胞膜,损害肝脏。孕妇饮酒,会提高流产和胎儿死亡的风险。酗酒会损伤男性精子,干扰女性排卵,使受精困难。酗酒还会加大血液黏稠度,提高心血管疾病的患病风险;增加脂肪,影响视力,导致身体养分的加速流失、骨质疏松、血糖水平紊乱;增加口腔、食道、结肠、肝脏等部位的癌症风险;甚至危害社会治安,引发暴力犯罪行为。

长期酗酒会导致肝硬化,这也是酗酒者的主要死因之一。长期酗酒还会导致神经功能障碍,造成慢性认知损伤和其他不可逆的大脑损伤。孕妇长期酗酒会导致胎儿发育问题,甚至引发胎儿酒精综合征(fetal alcohol syndrome)。

世界卫生组织在《2018 年全球酒精与健康状况报告》中指出:全球每年约300 万人死于饮酒,占全部死亡人数的 5.3%;平均每 20 位死亡中就有 1 人死于饮酒,在饮酒相关死亡中,男性占 3/4;每分钟因饮酒死亡 6 人。饮酒"杀"人有多种手段:饮酒与 200 多种健康问题有关,包括肝硬化和癌症;酒驾、饮酒诱发的暴力事件、精神健康问题也不少见。

小贴士

酒与人类进化

酒作为东西方聚餐、庆典、宴会上常见的饮品,有着悠久的历史。几乎全世界任何地方,都有酒的存在。它已经渐渐发展为一种文化象征。各国都有属于自己的酒文化。可以说,酒在政治、经济、文学、艺术、饮食等方面都发挥了重要的作用。

人类为什么会喜欢喝酒呢?从进化心理学来讲,我们的祖先灵长类动物主要食用水果,尤其喜爱熟透的水果。而熟透的水果富含两种物质:糖和乙醇。灵长类动物判断水果熟透的标志正是水果散发乙醇的香味。人类最初的酒,就是通过水果发酵制成。所以,人类对酒的迷恋可能来自祖先喜爱熟透水果的认知和行为偏好。现代的饮酒行为,很可能就是进化后的食物偏好机制。

(二) 吸烟

1. 吸烟的成因

烟草属于茄科(Solanaceae)的烟草属(Nicotiana)。根据现存文献记载和考古发现,烟草原产于中南美洲。考古发现,烟草存在于公元前几个世纪,甚至十几个世纪。

从神经生物学角度来讲,烟草成瘾是由于尼古丁依赖,使中枢神经系统发生了细胞及分子水平上的改变。烟草中的尼古丁可以导致多巴胺、谷氨酸等神经递质系统的变化,影响大脑中的奖赏系统,使人产生依赖。

同时,吸烟行为也受到家庭环境和遗传环境的影响。家庭环境对吸烟行为有明显影响,家中有关系密切的兄弟姐妹吸烟的青少年,更有可能成为吸烟者。[1] 基因突变也会提高人们成为吸烟者并且持续吸烟的概率。有就是说,有的人相比其他人而言更容易吸烟。

另外,年龄、性别、受教育程度、经济水平及社会公共环境等,都在吸烟及烟草成瘾行为中扮演着重要角色。对青少年来说,追求成人感及摆脱父母老师管教的心理、模仿和好奇的心理、追求时髦及攀比的心理、从众心理及寻求心理寄托,或对科学的怀疑和对烟草认识的误区,都可能成为开始吸烟的理由。

2. 吸烟的危害

烟草中含有 150 多种有害成分,即有明确毒理学资料显示具有毒作用的化学成分,除了被熟知的尼古丁外,还有氢氰酸、烟焦油、一氧化碳、芳香化合物等一系列有毒物质,而在烟草燃烧过程中,烟气还含有对人体健康有害的焦油、烟碱、一氧化碳、醛类等物质。

吸烟不仅会直接引起呼吸系统疾病,如慢性支气管炎、肺气肿、肺癌、肺纤维化,还会导致心脏损伤、导致脑血管和颈部动脉损害、引发癌症、心脑血管疾病等致命性危害。男性吸烟会影响精子质量,孕期女性吸烟会影响胎儿发育。

吸烟还会对周围人造成威胁。很多研究证实了,被动吸烟次数越多,时间越长,患癌症的风险就越大。被动吸烟的工作者患肺癌的概率比普通人高 24%,甚至加倍。[2] 不同地区被动吸烟的妻子患癌症的风险会增加 15%—31%。[3] 被动吸烟对于患心血管疾病风险的影响也很大。被动吸烟者患心脏病及脑卒中的概率

① Cheryl Slomkowski et al. , "Sibling Effects on Smoking in Adolescence: Evidence for Social Influence from a Genetically Informative Design," *Addiction* 100, no. 4 (2005): 430-438.

② Leslie Stayner et al. , "Lung Cancer Risk and Workplace Exposure to Environmental Tobacco Smoke," *American Journal of Public Health* 97, no. 3 (2007): 545-551.

③ Richard Taylor, Farid Najafi, and Annette Dobson, "Meta-Analysis of Studies of Passive Smoking and Lung Cancer: Effects of Study Type and Continent," *International Journal of Epidemiology* 36, no. 5 (2007): 1048-1059.

会增加 25%。[1]

（三）药物滥用

药物滥用（drug abuse）是指反复使用精神活性物质者处于周期性或慢性中毒状态。其特征包括：不论是药品类型，还是用药方式和地点都是不合理的；没有医生指导而自我用药，且超出了医疗范围和剂量标准；使用者对该药不能自拔并有强迫性用药行为；由于使用药物，导致精神和身体危害、社会危害。它是一种悖于社会常模的非医疗用药，包含着很大成分的社会意义。

药物滥用的评断标准，在不同时代、不同文化背景下并不一样。比如早期大麻可作为镇静剂而医用，但是现在自行使用就构成药物滥用。

1. 精神依赖和躯体依赖

药物依赖性有精神依赖和躯体依赖之分。精神依赖（又称心理依赖）是指患者对药物的渴求，以期获得服药后的欣快感、陶醉感、消除痛苦、脱离现实和产生虚幻等特殊快感。中断用药或减少用量可出现焦虑、烦躁、易激怒、攻击乃至自伤、自残等心理与行为异常。躯体依赖（又称生理依赖）是指患者因反复应用某种物质而引起生理状态的某种改变。一旦中断用药或突然减少用量 8—12 小时后即产生戒断症状，表现为流汗、发抖、发热、血压高、肌肉疼痛、痉挛、呼吸减弱等。一般先产生精神依赖性，后产生躯体依赖性。

2. 药物滥用的成因

模仿行为、同辈压力及自身人格特征等因素都可能导致药物滥用。同时，一些社会因素（如药物监管等问题）也是原因之一。关于药物滥用的成因有以下几种理论。

（1）生物医学理论

最常引用的神经化学模型认为，成瘾行为可能与多巴胺神经递质的消除焦虑情绪、重新体验快感有关。人脑的扣带回前部被证明在维持持久的情感依恋关系上具有重要作用。这个部位同时又包含鸦片受体（opioid receptors），与毒瘾有所关联。

遗传学理论认为，成瘾的原因蕴含在遗传编码中。然而，遗传因素起的作用有多大，仍不清楚。

（2）精神分析理论

精神分析理论认为，人格结构由本我、自我、超我三个部分组成。"本我"指人

---

[1]　Peter N. Lee et al., "Environmental Tobacco Smoke Exposure and Risk of Stroke in Never Smokers: An Updated Review with Meta-Analysis," *Journal of Stroke and Cerebrovascular Diseases* 26, no. 1 (2017): 204-216.

的本能、欲望，是人类最原始的力量源泉。本我有即刻满足需求的冲动倾向，处于潜意识的最底层，遵循享乐原则。因此精神分析理论认为，药物成瘾者从毒品及药物中获得"享乐"的感觉。当药物作用减弱后，用药者的负性情绪便会出现，与用药引起的情绪高涨形成强烈反差，强烈的用药需求就会由此产生。

（3）行为主义理论

行为主义理论认为，反复做一件事情，就会使人大脑中的交感神经系统高度强化，从而成瘾。人们首次使用成瘾物质后，体验高强度的快感。这成为一种正性的强化因素，通过奖赏机制促使人们重复使用，直至成瘾。而停用成瘾物质所引起的戒断症状和痛苦体验是一种惩罚，又是一种负性强化作用。人们为了缓解焦虑痛苦，消除戒断反应，只好继续使用成瘾物质。除了成瘾物质能起到强化作用外，社会因素也能强化人们的药物滥用行为。

（4）人格素质理论

人格素质理论认为，人们可能通过吸毒寻求解脱和经验性回避。在竞争激烈且经历巨大变迁的当今社会，人们遭受挫折、失意和各种压力是不可避免的。心理学家认为，人格素质决定了面对挫折和压力的承受能力。人格发展越完善，越能保持稳定的心理特质，在压力、挫折面前的应对、调节能力就越强。人格素质不够完善的人，由于缺乏自我调节能力，无法摆脱心理层面的困境，只能通过药物来暂时缓解他们的消极情绪，满足他们对快感的渴望。

3. 药物滥用的危害

药物滥用会对人的身体健康和心理健康产生巨大危害。长期药物滥用会破坏人体的免疫系统，增加感染各种疾病的风险。2019年，全球药物成瘾者中患有艾滋病和丙型肝炎的人数约为140万和560万。[①] 成瘾性药物还会导致用药者产生睡眠障碍和精神疾病。药物滥用还可能因身体建立耐受性而导致身体所需的药物剂量逐渐变大，引发神经系统、心血管系统、呼吸系统、消化系统等的病变，更严重的还会导致中毒身亡。药物滥用对社会的危害也是巨大的，它不仅会破坏家庭的正常生活，促发为药物而自残，还会引发偷窃抢劫、杀人等犯罪行为，损耗社会经济资源，阻碍社会可持续发展。

（四）物质滥用的阻断

运用心理治疗技术可以帮助阻断物质滥用。下面列举几种心理治疗技术。

---

① United Nations：Office on Drugs and Crime，"World Drug Report 2021"（United Nations publication，June 2021），http://www.unodc.org/unodc/en/data-and-analysis/wdr2021.html.

1. 行为改变技术

行为改变技术(behaviour modification),又称行为矫正或行为治疗。它是针对性开展和实施某些程序和方法,制作专项训练计划,帮助人们改变他们的不良行为,以改进其生活的某些方面。通过分析物质滥用者的成长背景,了解家庭、学校、社会大环境等因素与物质滥用这一行为之间的相互作用关系,从而识别该个体产生物质滥用行为的根本原因。进而,通过实施某些程序和方法,来帮助物质成瘾者改变成瘾。

2. 认知行为疗法

认知行为疗法认为人的情绪来自人对所遭遇事情的信念、评价或解释,而非来自事情本身。认知行为疗法的目标不是物质滥用的表现,也不是分析过往经历的事件对人的影响,而是通过分析物质滥用者的思维活动和应对现实的补偿策略,挖掘其错误认知和导致该认知的内在核心信念加以纠正。因此,认知行为疗法的核心理念可以用一句话概括:情境只是诱发事件,问题的根源在于认知。

3. 团体心理治疗

团体心理治疗(group psychotherapy)是指在团体中所进行的心理治疗,是心理治疗的一种团体操作方式。团体治疗的重点在于针对成员的一般或特殊类型的个人问题进行治疗和矫正。团体心理治疗的一个优势就是成员之间会互相给予支持和鼓励,帮助他们改变物质滥用的行为。[1] 人在团体治疗中,社会孤立感会降低,也有机会模仿他人的成功戒瘾模式,并且获得更多的情感交流与反馈,在互帮互助中提升自尊,共同成长。不同模式的团体心理治疗所依据的理论学派,所主张的治疗目标侧重点有所不同。

(1) 心理分析团体(psychoanalysis group):帮助成员重新体验早期家庭关系;揭示出那些影响现时行为的过去事件相伴随的、被埋藏的情感;促进对失败心理发展根源的洞察,激发矫治性的情绪体验。

(2) 阿德勒式团体(Adlerian group):创造一种治疗关系,鼓励团体成员探索自身的基本生活假设,实现对生活形态更广义的理解;协助成员认识自己的优点和做出改变的能力;鼓励成员为自己所选择的生活形态和想要做出的任何改变承担充分的责任。

(3) 心理剧团体(psychodrama therapy group):促进被掩藏情感的释放,提供洞察的机会,帮助成员发展出新的、更有效的行为;开发尚未探索的、解决冲突和

---

[1]　Lindsay F. Stead, Allison J. Carroll, and Tim Lancaster, "Group Behaviour Therapy Programmes for Smoking Cessation," *Cochrane Database of Systematic Reviews*, no. 3 (2017): CD001007.

体验自我主导的可能性。

（4）理性情绪治疗团体（group rational emotive therapy）：教导成员对自己的各种问题负起责任；帮助成员辨别、抛弃那种始终使自己陷于困境的自我挫败过程；消除成员不合理的和自我妨碍的生活观，代之以更具承受力的、合理的生活观。

4. 意象疗法

意象疗法（guided therapeutic imagery）强调心理现实，也就是心理体验。意象（Imagery）的世界就是认知思维、情绪情感、动作与行为统整化加工而成的心理世界（人、物、事、境的意义联结）。语言并不能完整传达情绪经验中细致、复杂的成分，而意象可以细腻地把一个人的情绪经验传达给另一个人。意象疗法能将消极意象转化为积极的意象，并促进个体对自我心理象征世界与生活现实的修通，达到对问题实质的领悟与社会适应性的增加。

物质成瘾者在身心完全放松状态下，脑海中呈现的挥之不去的意象，就有可能是他们成瘾行为的症结所在。治疗者可以用另一个意象去打破或消解代表成瘾行为背后心理因素的意象，以达到治疗、改变成瘾行为的结果。

六、手机与网络成瘾

（一）手机与网络成瘾的表现

1. 手机成瘾

虽然现在"手机成瘾"（smartphone addition）还没有被正式定义，但是有学者根据《美国精神疾病诊断与统计手册》（DSM-5）尝试列了以下几条标准：

（1）在意识到有危险或者禁止的情况下，仍使用手机；

（2）对其他活动失去兴趣；

（3）在手机带来身体、精神、社交、工作或者家庭伤害时仍然继续使用手机；

（4）难以控制；

（5）不停查看手机，伴有失眠或者睡眠困扰；

（6）为了获得满意和放松，或者对抗消极情绪，越来越多地使用手机；

（7）要立马回复信息，更愿意用手机交流而不是面对面交流；

（8）如果手机不在身边，就会焦虑、易怒；过多地使用手机。

2. 网络成瘾

网络成瘾是一种行为成瘾。美国心理学家金伯利·扬（Kimberly Young）指出，网络成瘾（internet addition）应该具备几个条件：强迫性地非自由地使用网络，对人际交往失去兴趣,被线上即时活动占据大部分生活的时间,不能控制自己。①

网络成瘾者在网上和网下往往会表现出截然不同的特质和性格。他们活跃在网络世界时,可能表现得自信、勇敢,但现实中却可能内向、胆小。

表 3.1　网络成瘾自测参考

测试题目	选项	
	是	否
1. 你是否常常有冲动、抑郁、焦虑、恐惧、强迫等情绪体验?		
2. 你是否会经常头痛、头晕、食欲不振、睡眠不安、倦怠等?		
3. 如果有人在你上网时打扰你,你是否会常常叫喊、愤怒?		
4. 你是否感觉到网络迷恋前后的个性发生了很大的变化?		
5. 你是否常常想着先前的上网活动,期待下次上网时间?		
6. 你是否发现在网上逗留的时间比打算的时间要长?		
7. 你想控制上网的努力是否一再失败?		
8. 你的学业、工作及人际关系是否因为上网而遭到破坏?		
9. 你是否会对家人、朋友为隐瞒这种迷恋程度而撒谎?		
10. 你是否将上网当成了逃避问题或减轻烦恼的主要手段?		
11. 你是否经常担心没有网络,生活就会变得烦闷、空虚?		
12. 你是否会经常感到沮丧,而一到网上,这种情绪就无影无踪?		
13. 你是否在下网后,常常出神地幻想自己在网上的种种体验?		
14. 你是否更多次地选择上网,而不是和家人、朋友在一起?		
15. 你是否抗拒性强,主动与人交流的欲望欠缺?		
16. 你是否经常否认网瘾问题的严重性?		
17. 你是否每天在网上休闲娱乐超过 4 个小时?		

---

① Kimberly S. Young, "Internet Addiction: The Emergence of a New Clinical Disorder," *Cyber Psychology & Behavior* 1, no. 3 (1998): 237-244.

（续表）

测试题目	选项	
	是	否
18. 你是否经常在网上形成新的朋友关系？		
19. 你是否经常会不自觉地出现手指敲击键盘动作？		
20. 你是否缺乏明确的生活目标，自控力差？		

资料来源：应力、岳晓东：《E 海逃生——网络成瘾及其克除》，高等教育出版社 2008 年版，第 25—26 页。

在以上 20 条网络成瘾自测题中：如果超过 5 条你的回答为"是"，你需要警惕，这意味着你有可能有网络成瘾倾向；如果有 15 条以上你回答"是"，你及你的家庭就需要接受专业综合治疗了。

（二）手机与网络成瘾的成因

1. 手机成瘾的成因

（1）人格特质论

人格因素是很重要的原因之一。自尊是个体对其社会角色进行自我评价的结果。低自尊个体更容易出现手机成瘾。[1] 这可能是由于低自尊个体的自我评价较低，缺乏积极的自我体验，为了不断得到肯定而倾向于过度使用手机，以此来满足个体社会交往的需要。此外，人格特质中的神经质、严谨性和宜人性也会影响手机成瘾。神经质高、严谨性低和宜人性低的人更容易手机成瘾。[2]

（2）个体需求论

手机确实让我们的生活变得更丰富、更方便。现代人购物、出行、工作、社交都离不开手机。正因为使用频率非常高，脑回路被不断强化，手机成瘾的人也越来越多。

2. 网络成瘾的成因

（1）人格特质论

阿德勒个体心理学理论认为，个体人格在早年已经形成。探讨现实中的问题，都应该追溯其童年时期的种种经历，便于理解问题行为内在的缘由，以及治疗

---

[1]　叶娜、张陆、游志麒等：《自尊对手机社交成瘾的作用：有调节的中介模型分析》，《中国临床心理学杂志》，2019 年第 3 期，第 515—519 页。

[2]　余莎、余为益、姚智军等：《大学生智能手机成瘾现状与大五人格特质的关系》，《上饶师范学院学报》，2021 年第 6 期，第 97—101 页。

所需的针对性和独特性。有些人为了回避学业、工作、亲子、婚姻关系以及社交中的种种困难和问题,而深陷网络。他们由于童年时期的家庭环境与经历,导致以自我为中心,对社会和他人缺乏真正的兴趣和关心,表现出偏激的认知和极端的行为。

(2) 个体需求论

网络满足了人类的很多需求。

首先,网络活动的虚拟性,为不正当、不道德的行为提供了屏障。

其次,网络满足了人的社交和被爱的需要。现实人际交往的功利性、个体自身性格及外貌缺陷都可能成为正常社会交往的障碍。而网络中的交流是广泛、间接、隐匿的,也具有相对的安全性,可以避免危及个体的利益,而个体的缺陷也得到了掩饰。

最后,网络契合了人的自我实现和自尊的需求。现实中要满足自我实现的愿望,需要智力、能力、机遇及不懈的努力。而网络中只要花费足够的时间,随意设定自己的地位和身份,通过敲击键盘就可以在虚拟世界中自我实现。[1]

(3) 防御机制论

面对生活中产生的种种焦虑、烦恼、痛苦,"自我"防御机制会在无意识中发挥作用。消极的自我防御机制虽然具有一定的暂时的适应性价值,但频繁使用就容易形成病态、逃避的生活态度,最终削弱个体的社会适应性。而网络成瘾对成瘾者来说,也是一种消极的自我防御机制。

(三) 手机与网络成瘾的危害

1. 手机成瘾的危害

手机成瘾会改变大脑中与手指的联系,当人们通过手指在智能手机触屏上进行操作的时候,这种触觉变化会改变人们大脑中与手指联系的方式,即大脑活性。成瘾者在匿名保护下与现实距离越来越远,分不清现实与虚拟的界限,趋向网络逃避形成恶性循环,降低其社会化程度,产生焦虑、抑郁症、孤独感,失去人际交往、信息处理鉴别能力,对亲密和有质量的关系产生消极影响。手机成瘾还容易导致大脑前扣带皮层中 γ-氨基丁酸、谷氨酰胺的比例失衡,容易导致抑郁、焦虑且注意力不集中。长期使用手机还可能导致认知能力、分析能力和语言表达能力减退,最终造成社会适应不良。

手机成瘾也会造成生理影响,容易造成颈椎病,引起近视和干眼症。

---

[1] 应力、岳晓东:《E海逃生——网络成瘾及其克除》,高等教育出版社 2008 年版,第 262—263 页。

2. 网络成瘾的危害

沉迷网络会使人在认知信息的途径上发生严重的扭曲，大脑就像是接受了网络编辑程序那样，导致网络成瘾者在现实环境中表现出表情呆滞、容易冲动、价值观模糊、行为偏差等心理与行为特征。

网瘾对生理功能也会造成很大的伤害，容易导致脊椎病、颈椎病、腕关节综合征、关节无菌性炎症等疾病，也会造成视力下降、眼睛疼痛、怕光、暗适应能力降低、青光眼和干眼症等眼疾，还容易产生肥胖症。过度使用电脑，甚至会出现晕厥现象，伴随恶心、呕吐、还会造成睡眠节律紊乱。过度使用电脑键盘，特别是不正确的操作方法更不利于其行动协调能力的发展。

（四）防治手机与网络成瘾

1. 团体治疗

网络成瘾者往往隔断了现实中的社会与人际交流，社会适应力降低，进而更加远离与逃避现实，容易导致自卑、孤独、抑郁和精神崩溃等心理问题。团体治疗恰好可以为他们重塑一个安全、和谐、平等的人际交往环境，他们的人际交往能力和社会适应力也可以在团体治疗中得到修复和提升。在团体治疗中，治疗师发挥团体的影响力，通过个体在团体中的感受、碰撞、对抗以及合作、包容来解决个体的问题，并且实现在团体中进步和发展。因此，团体治疗被证实对网络成瘾者有显著的治疗功效。[①]

2. 催眠治疗

催眠治疗（hypnotherapy）是一种精神动力学治疗（psychodynamic psychotherapy）。它是指用催眠的方法，缩小个体的意识范围，借助暗示性语言，以消除病理心理和躯体障碍。当个体处于催眠状态时，由于心理防御机制减弱，自主判断和自主意愿行动的能力降低，压抑在潜意识内的某些欲望、需求、意念、体验等矛盾冲突或致病情结会意识化，有效地帮助个体对成瘾根源有所领悟，从而改变自己的意识和行为。

3. 人本主义治疗

人本主义疗法往往把问题（例如网络成瘾）看作是个人成长过程受到阻碍的结果。个体要成长，需要能表达自己、接纳自己，并尊重自己和他人的独特性。人本主义治疗师处于一个协助者角色，来访者始终是唯一的主角。在人本主义治疗

---

① 张将星、王佩佩：《大学生网络成瘾典型心理治疗法的实证比较》，《心理学探新》2015 年第 6 期，第 557—560 页。

中,网络成瘾者通过改变自我意识来充分发挥积极向上的、无限成长和自我实现的潜力,以改变自身的不良行为。

4. 家庭治疗

家庭治疗主张从家庭系统角度去阐释个体的行为与问题,通过家庭整体的改变实现个体的改变,发挥家庭的积极功能。青少年网络成瘾的人数较多,家庭环境是一个主要的影响因素。运用家庭治疗可以改善青少年网络群体的家庭环境,从而达到戒瘾的目的。

第四节 | 健康生活方式的促进与培养

健康促进(health promotion)是指运用行政的或组织的手段,广泛协调社会各相关部门以及社区、家庭和个人,使其履行各自对健康的责任,共同维护和促进健康的一种社会行为和社会战略。

一、社会治理与疾病防控

(一)制定政策法规

健康促进要求政府部门的决策者,把健康当作政府政策的中心线条。这意味着他们必须将对健康的影响纳入所做出的政策决定之中,并将那些使人防患疾病并保护人们免遭伤害的政策摆在优先位置。这些政策必须得到与以公共卫生为目标的部门激励措施相匹配的法规支持。比如,将酒精和烟草以及盐、糖和脂肪含量较高的食物制品等不健康或不卫生的有害产品的税收政策,与在其他方面采取的贸易促进措施保持协调。通过创建方便步行的城市,减少空气和水污染,严格规定并审查食品卫生安全,严防病从口入等方法,制定有益于健康城市化的法规。

(二)创建健康城市

健康城市可在促进良好健康方面发挥重要作用。在城市层面具备强有力的领导和承诺,对于健康城市规划以及在社区和初级卫生保健机构加大采取预防措施至关重要。从健康城市逐步发展到健康国家,最终发展到健康世界。

(三)建立专门疾病防控机构

建立专门的疾病防控机构,并且广泛收集疾病数据建立疾病数据分析库,可以帮助我们防患于未然。流传性疾病在暴发之前就能得到有效控制。

二、健康教育、管理与促进

(一)健康教育

健康教育强调认知和行为的改变,有别于以防病为主的一般教育与卫生宣传,旨在通过信息让人们改变态度,进而改变健康习惯。它是一个连续学习的过程,通过学习使人们自觉做出决定,以改变思想和行为从而强化健康。一般健康教育的内容只有力求简明扼要、深入浅出、通俗易懂才能收到更好的效果,通常包括以下几个方面:

（1）提倡健康的行为和生活方式,提倡均衡、营养、合理的膳食;

（2）预防各种传染病、多发病、常见病,识别对健康的认知误区;

（3）宣传心理健康标准,学习压力、创伤的应对方法,完善心理健康措施;

（4）以有利于身心健康的社会交往态度、方式,构建个人的社会支持系统;

（5）学习适合生命周期各时期的生理、心理特点的注意事项和保健内容;

（6）学习避免各种危险的措施和发生危险时的自救、呼救方法。

（二）健康管理

健康管理包括三个组成部分:基础(收集个人健康信息)、核心(评价个人健康与疾病危险性)和目的(实施个人健康计划及健康改善的指导)。健康管理是一种新的理念,能有效地降低个人的健康风险,同时降低医疗开支。

而管理式的医疗机构可以同时向许多人提供综合性的健康教育的机会。许多管理机构也的确在酒、烟草、药物滥用等方面进行了干预,但在饮食、锻炼和其他预防方面干预得比较少。[①] 因此,管理式的医疗保健机构在降低健康风险、提升群体健康水平方面有很大的发展空间。

（三）健康促进

健康促进是指一切能促使行为和生活条件向有益于健康改变的教育与环境支持的综合体,是把个人选择和社会对健康的责任综合起来,以创造更健康的未来的一种人和环境之间的调节策略。健康促进的对象是健康的人,采取的是有益健康的行为,2002 年修订的 HPM 包含三组健康促进行为决定因素,即个人特征及经验、特定行为认知及情感、行为结果。美国学者劳伦斯·格林(Lawrence W. Green)提出的 PRECEDE-PROCEED 模式认为,健康促进规划设计可以分为两个阶段:第一阶段是诊断期(或称需求评估期),即 PRECEDE 期,指在教育/环境诊断和评价中倾向性(知识、信念、态度等)、促成性(技能和资源等)及强化性(鼓励或加制)等因素的应用;第二阶段是执行期,即 PROCEED 期,指执行教育/环境

---

① ［美］谢利·泰勒:《健康心理学(原书第 7 版)》,朱熊兆、唐秋萍、蚁金瑶译,中国人民大学出版社 2012 年版,第 64 页。

干预中政策、法规和组织手段的应用。① 家庭、学校系统、工作单位和社区都可以作为实施健康促进的场所。人们已发展出几种著名的社区干预方案来减少与心脏病有关的风险,如多种危机因素干预实验(multiple risk factor intervention trial,MRFIT)、芬兰的北卡累利阿项目以及斯坦福心脏病预防方案。② 大众媒体在健康促进方面也有着很大潜力,它能有效地引起人们对一些潜在的健康风险因素的注意,共同促进健康素养的提升。

小贴士

健康的习惯

(1) 晨起先饮水。每天早晨起床,在未进食之前喝一大杯水,促进全身的吐故纳新。

(2) 吃一顿营养早餐。一顿理想的早餐是富含蛋白质、碳水化合物和膳食纤维的早餐。

(3) 经常感恩生活。多感谢生活和他人对自己的馈赠,多帮助他人。

(4) 每日多吃蔬菜水果。可以把蔬果放在随手可以拿到的地方,提醒自己多吃蔬果。

(5) 每日运动30分钟。

(6) 勤洗手。手是很多疾病传播中重要的传播媒介,沾染有细菌与病毒的手接触口腔及鼻子周围的皮肤,都可以经手的传送而造成感染与传播,所以"病经手入"并非言过其实。新冠肺炎疫情的暴发更向我们证实了勤洗手的重要性。每次回家后,进食前都必须洗手。

(7) 不抽烟、不酗酒、不药物滥用。

(8) 不让生活中的压力烦恼影响睡眠。上床睡觉前,先大致回顾一天中发生过的事情,想好明天最重要的事是什么,然后安心入睡。

三、预防疾病:体检与自测

人类很多的疾病通过预防保健可以避免,或者通过早期的发现可以得到有效控制,而信息的有效沟通也能够提高治疗效果。因此,及时了解掌握自己的身体存在哪些疾病或是隐患十分重要。因为很多时候,身体虽然没有什么异常,但是

---

① 傅华、李枫主编:《现代健康促进理论与实践》,复旦大学出版社2003年版,第205页。

② [美] 谢利·泰勒:《健康心理学(原书第7版)》,朱熊兆、唐秋萍、蚁金瑶译,中国人民大学出版社2012年版,第67页。

可能会有处于潜伏期的病变,如高血脂或糖尿病,早期发现就能够及时治疗。专家建议我们应该定时进行全面的健康检查。

(一) 体检

体检是通过医学手段进行健康检查的方法。我们需要多方面地了解体检的作用、风险与局限,以及澄清过度体检的误区。首先,我们要认识体检的风险与局限,体检结果呈阳性并不等于确实患病。没有完全准确的体检。关于体检有两个重要的指标——灵敏性、特异性。灵敏性,即患者中得出阳性检测的样本占患者总数的百分比;特异性,即健康人中得出阴性检测的样本占健康人总数的百分比。如果没有这两个指标,那其实我们并不知道这个体检结果的可靠程度。体检的灵敏性不一定能达到100%,因此可能存在有患者未被检查出患病,即漏报。体检的特异性不一定为100%,因此可能存在正常人被检查出患病,即虚报。如果知道一个体检的灵敏性、特异性以及该疾病的发病率,就可以根据贝叶斯定理来估计接受检查的人有多大概率确实患病。

体检过程本身也可能带来危害。例如CT检查,尽管每次做CT检查带来的辐射剂量非常小,但如果短时间内多次进行,也可能导致辐射在人体内积聚,对健康带来潜在的负面影响,所以两次CT检查之间应该保留足够的间隔时间。过度体检也可能损害身体健康。

防御性医疗也需警惕。防御性医疗即医生在患者没有临床表现的情况下,因为害怕惹上纠纷而让患者接受某些检查,但是这些检查或治疗也许会伤害患者。

体验建议项目

1. 体检基础项目

一般检查(身高、体重、血压、脉搏、腰围)、内外科检查、肾功能、血脂、血糖、血常规、尿常规、肝功能、常规心电图、胸部正侧位片、肝胆脾胰双肾超声等。

2. 不同人群潜在病情及侧重项目

老年人:呼吸系统、消化系统、心脑血管、骨关节、内分泌等方面,并定期复查,如进行动脉硬化检测、心脏彩超、心功能测定等有针对性的项目。

青少年:重在检测生长发育情况,及时发现体格和发育异常;例如,要定期检查身体铅含量、微量元素、贫血及营养不良等方面。另外,还要注意检查视力,有助于及时发现近视。

中青年:办公室人员应有针对性地检查颈椎、眼睛;噪声环境工作人员应关注听力检查;长期站立工作人员应重点检查是否有下肢静脉曲张等下肢循环系统问题;工作压力大生活不规律者应重点检查是否有心脑血管疾病,如心肌缺血、动脉硬化、血压偏高等问题;运动量少的人应注意是否有内分泌失调、血脂升高等情况;饮食不规律者应警惕存在心脑血管疾病、胃肠疾病的潜在风险。

男性:30岁以上男性重点检查激素水平,以及通过血检、超声等方式检查前列腺,可进行早期癌症的检测,并对肺癌等高发项目进行重点检测。

女性:性激素检测,通过B超检查乳腺是否健康。已婚女性可增加妇科检查、宫颈癌筛查(TCT)、子宫及附件超声等检查,随着年龄的增长还要增加妇科肿瘤标志物等检查。

(二) 自测

我们可以运用一些简单而实用的健康检测方法,经常对自己的身体状况进行检查,随时掌握身体的健康动向,及时采取相应对策。

下面列举三种健康自测方法。

(1) 屏气时间——检验肺脏功能。吸一口气,然后屏气,时间越久越好,再慢慢呼出,呼出时间3秒钟为最理想。最大限度屏气,一个20岁、健康状况良好的人,可持续90—120秒,而一个年满50岁的人,约为30秒。

(2) 脉搏——检验心脏功能。3次脉搏数相加,减去200再除以10。$\dfrac{\text{脉 A}+\text{脉 B}+\text{脉 C}-200}{10}$,结果标准:0—3说明心脏强壮,3—6心脏良好,6—9心脏一般,9—12心脏不太健康,12以上应及时找医生了解情况。

(3) 爬楼梯——检验体力、腿力。一步迈两级台阶,能快速登上5层楼,说明健康状况良好;一级级登上5层楼,没有明显的气喘现象,健康状况不错;如果气喘吁吁,呼吸急促,为较差型;登上3楼就又累又喘,说明身体虚弱,应到医院进一步查明原因。

四、保持心理健康

心理健康(mental health)是指心理的各个方面及活动过程处于一种良好或正常的状态。心理健康包括:主观的幸福感,个体能意识到并有效发挥自我潜能,应对生活中的压力,富有成效地工作,享受与他人的良好关系,积极参与有助于提升自我满足感并促进社会幸福感的各项活动等。健康的生活方式与行为会帮助我们维持心理健康。以下两种方法也可用于日常心理调适。

(一) 正念强化

正念是一个古老的概念，在许多不同时期的宗教传统中都出现过。它主张关注当下，完全开放的自我觉察，用好奇心和慈悲心替换自我批评的心态，迎接心中的每一个念头。正念疗法(mindfulness-based stress reduction)由美国麻省理工学院荣誉医学博士乔·卡巴金(Jon Kabat-Zinn)提出。该疗法对焦虑症、精神分裂症、抑郁症、强迫症、创伤后应激障碍和慢性疼痛都能起到相当程度的改善作用。

卡巴金教授在其第一本专著《多灾多难的人生》(*Full Catastrophe Living*)中强调了正念的七种态度。[①]

(1) 不评断(non-judgmental)：尽量不对自己的情绪、想法和感觉做价值评判，只是单纯地观察。

(2) 耐心(patience)：耐心并温柔对待身心的所有体验，让注意力可以平均于身体的内外。

(3) 初心(beginner's mind)：保持新鲜感和好奇心，每接触一个事物都当作第一次面对。

(4) 信任(trust)：珍惜并信任自己，相信自然的安排，不自我伤害，不做人格批判。

(5) 无为(non-doing)：当心中有念头或思绪产生时，让身心停留在当下的状态，不压抑不逃避，也不强求达成任何预设目标。

(6) 接纳(acceptance)：实际观察自己的身心，接纳自己，接受自己与环境原本的模样。

(7) 随缘(let it go)：接受事物的存在和发展，顺应事物的变化和节奏。

正念能让我们用积极的态度面对容易被我们认为痛苦、需要逃避的各种各样的想法、感受、感知觉和记忆。通过从融合和回避转换到解离和接纳(即正念)的语境，转化那些想法和感受，从而减少它们对我们的冲击和影响。[②]

(二) 调节心理失衡

1. 心理失衡的定义

心理失衡(psychological imbalance)与心理健康含义相反，主要指个体的愿望、需求得不到满足或遭受挫折、经历失败时产生的一种心理上的不平衡，甚至紊

---

① 参见 Jon Kabat-Zinn and Thich Nhat Hanh, *Full Catastrophe Living : Using the Wisdom of Your Body and Mind to Face Stress, Pain, and Illness*, Revised edition (New York: Bantam, 2013).

② [澳] 罗斯·哈里斯：《ACT，就是这么简单！接纳承诺疗法简明实操手册》，祝卓宏等译，机械工业出版社 2016 年版，第 10 页。

乱的状态。其产生的心理学基础是大脑神经系统与外界系统的改组,原有的心理状态经过外界强烈的持久刺激,遭到破坏而失去平衡以后,经过个体的能动性选择而与外界建立新的联系。一般短暂的心理失衡状态是机体对环境的正常反应。但如果长期处于一种心理失衡的状态,不良情绪不断累积,就会使人的内心感到焦虑和痛苦,以至逃避现实,攻击他人,甚至产生犯罪等一系列心理失衡行为。

2. 心理失衡的表现形式

(1) 灰色心理:许多人到中年常会出现消沉颓废、郁闷不乐、焦虑烦躁等不良心理状态,这种心理状态被称为"灰色心理"。

(2) 抑郁症:在我国随着生活节奏的日益加快,人们固有的生活秩序被打乱,不少人被搅得心旌摇荡,抑郁症患者人数呈日增之势。

(3) 情绪饥饿:那些生活富足、闲散舒适、无所追求的人,由于长期无所事事,精神无寄托,也由于不思进取,心灵空虚,活力日减,情感麻木,却一时难以摆脱,这种心理状态也是一种饥饿,称之为情绪饥饿。

(4) 信息膨胀:随着科学技术的迅猛发展,信息传递之快,更换之勤,使人目不暇接,眼花缭乱。如果对现代信息的接受超过了心理的承受能力,就容易造成大脑中枢神经功能紊乱,平衡失调,发生现代信息膨胀综合征。

3. 调节心理失衡

心理失衡,可以通过控制自身活动的启动、加强、削弱、停止以及外部环境的改变两方面来加以调节,把心理失衡所带来的挫败感转化成自身发展的动力,使心态趋于平衡的新系统。我们需要正确地认识并接纳自己。对自己的职业兴趣、气质、性格、能力等各方面进行客观全面的认识,清醒地认知自己的优势和不足,并懂得如何通过充分发挥自己的优点,克服自己的不足,不断提升自己的能力和水平;改善认知,学会通过全面认知、换位思考、逆向思维等方式破除思维定式,对事物进行全面理解和准确把握;合理宣泄,可以通过放声大哭、叫喊、听音乐、运动、写日记等方式来调节自己的心绪;自我升华与自我克制,既要有积极向上的进取心,更要有处事淡然的平常心,克制自己的意志力。

小贴士   "轻疗愈"情绪释放法

美国顶级疗愈大师尼克·奥特纳(Nick Ortner)所著《轻疗愈》一书中,介绍了一套结合东方经络穴位按摩及西方心理学的能量疗法,通过轻敲眉头、眼尾、眼下、鼻下、下巴、锁骨、腋下、头顶 8 个穴位,实现 15 分钟快速减压、消除负面情绪、达到身心平衡。

该书指出,人体大脑负责应激反应的组织叫作"杏仁核",是"身体的警报装置"。原始社会时期,当野兽或危机出现,杏仁核发出预警信号,人体就会进入战争或逃跑状态,肾上腺素分泌会增加,心率上升,体内就会积累更多的皮质醇,容易导致抑郁、焦虑。所以,缓解杏仁核的兴奋能有助于控制恐惧、抑郁、焦虑等负性情绪。

而敲击经络的穴位或许能够关闭杏仁核所发出的警报,起到缓解杏仁核兴奋的作用。在道森·彻奇博士的实验中,使用情绪释放疗法的被试比不接受任何治疗的被试,皮质醇平均下降了24%,最高下降了50%。

本章小结

本章从饮食、睡眠、性行为等方面简要介绍了健康生活方式,并从这几个方面及物质成瘾、手机与网络成瘾切入,介绍了高风险行为的类型、成因和治疗改善策略,进而从社会及个人层面探讨了如何促进、培养健康生活方式。然而,在人类社会的范围内,改变高风险行为、普及健康生活方式,任重而道远。人类的任何一种行为及生活方式背后,都有潜在的动机和原理,也许很多在现代社会中会导致疾病的行为在原始人类的生活中起到了增加存活率和繁殖率的重要作用。比如,人为什么会喜欢吃高热量的食物?为什么会觉得抽烟很酷?为什么会创造出烟酒制品,并让它们流传世界各地?为什么那么容易产生焦虑和紧张的负性情绪?这些问题,都可以从人类演化史和人类文明发展史中窥见缘由。比较常见的一些高风险行为与人类生存本能、与自我、本我、超我的失衡脱不了干系。一味地反对和排斥并不能从根源处消除这些行为。我们需要对它们追本溯源,了解它们,接纳它们存在的合理性,这样可以帮助我们更好地应对和改变它们。如何让自己的生活变得更健康,让整个社会变得更健康,是留给我们的思考题。

思考题

1. 睡眠具有哪些功能?
2. 均衡饮食为什么有助于身心健康?
3. 酗酒和吸烟的危害有哪些?
4. 人为什么偏爱高热量的食物?这类食物在人类演化过程中有哪些益处?
5. 正念对我们的身心健康有哪些益处,为什么?

第四章
CHAPTER 4

慢 性 疾 病

　　这是世界卫生组织发布的关于慢性疾病(非传染性疾病)的几个重要事实：

　　(1) 每年导致 4 100 万人的死亡，约占所有死亡的 71%。

　　(2) 每年有 1 500 万年龄在 30—69 岁的人死于非传染性疾病，超过 85% 的过早死发生在低收入和中等收入国家。

　　(3) 心血管疾病每年导致 1 790 万人的死亡，恶性肿瘤每年导致了 900 万人的死亡，呼吸系统疾病导致每年 390 万人的死亡，糖尿病导致了每年 160 万人的死亡。

　　(4) 超过 80% 的由非传染性疾病导致的过早死归因于这四类疾病。

　　(5) 烟草使用、缺乏体力活动、有害使用酒精以及非健康饮食均增加了非传染性疾病死亡的风险。

　　(6) 检测、筛查、治疗非传染性疾病和姑息治疗，是应对非传染性疾病的重要部分。

　　从这些事实可以看出，慢性疾病已严重地危害了人类的健康。即便如今已是 21 世纪，如何更好地应对慢性疾病仍然是人类重要的功课。许多慢性疾病是在不知不觉中发生并渐渐发展的，通过对病因的探索，人们意识到在这些疾病的发生与发展过程中，往往不仅有外因，还有内因，不仅有生理病理方面的因素，也有心理社会方面的因素。而通过研究慢性疾病的影响，人们认识到慢性疾病带来的往往不仅是生理病理上的改变，还常常伴随有精神心理上的困扰。因此，本章将尝试从健康心理学领域的整体视角去介绍慢性疾病及其相关知识，并探讨在慢性疾病中的心身相互关系。

第一节 | 慢性疾病概述

一、慢性疾病

随着时代的进步,医学模式已从单纯的生物模式向"生物-心理-社会"模式推进,越来越多的人认识到心理、社会等因素对人类健康的影响。从整体的角度去研究疾病、心理、社会之间的关系已成为健康心理学家的重要工作。

慢性疾病是一类病程长且通常情况下发展缓慢的疾病。根据 2020 年世界卫生组织发布的统计报告,2016 年全球因非传染性疾病死亡的人数估计有 4 100万,占所有死亡的 71%。其中,心脑血管疾病、恶性肿瘤、慢性呼吸道疾病和糖尿病这四类疾病是最主要的死因,它们分别导致 1 790 万、900 万、380 万和 160 万人死亡。[1]

以下列举一些常见的与心理社会因素密切相关的慢性疾病。[2]

(1) 循环系统:冠状动脉粥样硬化性心脏病、高血压病、慢性心力衰竭、心律失常等。

(2) 呼吸系统:支气管哮喘、慢性阻塞性肺疾病、过度通气综合征等。

(3) 消化系统:消化性溃疡、慢性胃炎、溃疡性结肠炎、克罗恩病、功能性消化不良、肠易激综合征等。

(4) 内分泌系统和代谢疾病:甲状腺功能亢进症、甲状腺功能减退症、糖尿病、肥胖症等。

(5) 风湿性疾病:类风湿关节炎、系统性红斑狼疮、雷诺病、纤维肌痛综合征等。

(6) 神经系统:偏头痛、紧张性头痛等。

(7) 肿瘤:肺癌、胃癌、结肠癌、乳腺癌等。

---

[1]　《2020 年世界卫生统计:针对可持续发展目标监测卫生状况》,世界卫生组织 2020 年版,第 12 页。文档地址:https://apps.who.int/iris/bitstream/handle/10665/332070/9789240011939-chi.pdf?sequence=27 & isAllowed=y。

[2]　参见吴爱勤、袁勇贵主编:《心身医学进展[2019]》,中华医学电子音像出版社 2019 年版。

本章的第二节和第三节将会从健康心理学的视角简要地介绍高血压病、冠状动脉粥样硬化性心脏病、糖尿病和恶性肿瘤。

二、患者的生活质量评价

对于疾病,临床结果的评估有一系列客观的方法。但是,患者是一个具有多重属性的人,如果医生看到的不只是疾病,还有患病的人,从患者的角度出发去考虑,那么,关注患者的生活质量就显得非常必要。

生活质量,也称为生存质量、生命质量,是一个广义的概念。根据世界卫生组织的定义,与健康有关的生活质量是指不同文化和价值体系中的个体对于他们的目标、期望、标准以及所关心的事情有关的生存状况的体验。[1] 从这个定义可以看出,生活质量是个体的一种主观评价,这种评价与个体的文化语境和价值系统有关。

世界卫生组织生存质量测定量表(WHOQOL-100)是世界卫生组织在多文化背景下历时数年研制的生活质量评估量表,该量表共有 100 个问题,覆盖了 6 个领域,24 个方面,具体如下。[2]

(1)生理领域:包括疼痛与不适、精力与疲倦、睡眠与休息 3 个方面;

(2)心理领域:包括积极感受,思想、学习、记忆和注意力,自尊,身材与相貌,消极感受 5 个方面;

(3)独立性领域:包括行动能力、日常生活能力、对药物及医疗手段的依赖性、工作能力 4 个方面;

(4)社会关系领域:包括个人关系、所需社会支持的满足程度、性生活 3 个方面;

(5)环境领域:包括社会安全保障,住房环境,经济来源,医疗服务与社会保障,获取新信息、知识、技能的机会,休闲娱乐活动的参与机会与参与程度,环境条件(污染/噪声/交通/气候),交通条件 8 个方面;

(6)精神支柱/宗教/个人信仰领域:即精神支柱/宗教/个人信仰方面。

在 WHOQOL-100 的基础上,世界卫生组织编制了有 26 个问题的简表

---

[1]　The WHOQOL Group, "The World Health Organization Quality of Life Assessment (WHOQOL): Position Paper from the World Health Organization," *Social Science & Medicine* 41, no. 10 (1995): 1403-1409.

[2]　The WHOQOL Group, "The World Health Organization Quality of Life Assessment (WHOQOL): Development and General Psychometric Properties," *Social Science & Medicine* 46, no. 12 (1998): 1569-1585.

WHOQOL-BREF，以便更加快捷地进行生活质量的测量。[1] 但 WHOQOL-BREF 也有其不足之处，即不能体现每个领域下各个方面的情况。考虑到一些疾病有着特殊的生活质量问题，世界卫生组织还编制了针对特殊疾病的生活质量量表，以便更准确地测量特殊疾病的生活质量。[2] 除了世界卫生组织，也有很多不同地区的组织与个人结合各种实际情况，开发了普通生活质量问卷和针对特殊疾病的生活质量问卷。[3] 生活质量的测量被广泛应用于临床医疗实践和研究中，在评价不同医疗干预手段、不同疾病预后、不同地区和不同文化的人口健康状况等方面都有着重要的作用。

在临床医疗实践中，人们习惯于采用客观指标来衡量躯体疾病的严重性，而生活质量评价具有主观性、多维性，所以疾病和相关症状的严重性与生活质量的概念并不等价，即使不同个体患病的病理严重程度相同，测量出的生活质量也可能存在很大差异。事实上，疾病的严重性与生活质量的关联往往是非线性的，虽然许多疾病本身就是影响生活质量的重要因素，例如在类风湿关节炎中出现关节持续的疼痛将直接影响生活质量的评分，但是生活质量也受到人口学因素、治疗情况、心理社会因素等其他方面的影响。因此，在评价疾病对个体的影响时，除了测量疾病的客观指标，个体生活质量的主观评估也是十分重要且有意义的。

三、疾病的治疗与管理

（一）药物治疗与依从性

虽然并非所有的疾病都需要使用药物，但药物治疗仍是人们面对疾病时最常用的手段之一。基于循证医学的疾病诊疗指南，医生通常会根据患者的具体情况给出包括药物治疗在内的医疗方案。不过人们需要知道的是，现代医学无法彻底治愈许多疾病，而只能通过控制来延缓病情，避免进一步恶化，因此在这些疾病的治疗方案中，相当一部分的药物是需要长时间甚至终生使用的。

药物无法对不使用它的人起效。早在 2 400 多年前，希波克拉底就已经观察到有些患者没有遵照医嘱用药，还隐瞒了事实将责任推给医生的现象，并告诫医

---

[1] The WHOQOL Group, "Development of the World Health Organization Whoqol-Bref Quality of Life Assessment," *Psychological Medicine* 28, no. 3 (1998): 551-558.

[2] Mick Power, Kathryn Quinn, and Silke Schmidt, "Development of the WHOQOL-Old Module," *Quality of Life Research* 14, no. 10 (2005): 2197-2214.

[3] John Orley and Willem Kuyken, *Quality of Life Assessment: International Perspectives* (Berlin Heidelberg: Springer-Verlag, 1994).

生要注意这些患者自己的问题。20世纪70年代，关于依从性的研究开始起步。1976年，罗伯特·海恩斯(Robert Haynes)和大卫·萨克特(David Sackett)首先提出了依从性的定义，他们认为依从性是患者的行为(如用药、遵循饮食或执行其他生活方式的改变)与医嘱符合的程度。[1] 现在，较为公认的依从性定义是世界卫生组织在2003年提出的：依从性是个人的行为——使用药物、遵循饮食，和/或执行生活方式的改变与医疗保健服务人员推荐并与患者达成共识方案的一致程度。[2]

药物依从性是依从性的一个重要组成部分，指的是患者按照处方用药的行为，包括起始、实施与终止三个过程。[3] 药物依从性差可以是患者有意或者无意的，体现在推迟用药或一开始就不按照处方用药，在用药过程中不按照处方规定的治疗方案，或是较早地终止了治疗。一般来说，药物依从性可以用患者在某一段时间内实际用药量占处方药量的百分比来表示，[4]但也有研究认为，这样表示有其局限性，在患者用药的一段时间内，使用处方药量的比例、使用正确剂量药物的天数所占的比例、按时使用药物以及按照处方规定的时间间隔连续使用药物的比例等方面均是需要汇总统计的。[5]

随着时代的进步和研究的深入，患者的依从性问题得到了众多医务工作者与研究者的关注。患者的依从性差，可直接干扰疾病的治疗，而提高患者的依从性，则有助于患者病情的改善和生活质量的提高，并能减少医疗花费。患者的依从性行为是健康行为的重要组成部分，从生态学的观点看，它会受到个体自身或人际、机构或组织、社区、公共政策等多重因素水平的影响，许多健康行为理论与模型也从不同的角度对其进行了阐释，并做出了有益的探索。

(二) 生活方式管理

生活方式管理是以个人或自我为核心的卫生保健活动，是健康管理的重要组

---

[1] Robert B. Haynes and David L. Sackett, *Compliance with Therapeutic Regimens* (Baltimore: Johns Hopkins University Press, 1976).

[2] World Health Organization, *Adherence to Long-Term Therapies: Evidence for Action* (Geneva: World Health Organization, 2003).

[3] Bernard Vrijens et al. ,"A New Taxonomy for Describing and Defining Adherence to Medications," *British Journal of Clinical Pharmacology* 73, no. 5 (2012): 691-705.

[4] Lars Osterberg and Terrence Blaschke, "Adherence to Medication," *New England Journal of Medicine* 353, no. 5 (2005): 487-497.

[5] Marie T. Brown and Jennifer K. Bussell, "Medication Adherence: WHO Cares?" in *Mayo Clinic Proceedings*, vol. 86 (2011): 304-314.

成部分。不良的生活方式是许多疾病的危险因素,而个体通过平衡膳食、控制烟酒、适度运动、控制体重等生活方式管理,则可以减少健康风险因素带来的影响。一个人从健康到发病,再到功能障碍,都有一定的规律。根据疾病发生发展的自然规律,预防水平分为三级:第一级预防,也称为病因学预防,通过采取各种措施消除和控制健康危害因素以增进健康,防止发病;第二级预防,也称为临床前期预防,即在疾病的临床前期采取早期发现、早期诊断、早期治疗的"三早"预防措施;第三级预防,又称为临床预防,主要是对已患病的人群进行及时治疗,防止恶化,预防并发症和伤残,促进康复等恢复劳动和生活能力的预防措施。生活方式管理对疾病的预防有着十分重要的作用,例如在第一级预防中,通过平衡膳食、适度运动等生活方式管理可以预防肥胖;在第二级预防中,健康体检发现血糖异常,及时通过平衡膳食、适度运动等生活方式管理则可以在一定程度上缓解血糖异常的情况;在第三级预防中,糖尿病患者除了使用药物,平衡膳食、适度运动、日常血糖监测等生活方式管理也是糖尿病综合治疗中不可或缺的组成部分。在临床工作中,可以通过健康宣教、激励与训练等多种方法鼓励患者培养健康的生活方式。

(三) 心理评估与干预

通过对患者在疾病发生、发展过程中的心理活动进行评估,可以了解其在自我概念、认知水平、情绪与情感、压力应对等方面存在或潜在的问题,从而有助于临床干预和治疗方案的制定。心理评估的方法有很多,如观察法、访谈法、个案法、测验法。在临床医疗工作中,负责患者临床治疗的主治医生可以向精神科发出会诊请求,或要求患者直接去精神科就诊,由受过专业训练的精神科接诊医生与患者会谈,对患者的情绪和情感状态、自杀风险、精神病性表现、认知功能等多方面进行评估并给出相应的处理意见。

一般来说,进行心理评估首先需要确定评估问题,根据评估的问题以及心理问题的性质形成明确的评估目标。在评估目标中,包含对患者作出诊断,对问题的严重程度进行分类,筛查患者可能出现的心理问题,根据目前的心理状况及功能对未来进行预测,以及对患者干预情况进行追踪和再评价等多个方面。完整收集评估资料后,医生就可以对评估资料进行分析整理,并根据评估的结果制定临床决策。在制定临床干预方案的过程中,还需要与患者、患者家属、患者主治医生等多方进行信息交流与沟通,从而使制定的临床干预方案更加符合个体的实际情况。

第二节　高血压病、冠状动脉粥样硬化性心脏病、糖尿病

一、高血压病

(一) 定义与分类

高血压病是最常见的慢性非传染性疾病之一,是多种心脑血管疾病的重要病因和危险因素。原发性高血压,又称高血压病,占高血压的 90% 以上。而某些确定的疾病和原因引起的继发性高血压,高血压只是这些疾病的临床表现之一。如能治愈这些原发疾病,血压则可能恢复正常,继发性高血压在高血压中的比例不足 10%。因此,这里主要介绍的是原发性高血压,即高血压病。

自然人群的血压水平呈连续性正态分布,正常血压和血压升高并无明确界限,高血压的标准是根据流行病学资料界定的。在我国,18 岁以上成年人高血压的定义为:在未使用降压药物的情况下,非同日测量血压,收缩压大于等于 140 mmHg 和(或)舒张压大于等于 90 mmHg。患者既往有高血压病史,且目前正在使用降压药物,即便血压低于 140/90 mmHg,也应诊断为高血压。血压的分类和定义如表 4-1 所示。

表 4-1　血压的分类和定义

类别	收缩压(mmHg)		舒张压(mmHg)
正常血压	<120	和	<80
正常高值	120—139	和(或)	80—89
高血压	≥140	和(或)	≥90

(二) 流行病学

高血压的患病率和发病率在不同国家、地区或种族之间存在差别,总体上发达国家高于发展中国家。高血压患病率、发病率及血压水平随着年龄增加而升高,因此老年人中高血压较为常见。我国近 50 年来高血压患病率呈明显上升趋势。根据 2018 年的一项调查研究结果,我国成人高血压的患病率为 23.2%,约为

2.45亿,血压正常高值的人群比例为41.3%,约为4.35亿,城市与农村的高血压患病率差异无统计学意义。[1] 在我国,慢性病的主要死因之一为心脑血管疾病,其中50%—75%的脑卒中和40%—50%的心肌梗死发生都与血压升高有关,相比于正常人群,正常高值血压人群脑卒中发病危险增加56%,冠心病危险增加44%,总心血管疾病危险增加52%。上述调查研究还发现,我国成人高血压的知晓率为46.9%,治疗率为40.7%,控制率为15.3%,与发达国家相比,仍处于较低水平。[2]

(三) 病因与发病机制

原发性高血压的病因和发病机制尚未完全清楚,一般认为是遗传易感性与多种环境因素综合作用的结果。

高血压具有较明显的家族聚集性,双亲均患有高血压,子女高血压的发病率高达46%,约60%的高血压患者有高血压家族史,但高血压相关基因目前尚不明确。环境因素方面,高钠低钾膳食是与高血压发病密切相关的危险因素。钠平均摄入量与人群的高血压水平及高血压患病率呈正相关,钠盐摄入越多,人群的血压水平和患病率越高。钾摄入量则与血压呈负相关。我国人群约有60%为盐敏感型,即摄入钠盐后血压显著上升,因此,限制钠的摄入有助于改善我国高血压的情况。饮酒量也与血压密切相关,尤其是收缩压,每天摄入超过50克乙醇,高血压的发病率会明显增加。超重或肥胖也是血压升高的重要危险因素,体重指数与血压呈显著的正相关。睡眠呼吸暂停低通气综合征患者也易患高血压。另外,交感神经系统活性亢进、肾素-血管紧张素-醛固酮系统的过度激活、胰岛素抵抗、肾性水钠潴留、血管重构、内皮细胞功能受损、细胞膜离子转运异常、免疫异常等病理生理过程也在高血压的发生发展过程中起到了重要的作用。

小贴士

钠、钾的摄入量与血压

根据世界卫生组织的推荐,成人的钠摄入量为每日 2 克,[3]相当于每日约 5 克

---

[1]　Zengwu Wang et al. , "Status of Hypertension in China: Results from the China Hypertension Survey, 2012—2015," *Circulation* 137, no. 22 (2018): 2344-2356.

[2]　Ibid.

[3]　World Health Organization, *Guideline : Sodium Intake for Adults and Children* (Geneva: World Health Organization, 2012).

盐,成人的钾摄入量为每日至少3.5克,[1]但实际上,许多人群的钠摄入量大大高于生理需要水平和世界卫生组织的推荐量,而钾摄入量则不足。以我国为例,所有年龄组的平均钠摄入量约是世界卫生组织推荐量的两倍,而钾的摄入量只有世界卫生组织推荐值的一半。[2] 一项纳入了18个国家102 216例参与者的大型流行病学研究显示,总体来说,每日钠摄入量增加1克,收缩压可增加2.11 mmHg,舒张压可增加0.78 mmHg;而每日钾摄入量增加1克,收缩压可降低0.75 mmHg。[3]

(四) 临床表现

高血压起病多较隐匿,症状常不明显,患者往往因体检或其他疾病就医时才被发现。高血压患者可出现头晕、头痛、头胀、后颈部疼痛、疲劳、心悸、气喘等症状,多数可自行缓解,在紧张或劳累后加重,但主观症状的轻重可与血压升高的程度不一致。高血压初期,血压呈波动性,情绪激动、精神紧张、焦虑、体力活动可引起血压暂时性升高,休息或去除诱因后血压可自行下降恢复正常。随着病情的加重,血压逐渐呈稳定和持久性升高,情绪和精神变化可使血压进一步升高,但休息或去除诱因已不能使血压恢复正常。病情进一步加重,在紧张、疲劳、寒冷、突然停服降压药等诱因下,患者血压突然急剧上升,可引发高血压危象,出现高血压脑病、脑血管病、心力衰竭、急性冠状动脉综合征、主动脉夹层等并发症和相应的靶器官损害,此时患者可有头痛、烦躁、眩晕、恶心、呕吐、心悸、意识障碍、昏迷、全身抽搐等一系列严重症状,危及生命。

(五) 治疗及预防

高血压是心、脑、肾等靶器官损害和周围动脉粥样硬化的主要危险因素。虽然原发性高血压目前尚无根治方法,但是对高血压患者进行降压治疗,可以降低心、脑、肾等靶器官的损害,减少高血压并发症的发病风险和心脑血管相关事件的死亡率。对于大多数的高血压患者而言,需要将血压降到140/90 mmHg以下并长期维持,但血压水平也不是越低越好,因此,需要制定个体化的合适降压目标和降压速度,以患者能够耐受、不会出现靶器官灌注不足表现为基本原则。高血压

[1] World Health Organization, *Guideline*:*Potassium Intake for Adults and Children* (Geneva:World Health Organization, 2012).

[2] Monique Tan et al., "Twenty-Four-Hour Urinary Sodium and Potassium Excretion in China:A Systematic Review and Meta-Analysis," *Journal of the American Heart Association* 8, no. 14 (2019):e012923.

[3] Andrew Mente et al., "Association of Urinary Sodium and Potassium Excretion with Blood Pressure," *New England Journal of Medicine* 371, no. 7 (2014):601-611.

的治疗包括药物治疗和非药物治疗。药物治疗方面,目前常用的一线降压药物有五类(钙通道阻滞剂、血管紧张素转换酶抑制剂、血管紧张素Ⅱ受体阻滞剂、β受体阻滞剂和利尿剂),根据高血压患者的具体情况单用或联合应用。降压药物往往需要长期应用以维持合适的血压水平,使高血压患者从中获益。非药物治疗方面,主要通过改变不良的生活方式来控制血压,具体如下:戒烟;戒酒或限制饮酒;适度运动,运动强度因人而异,建议中等以下强度的运动每次 30 分钟,每周3—5 次;控制能量摄入,减轻和控制体重,建议将体重指数控制在 24 kg/m² 以下;合理膳食,均衡营养,减少膳食中的脂肪,适量补充优质蛋白质,适量增加水果蔬菜;根据世界卫生组织的建议,每日钠摄入量应少于 2 克,每日钾摄入量应至少有3.5 克;做好情绪管理,减轻精神压力,保持心理平衡。

改善生活方式,控制高血压的相关危险因素,也有助于减少高血压和其他心血管病的发病风险。另外,定期进行体检、测量血压也是重要的预防措施。尽可能早期和及时发现血压升高,早期进行干预和治疗,避免病情进一步恶化,对控制高血压的发生和发展都有着积极的意义。

(六) 高血压与心理

1. 心理因素对高血压的影响

血压水平的维持是一个复杂的过程。交感神经系统活性亢进与高血压的发生发展有着密切的关系。精神源学说认为,个体在长期或反复的外因刺激下出现较明显的精神紧张、焦虑、烦躁等反应,使大脑皮质下神经中枢功能发生变化,导致交感神经活动增强,血液中儿茶酚胺浓度升高,从而引起高血压。

在日常生活中,心理应激可直接引发血压升高。临床上常会见到一种单纯诊室高血压,又被称为"白大衣高血压"。单纯诊室高血压的个体在医生诊室里测量血压时血压升高,但在家中自己测量血压或进行 24 小时动态血压监测时血压正常,一般被认为是由于个体见到穿白大褂的医务人员后精神紧张,发生了应激反应,导致血液中儿茶酚胺浓度升高,使心跳加快,外周血管收缩,阻力增加,产生了"白大衣效应",从而引发了血压升高。

当然,心理社会因素不仅影响高血压的发病,也影响高血压的治疗。对高血压药物治疗建议的不依从、不良的生活习惯都会降低高血压治疗的效果。

2. 高血压对心理的影响

高血压的发生发展反过来也会影响患者的心理,增加患者的心理社会压力,继而引发抑郁、焦虑等精神障碍,从而形成恶性循环。心理社会压力会增加高血压的发病风险,而高血压患者也更容易有心理社会压力。[1] 总体而言,我国高血压患者的抑郁患病率为 26.8%,远高于普通人群的抑郁患病率。[2]

二、冠状动脉粥样硬化性心脏病

(一) 概述

冠状动脉粥样硬化性心脏病,指的是由于冠状动脉粥样硬化使血管腔狭窄或阻塞,导致心肌缺血、缺氧而引起的心脏病。在临床上,冠状动脉粥样硬化性心脏病也常被称为冠状动脉性心脏病或冠心病(coronary heart disease, CHD)。

冠心病是严重危害人类健康的常见病,多发生在 40 岁以上,男性多于女性,且以脑力劳动者居多。世界各国冠心病的发病率存在差异,冠心病在欧美国家多见,且为西方发达国家的主要死因。虽然我国冠心病的发病率低于欧美国家,但近年来患病率和死亡率都呈增长趋势。

正常情况下,心肌的需血与冠状动脉的供血两者保持着动态平衡。冠状动脉的血流量可随身体的生理情况而发生显著的变化,有很大的储备力量。通常,当冠状动脉管腔狭窄<50%,心肌的血供不受影响,无各种心肌缺血的症状表现。但是,当冠状动脉管腔狭窄>50%,冠状动脉的扩张性减弱,对心肌的供血量减少,如果劳累、情绪激动等造成心肌耗氧量突然增加,心肌对血液的需求增加,而冠状动脉的供血量已不能相应增加,就会打破原有的供需平衡,引起心肌缺血而产生心绞痛。

世界卫生组织曾在 1979 年将冠心病分为五种类型——隐匿型或无症状性心肌缺血、心绞痛、心肌梗死、缺血性心肌病、猝死,但随着冠心病诊疗理念的不断更新,近年来,临床上更倾向于将冠心病分为慢性心肌缺血综合征和急性冠状动脉综合征两类。其中慢性心肌缺血综合征又被称为稳定性冠心病,主要包括隐匿性冠心病、稳定型心绞痛和缺血性心肌病,急性冠状动脉综合征则可以进一步分为非 ST 段抬高型急性冠状动脉综合征(如不稳定型心绞痛、非 ST 段抬高型心肌梗死)和 ST 段抬高型急性冠状动脉综合征(如 ST 段抬高型心肌梗死)。

(二) 心绞痛

心绞痛可分为若干类型,稳定型心绞痛和不稳定型心绞痛虽然都是常见

---

[1] Mei-Yan Liu et al., "Association Between Psychosocial Stress and Hypertension: A Systematic Review and Meta-Analysis," *Neurological Research* 39, no. 6 (2017): 573-580.

[2] Zhanzhan Li et al., "Prevalence of Depression in Patients with Hypertension: A Systematic Review and Meta-Analysis," *Medicine* 94, no. 31 (2015): e1317.

的心绞痛,但稳定型心绞痛属于慢性心肌缺血综合征范畴,而不稳定型心绞痛则属于急性冠状动脉综合征范畴。由于两者在病理特征、发作状况、临床表现与诊断治疗等多方面存在差异,无法一概而论,这里主要介绍的是稳定型心绞痛。

稳定型心绞痛又称为普通型心绞痛,是最常见的心绞痛。典型的稳定型心绞痛发作是劳力或情绪激动时突然发生的位于胸骨体上段或中段之后的压榨性、闷胀性或窒息性疼痛,也可有烧灼感,偶伴濒死的恐惧感觉,范围有手掌大小,可波及心前区,甚至横贯前胸,常放射至左肩、左臂内侧达无名指和小指。发作时,患者往往被迫立即停止正在进行的活动,直至症状缓解。疼痛常在 5 分钟内消失,很少超过 15 分钟,可一日发作数次,也可数日或数周发作一次。这种临床表现在 1—3 个月内相对稳定,即发作频率、诱发程度、疼痛性质、疼痛部位、疼痛时限及使用药物起效情况都近似。

对于稳定型心绞痛患者,目前主要有生活方式干预、危险因素控制、遵循指南药物治疗和血运重建等治疗方法。在药物治疗方面,又分为改善预后的药物治疗和改善症状、减轻缺血发作的药物治疗,除了在心绞痛发作时应用,在缓解期也需要应用。药物治疗是冠心病二级预防中重要的组成部分,除非有药物使用禁忌,所有患者均需长期坚持服用,因此,提高患者的药物依从性同样非常重要。在非药物干预方面,通过健康教育、疾病管理,加强预防,可以减少动脉粥样硬化的危险因素,延缓和逆转冠状动脉病变的进展,防止出现急性冠脉事件,从而提高患者的生活质量,降低致残率和病死率。其中,生活方式干预主要包括以下几个方面:彻底戒烟,远离烟草环境,避免二手烟;严格控制酒精摄入;调整日常生活与工作量,制订个体化运动方案,对于所有病情稳定的患者,建议每日进行 30—60 分钟中等强度的有氧运动,每周至少坚持 5 天;控制饮食,每次饮食不过饱,将体重指数控制在 24 kg/m² 以下;合理膳食,养成低盐、低脂、均衡营养的健康饮食习惯;做好情绪管理和睡眠管理,避免大喜大悲情绪激动,减轻精神负担,保持良好心态;注意冬季保暖。

(三) 心肌梗死

心肌梗死是心肌缺血性坏死。在冠状动脉粥样硬化的基础上,在外因如情绪激动、剧烈运动或寒冷刺激作用下,血流动力学发生改变,冠状动脉内不稳定的粥样斑块破裂或糜烂、溃疡、侵蚀,并发血栓形成,就会导致病变血管完全性或非完全性闭塞。若冠状动脉管腔不完全闭塞,血流突然减少或间断性中断,造成不同的心肌缺血事件,但尚未波及心肌全层,临床上即表现为非 ST 段抬高型急性冠状动脉综合征。若冠状动脉管腔急性完全闭塞，血供完全停止，导致其血供区域的心室壁心肌透壁性坏死，在临床上即表现为典型的 ST 段抬高型心肌梗死。这里主要介绍的是 ST 段抬高型心肌梗死。

ST 段抬高型心肌梗死在春、冬季发病较多，与气候寒冷、气温变化大有关，在清晨 6 时至中午 12 时发病最多，与交感神经活动增加、机体应激反应性增强有关。剧烈运动、过重的体力劳动、创伤、情绪激动、精神紧张、饱餐、急性失血、休克、发热、心动过速等引起的心肌耗氧增加、血供减少都可能诱发心肌梗死。一半以上的患者在发病前数日有乏力，胸部不适，活动时心悸、气急、烦躁、心绞痛等前驱症状，其中以新发生心绞痛或原有心绞痛加重最为突出。发病时，疼痛是最先出现的症状，疼痛部位和性质与心绞痛相同，但疼痛程度较重，持续时间较长，休息多不能缓解，患者常烦躁不安、出汗、恐惧、胸闷或有濒死感。患者疼痛剧烈时，还可能伴有频繁的恶心、呕吐和上腹胀痛等胃肠道症状。除了疼痛，患者还可出现发热、心动过速、心律失常、低血压、休克、心力衰竭等情况。少数患者无疼痛，一开始即表现为休克或急性心力衰竭。

ST 段抬高型心肌梗死是冠心病最危重的类型，强调及早发现，及早住院，并加强住院前的就地处理。治疗原则是保护和维持心脏功能，挽救濒死的心肌，防止梗死面积扩大，缩小心肌缺血范围，及时处理各种并发症，防止猝死，使患者不但能渡过急性期，且康复后还能保持尽可能多的有功能心肌。治疗包括监护和一般治疗、解除疼痛、抗血小板治疗、抗凝治疗、再灌注治疗、抗心律失常治疗、抗低血压和心源性休克治疗、治疗心力衰竭、并发症治疗、其他治疗、康复和出院后治疗等多个方面。对于病情稳定的患者，在出院后的最初 3—6 周体力活动应逐渐增加。鼓励患者恢复中等量的体力活动，如步行、体操和太极拳。如果 ST 段抬高型心肌梗死后 6 周患者仍能保持较好的心功能，则绝大多数都能恢复所有的正常活动。通过生活方式干预，进一步控制危险因素，可改善患者的预后。

（四）冠心病与心理

1. 双心医学

将关注精神心理卫生作为心脏健康整体防治体系的组成部分，进行规范化的诊疗，被称为"双心医学"，其中"双心"指的是心血管系统和精神心理卫生。事实上，心理与心脏之间的相互影响是相当复杂且常常互为因果的。"双心"作为一种医疗观念和模式，已越来越深入人心。

中医学里的"心"

在形神合一论的基础上，中医学认为"心主神明"。"心者，君主之官也，神明出焉"（《黄帝内经·素问·灵兰秘典论》），"心者，五脏六腑之大主也，精神之所舍也"（《黄帝内经·灵枢·邪客》），都指出了"心"的重要作用，即能够统摄人体的生理活动与心理活动。需要说明的是，这里的"心"，是中医藏象理论中的"心"，比现代医学解剖学中心脏的概念更为宽泛。结合情志致病学说，可以看出中医对"心"的认识，不仅有生理方面，也有心理方面，这与"双心医学"的理念十分接近。

2. 心理因素对冠心病的影响

神经调节和体液调节共同维持着机体的稳态。一般来说，在应激时，人体的交感神经系统被激活，交感神经末梢及肾上腺髓质释放大量儿茶酚胺进入血液，使心率加快，心收缩力加强，外周血管收缩，从而导致心肌耗氧量增加，血压升高，进而增加了冠心病患者急性心血管事件的发生风险。同时，儿茶酚胺与血小板上的受体结合，可激活血小板，促使血小板聚集，儿茶酚胺氧化还可产生大量的氧自由基，与血浆中低密度脂蛋白反应产生氧化型低密度脂蛋白，这些级联反应都会加重患者的动脉粥样硬化。近年来，动脉粥样硬化过程被认为是一种慢性的炎症反应。生理情况下，下丘脑-垂体-肾上腺皮质轴存在负反馈调节。但在应激时，这种负反馈抑制作用会减弱甚至失效，下丘脑-垂体-肾上腺皮质轴功能亢进，导致糖皮质激素被大量分泌。一方面，大量的糖皮质激素会使机体的糖代谢和脂肪代谢发生紊乱；另一方面，慢性持续过度的糖皮质激素分泌反而促使了炎症的发生，表现为 C 反应蛋白、肿瘤坏死因子-α、白介素-6 等炎症因子水平升高，这些因素都是冠心病发生发展的危险因素。

除了病理生理上的变化，当人们处于负性情绪时更易采用不健康的生活方式，例如吸烟、酗酒、不健康饮食等，对治疗建议的不依从也导致了冠心病风险增加。[1]

抑郁与冠心病的相关研究显示，抑郁是冠心病的独立危险因素，[2]有抑郁障碍

---

[1]   Robert M. Carney and Kenneth E. Freedland,"Depression and Coronary Heart Disease," *Nature Reviews Cardiology* 14，no. 3 (2017)：145-155.

[2]   Yong Gan et al.,"Depression and the Risk of Coronary Heart Disease：A Meta-Analysis of Prospective Cohort Studies," *BMC Psychiatry* 14，no. 371 (2014).

病史或抑郁症状较严重者发生冠心病和冠心病死亡的风险增加。[1] 对既往无冠心病史的个体而言,抑郁将会增加30%未来冠脉事件的风险,而在冠心病患者中,伴有抑郁的患者死亡风险约是不伴有抑郁者的2—5倍。[2] 抑郁症状与冠心病风险存在量效关系,抑郁症状的程度越严重,冠心病风险也越高。还有一些特殊亚型的抑郁,例如急性冠状动脉综合征后新发的抑郁、难治性抑郁、伴有躯体症状的抑郁,均会增加冠心病不良结局的风险,且这些亚型的抑郁与冠心病风险的相关性更强。在冠心病患者中识别并治疗抑郁,能够改善其预后。

焦虑对冠心病的影响证据虽然不如抑郁充分,但焦虑水平与冠心病患者的不良预后风险增加独立相关,焦虑可增加36%不良心血管事件风险。此外,焦虑与突发的心源性猝死相关,焦虑能增加冠状动脉疾病患者的死亡风险。[3]

3. 冠心病对心理的影响

冠心病所致的功能失调和症状往往也会对个体产生巨大的心理压力,引发患者的焦虑、恐惧、抑郁等负面情绪,特别是发病时剧烈的心绞痛和濒死感可以使患者进入应激状态。不仅如此,由冠心病导致的不良的心理和精神状态反过来又会影响冠心病的病情和预后,从而形成恶性循环。

在第一次经历心源性胸痛时,患者通常会采取否认的心理机制,表现为淡化发作事件的严重性,或是将其归因为消化系统疾病或其他不严重的与心脏无关的问题。过度否认有损健康,因为会使患者不能接受充分的治疗或延迟就医。

冠心病患者群体的抑郁障碍患病率为15%—30%,约是普通人群的2—3倍。[4] 在中国,一项纳入了27项研究,包括5 236例住院患者和1 353例社区患者的meta分析显示,冠心病患者抑郁的总体流行率为51%。[5] 性别差异方面,女性

---

[1] Robert Anda et al. , "Depressed Affect, Hopelessness, and the Risk of Ischemic Heart Disease in a Cohort of US Adults," *Epidemiology*, 1993, 285-294; John C. Barefoot and Marianne Schroll, "Symptoms of Depression, Acute Myocardial Infarction, and Total Mortality in a Community Sample," *Circulation* 93, no. 11 (1996): 1976-1980.

[2] Nancy Frasure-Smith, Francois Lespérance, and Mario Talajic, "Depression Following Myocardial Infarction: Impact on 6-Month Survival," *JAMA* 270, no. 15 (1993): 1819-1825; Carney and Freedland, "Depression and Coronary Heart Disease."

[3] Christopher M. Celano et al. , "Association Between Anxiety and Mortality in Patients with Coronary Artery Disease: A Meta-Analysis," *American Heart Journal* 170, no. 6 (2015): 1105-1115.

[4] Bernice Ruo et al. , "Depressive Symptoms and Health-Related Quality of Life: The Heart and Soul Study," *JAMA* 290, no. 2 (2003): 215-221.

[5] Ren Yanping et al. , "Prevalence of Depression in Coronary Heart Disease in China: A Systematic Review and Meta-Analysis," *Chinese Medical Journal* 127, no. 16 (2014): 2991-2998.

冠心病患者的抑郁较男性多,约是男性患者的两倍,且更严重。

不仅是抑郁,冠心病患者群体的焦虑也较自然人群明显增加,有13.4%—59.5%的冠心病患者在心血管事件发生后焦虑症状水平升高。普通人群广泛性焦虑障碍的患病率为2.9%,在冠心病群体中广泛性焦虑障碍的患病率则为5.5%。

另外,普通人群创伤后应激障碍的患病率为3%,但在冠心病患者群体中,创伤后应激障碍的比例高达32%。[1]

心　悸

心悸是指气血阴阳亏虚,或痰饮瘀血阻滞,心失所养,心脉不畅,引起心中急剧跳动,惊慌不安,不能自主为主要表现的情志病证。心悸的发生既有体质因素、饮食劳倦或情志所伤,亦有因感受外邪或药物中毒所致。其虚证者,多因气血阴阳亏虚,引起阴阳失调、气血失和、心神失养;实证者常见痰浊、瘀血、水饮、邪毒,而致心脉不畅、心神不宁。其病机关键为阴阳失调,气血失和,心神失养。其病位在心,但与肺、脾、肝、肾密切相关。

心悸的心理治疗方法:

言语疏导法——心悸患者中的焦虑现象较其他普通患者常见,有精神障碍症状的患者较无精神障碍症状的患者在进行动态心电图检查时更多报告有心脏症状,并将它们描述为重击感、无力、头昏眼花、眩晕,常反复发作,因此导致患者抑郁、过度关注自己的健康。此时,适当的言语疏导及支持疗法对于心悸患者的治疗和康复具有重要的意义。

移情易性法——在为患者实施常规治疗时,经常和患者在一起探讨一些与疾病无关,而让患者感兴趣的轻松话题,以缓解或转移患者的焦虑、失望情绪。

认知行为疗法——找出不合理的认知行为形成原因,分析心悸患者的个性行为特点,寻找心悸发病前后情绪及心理创伤、冲突和紧张事件,对不合理的认知进行暴露和纠正,打破旧的思维、情感和行为之间的恶性循环。

音乐疗法——由于心悸患者多焦虑及抑郁等不良情绪,因此音乐处方应选择优美动听,具有怡悦情志、解郁宁心功效的音乐。同时,也应根据不同疾病及患者的个体差异,如文化程度、爱好兴趣、欣赏水平、性格因素等来确定音乐处方。

---

[1]　Karina W. Davidson, Carmela Alcántara, and Gregory E. Miller, "Selected Psychological Comorbidities in Coronary Heart Disease: Challenges and Grand Opportunities. ," *American Psychologist* 73, no. 8 (2018): 1019-1030.

三、糖尿病

(一) 概述

糖尿病(diabetes mellitus,DM)是一组常见的以葡萄糖的脂肪代谢紊乱、血浆葡萄糖水平增高为特征的代谢内分泌疾病。全球约有 4.22 亿成人患有糖尿病,且大多数生活在发展中国家。[1] 我国是世界上糖尿病患者数量最多的国家,糖尿病的患病率正呈现快速上升的趋势,[2]成人糖尿病患病率已达 11.6%,糖尿病前期患病率估计为 50.1%,[3]表现出老年化、城市化、经济发达区域化的特点。糖尿病已成为继心脑血管疾病、肿瘤之后另一种严重危害人们健康的重要慢性非传染性疾病。

糖尿病的分型目前采用的是世界卫生组织在 1999 年提出的病因学分型标准。其中,1 型糖尿病为胰岛素分泌的绝对缺乏,2 型糖尿病主要为胰岛素抵抗和(或)胰岛素分泌障碍,特殊类型糖尿病的病因较多,如胰岛 β 细胞功能基因缺陷、胰岛素作用遗传性缺陷、胰腺外分泌病、内分泌疾病、药物或化学品、感染、少见的免疫介导、伴糖尿病的其他遗传综合征等,妊娠糖尿病则是指在妊娠期发生的糖尿病,已知是糖尿病的患者妊娠则不属于此型。由于 2 型糖尿病是糖尿病中最常见的类型(约 90%),这里将重点叙述。

(二) 2 型糖尿病

一般认为,2 型糖尿病是多因素共同作用的结果。2 型糖尿病的危险因素有糖尿病家族史、体重超重、不健康饮食、缺乏体力活动、年龄增加、高血压、种族、糖耐量异常、妊娠糖尿病病史、孕期营养不足等。其中,不良生活方式是 2 型糖尿病的主要原因,贡献约占 60%。不健康饮食、体力活动少、生活习惯的改变可导致肠道菌群失调、代谢紊乱,诱发机体产生慢性低度炎症,或称为代谢性炎症,损伤组织和器官,形成代谢性疾病,甚至代谢性炎症综合征。环境中的空气污染和水质污染也是重要的致病因素,如果个体长期暴露在细颗粒物 $PM_{2.5}$ 的环境下,将导致 2 型糖尿病的发病风险增加。

2 型糖尿病的起病较慢,早期无症状,往往需要通过体检发现。在症状期,患者的症状常轻重不等,典型的症状有多尿、多饮、多食、体重减轻,又被称为"三多

---

[1]　World Health Organization, *Global Report On Diabetes* (Geneva: World Health Organization, 2016).

[2]　Rui Li et al., "Increasing Prevalence of Type 2 Diabetes in Chinese Adults in Shanghai," *Diabetes Care* 35, no. 5 (2012): 1028-1030.

[3]　Yu Xu et al., "Prevalence and Control of Diabetes in Chinese Adults," *JAMA* 310, no. 9 (2013): 948-959.

一少"。尿量增大可引起机体失水,使患者口干烦渴,增加饮水量。虽然患者的进食量大,但常易饥饿,食欲亢进,且由于代谢失常,能量利用减少,患者可出现消瘦、疲乏、虚弱无力等表现。在临床上,有的患者还会有皮肤瘙痒、伤口愈合缓慢、视力模糊、四肢酸痛麻木、腰痛等表现。

糖尿病慢性并发症是糖尿病致残、致死的主要原因,常见的有糖尿病心血管并发症、糖尿病性脑血管病、糖尿病神经病变、糖尿病视网膜病变、糖尿病肾病、糖尿病足等。糖尿病患者还很容易反复发生感染,而且往往较严重,恢复慢,不仅会发生常见类型的感染,还会发生一些罕见类型的感染。

糖尿病的治疗是一个系统工程,控制血糖是糖尿病治疗的基本内容,饮食治疗、运动疗法、药物治疗、血糖监测与糖尿病患者自我管理以及糖尿病健康教育都是糖尿病治疗的重要组成部分。如果长期血糖控制不佳,将导致并发症的发生率增加,住院风险和医疗费用的增加,患者的生活质量下降,早期死亡率增加。采用健康的生活方式是管理 2 型糖尿病的基础,包括健康饮食、合理运动、不吸烟、维持健康体重等。当健康的生活方式不足以控制血糖水平时,还需要进行药物治疗。大部分的 2 型糖尿病可以通过健康饮食和合理运动预防。在饮食方面,需要调控每日摄入的总热量,均衡饮食,合理安排各种营养成分,规律、定量饮食,限制酒精摄入,并长期坚持。在运动方面,采用有氧锻炼与阻抗练习相结合的方式最有效。其中,有氧锻炼包括慢跑、游泳、骑自行车等运动,可以通过心率是否达标来判断是否达到了有氧运动。

(三) 糖尿病与心理

1. 糖尿病患者的依从性

良好的依从性是保证糖尿病治疗充分发挥作用的关键。但是,相比于艾滋病、关节炎、胃肠道疾病、肿瘤等疾病的患者,糖尿病患者的依从性较差。[1] 而依从性差,则可能导致血糖控制不达标,进而增加糖尿病并发症的发病风险及相关死亡。[2] 糖尿病患者治疗的依从性受到诸多因素的影响。患者的自我效能与其药物

---

[1]　M. Robin DiMatteo, "Variations in Patients' Adherence to Medical Recommendations: A Quantitative Review of 50 Years of Research," *Medical Care*, 42, no. 3 (2004): 200-209.

[2]　UK Prospective Diabetes Study (UKPDS) Group, "Intensive Blood-Glucose Control with Sulphonylureas or Insulin Compared with Conventional Treatment and Risk of Complications in Patients with Type 2 Diabetes (UKPDS 33)," *The Lancet* 352, no. 9131 (1998): 837-853; UK Prospective Diabetes Study (UKPDS) Group, "Effect of Intensive Blood-Glucose Control with Metformin on Complications in Overweight Patients with Type 2 Diabetes (UKPDS 34)," *The Lancet* 352, no. 9131 (1998): 854-865.

依从性存在相关,①抑郁可以通过自我效能影响患者的药物依从性,②而糖尿病相关心理痛苦也会影响患者的自我效能和治疗的依从性。糖尿病痛苦在糖尿病患者中十分常见,约 18%—45%的 2 型糖尿病患者存在糖尿病痛苦。糖尿病痛苦通常涉及显著的消极心理反应,与糖尿病自我管理中持续的行为要求和疾病的进展直接相关。③

2. 糖尿病与心理疾病的交互作用

曾有抑郁史、现患有抑郁和使用抗抑郁药物是 2 型糖尿病进展的危险因素,尤其是对那些有其他危险因素(如肥胖和 2 型糖尿病家族史)的个体。而糖尿病患者群体发生抑郁的风险也高于普通人群,④抑郁症状和抑郁障碍影响着约四分之一的 1 型糖尿病或 2 型糖尿病的患者。糖尿病与抑郁的关系可能是双向的,抑郁可通过生物学机制和心理社会行为机制影响血糖,导致高血糖或是糖尿病,而高血糖或是糖尿病又是加重抑郁的独立因素。处理糖尿病患者中的抑郁症状和抑郁障碍,有助于改善患者的健康结局。⑤

焦虑症状和焦虑障碍在糖尿病患者中也很常见。⑥ 对于 1 型糖尿病或 2 型糖尿病患者,一生患有广泛性焦虑障碍的比例约为 19.5%。⑦ 常见的与糖尿病相关的问题焦点包括害怕低血糖、血糖不达标、胰岛素输注或胰岛素注射。其中,害怕低血糖往往与觉察不到低血糖共同发生,通过干预训练糖尿病患者对低血糖症状

---

①　Jiezhong Zheng et al. , "Validation of Diabetes Medication Self-Efficacy Scale in Chinese with Type 2 Diabetes," *Patient Preference and Adherence* 12 (2018): 2517-2525.

②　Elizabeth Tovar et al. , "Mediators of Adherence Among Adults with Comorbid Diabetes and Depression: The Role of Self-Efficacy and Social Support," *Journal of Health Psychology* 20, no. 11 (2015): 1405-1415.

③　James E. Aikens, "Prospective Associations Between Emotional Distress and Poor Outcomes in Type 2 Diabetes," *Diabetes Care* 35, no. 12 (2012): 2472-2478; Lawrence Fisher et al. , "When Is Diabetes Distress Clinically Meaningful: Establishing Cut Points for the Diabetes Distress Scale," *Diabetes Care* 35, no. 2 (2012): 259-264.

④　Ryan J. Anderson et al. , "The Prevalence of Comorbid Depression in Adults with Diabetes: A Meta-Analysis," *Diabetes Care* 24, no. 6 (2001): 1069-1078.

⑤　Patrick J. Lustman et al. , "Depression and Poor Glycemic Control: A Meta-Analytic Review of the Literature. ," *Diabetes Care* 23, no. 7 (2000): 934-942.

⑥　K. J. Smith et al, "Association of Diabetes with Anxiety: A Systematic Review and Meta-Analysis," *Journal of Psychosomatic Research* 74, no. 2 (2013): 89-99.

⑦　C. Li, L. Barker et al. , "Diabetes and Anxiety in US Adults: Findings From the 2006 Behavioral Risk Factor Surveillance System," *Diabet Med* 25, no. 7 (2008): 878-881.

的感知,可以减少其对低血糖的恐惧。①

在糖尿病治疗的过程中,出现了根据患者自我报告的用药、饮食和运动行为无法解释的高血糖和体重减轻,则需要考虑进食障碍的筛查。胰岛素的使用有增加体重的风险,对于1型糖尿病患者,故意遗漏胰岛素的使用以诱导尿糖,进而达到减轻体重目标的行为是进食障碍的常见表现,对于需要使用胰岛素治疗的2型糖尿病患者,这一情况也经常出现。不过对于2型糖尿病患者,无法控制的过度食物摄入更为常见。有进食障碍的糖尿病患者血糖控制更为困难。

有研究显示,患有严重精神障碍的个体,例如精神分裂症,发生2型糖尿病的风险会增加。这可能与精神分裂症的患者普遍不健康的生活方式有关,但某些非典型抗精神病药物也有增加2型糖尿病的风险。因此,对于这类有严重精神障碍的患者,需要加强监测,协同管理。

糖尿病的历史起源

1874年,埃伯斯发现了一本写在纸莎草上的古埃及医书,经考证,这本医书创作于公元前1500年,其上记载的一种"多饮多尿"的疾病,便是最早的糖尿病。此外,隋代的《古今录验方》中也出现了"小便至甜"四个字,到了唐代,药王孙思邈还提出一种治疗糖尿病的饮食疗法,与现代医学观点不谋而合。从某种程度上来说,糖尿病是人类历史发展的必然。

若要追溯糖尿病起源,则不得不说人类早期文明,考古学家对比了以采集狩猎为生的旧石器时代人类和从事原始农业的新石器时代人类的骨骼,结果发现,后者的身体出现了严重退化,除了脑容量下降外,还伴随发育不良、缺钙、龋齿等症状。其实在采集狩猎时代,人类可选择的食物十分丰富:各种各样的肉类、野果,以及野生植物,它们保证了脂肪、纤维素与碳水化合物的摄取,使人类免于疾病困扰。然而,当人类进入农耕时代以后,小麦、稻米、玉米、马铃薯等植物却逐渐占了上风,人类的"食物清单"被规范化,数千年来一直没什么改变。糖尿病的本质是血糖升高,而血糖升高的原因,除了胰岛功能受损,再就是食物匮乏。大约在1.2万年前,全球进入冰河期,很多生物因无法适应低温环境相继灭绝,虽说人类受到的冲击不大,但食物来源的减少,难免会带来一些影响。农耕时代也是一样,

---

① D. Wild, et al., "A Critical Review of the Literature On Fear of Hypoglycemia in Diabetes: Implications for Diabetes Management and Patient Education," *Patient Education and Couseling* 68, no. 1 (2007): 10-15.

农作物产量极易受环境影响，干旱、洪涝、严寒都会造成"颗粒无收"的可怕后果。为了活下去，人类只能利用血糖调节自身——吃上一点食物，就可以迅速增加血糖含量。血糖可以保持一个人的体能，食物减少后，体能就会下降，也就没有力气劳作、捕猎，从而陷入恶性循环。无奈之下，人类只好做出改变，以便能快速将食物转化为血糖，这便是进化的标志之一。

近代以前，饥饿是一个全球性问题，"吃饱饭"已经成了几代人的共同心愿，他们不敢奢求吃的东西有多好，或者多有营养，只要能填饱肚子就心满意足了。然而到了现代，人类再也不用因食物而发愁了，尽管在食物种类上，古今并无多大差别，可是人类的体质，却很难在短时间内做出改变。换句话说，正常摄入营养也必然导致过剩，这是因为人类的身体结构，早已适应了"饥饿"时的血糖转化模式。此外，胎儿时期的饥荒与成年后的高血糖风险具有明显相关性，这一发现正好解释了为何中国人的身材没有美国人胖，却拥有更高糖尿病发病率的原因。也就是说，糖尿病是自我调节、适者生存的结果，不是一朝一夕能改变的。

第三节 ┃ 恶 性 肿 瘤

一、恶性肿瘤概述

(一) 定义与历史

肿瘤是细胞的异常增生,根据生长方式的不同,肿瘤的性质可以分为良性与恶性。良性肿瘤的生长能力有一定限度,通常为局部膨胀性生长,生长速度缓慢,虽然可以压迫邻近的组织器官,但通常不会侵蚀破坏邻近组织,也不会向远处转移。恶性肿瘤则表现为细胞的增生异常旺盛,自主性生长迅速,相对不受机体的限制,并且具有侵袭性和转移性,常常侵犯邻近正常的组织,通过血管、淋巴管和体腔转移扩散到身体的其他部位,如未经有效治疗,可能导致死亡。异常增生的肿瘤细胞与正常细胞在形态、代谢、功能上均有所不同。通常,上皮组织来源的恶性肿瘤被称为"癌",间叶组织来源的恶性肿瘤被称为"肉瘤",但广义上"癌"或"癌症"则泛指所有的恶性肿瘤。

肿瘤的历史十分悠久,早在我国河南安阳殷墟出土的距今 3 000 多年的甲骨文里就已经有了对肿瘤的相关描述。在古埃及的草纸文上也发现了关于体表肿瘤的记载。在我国现存最早的一部医籍《黄帝内经》中"肠覃"的病名和相关的临床表现,被认为可能是现代的肠癌。而古希腊希波克拉底则是描述了胃和子宫的恶性肿瘤。"癌"字的第一次出现,是在宋朝东轩居士的《卫济宝书》里。但结合书中上下文来看,"癌"与恶性肿瘤的表现并不完全相同。最先使用"癌"来表达恶性肿瘤的文献应属公元 1264 年杨士瀛的《仁斋直指方论》:"癌者,上高下深,岩穴之状,颗颗累垂,裂如瞽眼,其中带青,由是簇头,各露一舌,毒根深藏,穿孔透里,男则多发于腹,女则多发于乳,或项或肩或臂,外证令人昏迷。"19 世纪,随着显微镜的发明、细胞学说的确立,研究者开始从细胞水平认识肿瘤。进入 20 世纪,人类对肿瘤的认识突飞猛进,癌症相关的阐述越来越多,化学致癌、物理致癌、感染致癌等一系列理论学说被证实,分子生物学的迅猛发展也为肿瘤学研究进入分子水平奠定了重要的基础。而癌基因和抑癌基因的发现,不仅使人类对恶性肿瘤的发生机制有了更深入的了解,也促进了恶性肿瘤的早期诊断和基因治疗的发展。

（二）流行病学

随着传染性疾病死亡率的下降,非传染性疾病的死亡率呈上升趋势。据世界卫生组织报道,恶性肿瘤是全球的第二大死因,2015 年导致了 880 万人死亡。从全球的情况来看,近六分之一的死亡由癌症造成,近 70% 的癌症死亡发生在低收入和中等收入国家。世界卫生组织下属的国际癌症研究机构（International Agency for Research on Cancer，IARC）在 2020 年发布的《世界癌症报告》中指出,癌症已成为导致人类在 70 岁以前过早死亡的主要原因。[1] 在世界上的 183 个国家中,有 134 个国家恶性肿瘤位列过早死因的首位或第二位,有 45 个国家恶性肿瘤位列过早死因的第三位或第四位。在 2016 年,全球约有 1 520 万年龄在 30—69 岁的非传染性疾病患者死亡,其中,因癌症死亡的人数约有 450 万,占 29.8%。据统计,2018 年,世界范围内发病率在前三位的恶性肿瘤分别为肺癌（11.6%）、乳腺癌（11.6%）和结直肠癌（10.2%）,死亡率在前五位的恶性肿瘤分别为肺癌（18.4%）、结直肠癌（9.2%）、胃癌（8.2%）、肝癌（8.2%）和乳腺癌（6.6%）;对于男性而言,发病率在前三位的恶性肿瘤分别为肺癌（14.5%）、前列腺癌（13.5%）和结直肠癌（10.9%）,死亡率在前三位的恶性肿瘤分别为肺癌（22.0%）、肝癌（10.2%）和胃癌（9.5%）;对于女性而言,发病率在前三位的恶性肿瘤分别为乳腺癌（24.2%）、结直肠癌（9.5%）和肺癌（8.4%）,死亡率在前三位的恶性肿瘤分别为乳腺癌（15.0%）、肺癌（13.8%）和结直肠癌（9.5%）。[2]

近几十年来,我国恶性肿瘤的发病率和死亡率均呈持续上升趋势。统计数据显示,2015 年,全国新发恶性肿瘤病例约 392.9 万例,其中男性约 215.1 万例,女性约 177.8 万例,城市地区新发恶性肿瘤病例数占全国新发恶性肿瘤病例数的 59.86%,高于农村地区,恶性肿瘤发病率为 285.83/10 万（男性为 305.47/10 万,女性为 265.21/10 万）,城市地区恶性肿瘤发病率为 304.96/10 万。[3] 在 30 岁以前,恶性肿瘤的发病率相对较低,随着年龄的增加,恶性肿瘤的发病率逐渐上升,到 80 岁年龄组达到发病高峰,80 岁以上年龄组的发病率略有下降。在我国,发患者数在前五位的恶性肿瘤依次为肺癌、胃癌、结直肠癌、肝癌和乳腺癌,具体情况

---

[1]　Wild Christopher P. , Weiderpass Elisabete, and Stewart Bernard W. , *World Cancer Report：Cancer Research for Cancer Prevention* (Lyon, France：International Agency for Research on Cancer, 2020).

[2]　Freddie Bray, et al. , "Global Cancer Statistics 2018：GLOBOCAN Estimates of Incidence and Mortality Worldwide for 36 Cancers in 185 Countries," *CA：A Cancer Journal for Clinicians* 68, no. 6 (2018)：394-424.

[3]　郑荣寿、孙可欣、张思维等:《2015 年中国恶性肿瘤流行情况分析》,《中华肿瘤杂志》2019 年第 1 期,第 19-28 页。

如表 4 - 2 所示。在死亡情况方面,恶性肿瘤死亡占居民全部死因的
23.91%。① 2015 年,全国恶性肿瘤死亡病例约 233.8 万,其中男性约 148.0 万
例,女性约 85.8 万例,城市地区恶性肿瘤死亡例数占全国恶性肿瘤死亡例数的
56.93%,高于农村地区,恶性肿瘤死亡率为 170.05/10 万(男性为 210.10/10 万,
女性为 128.00/10 万),城市地区恶性肿瘤死亡率为 172.61/10 万。与发病率的
变化趋势类似,恶性肿瘤的死亡率在一定范围内随着年龄的增加逐渐上升。如果
按死亡人数排序,我国死亡人数在前五位的恶性肿瘤依次为肺癌、肝癌、胃癌、食
管癌和结直肠癌,具体情况如表 4-3 所示。

表 4-2　2015 年我国发患者数较高的恶性肿瘤

排序	总体	男性	女性	城市地区	农村地区
第一位	肺癌	肺癌	乳腺癌	肺癌	肺癌
第二位	胃癌	胃癌	肺癌	结直肠癌	胃癌
第三位	结直肠癌	肝癌	结直肠癌	乳腺癌	肝癌
第四位	肝癌	结直肠癌	甲状腺癌	胃癌	食管癌
第五位	乳腺癌	食管癌	胃癌	肝癌	结直肠癌

表 4-3　2015 年我国死亡人数较高的恶性肿瘤

排序	总体	男性	女性	城市地区	农村地区
第一位	肺癌	肺癌	肺癌	肺癌	肺癌
第二位	肝癌	肝癌	胃癌	肝癌	肝癌
第三位	胃癌	胃癌	肝癌	胃癌	胃癌
第四位	食管癌	食管癌	结直肠癌	结直肠癌	食管癌
第五位	结直肠癌	结直肠癌	乳腺癌	食管癌	结直肠癌

(三) 病因及发生发展过程

恶性肿瘤的发病是涉及多种因素、多个阶段的病理过程。与恶性肿瘤发病相
关的因素主要有化学致癌因素、物理致癌因素、生物致癌因素、遗传因素、炎症因
素、营养因素、心理社会因素等。多种因素之间的相互作用,引起了正常细胞的恶

---

① 参见国家卫生和计划生育委员会统计信息中心、中国疾病预防控制中心慢性非传染性疾病预防控
制中心:《中国死因监测数据集 2016》,中国科学技术出版社 2017 年版。

变,导致了恶性肿瘤的发生。

一般认为,恶性肿瘤的发生发展过程大致可以分为激发、促进、进展、转移等几个阶段。环境因素可启动肿瘤发生,影响细胞的增殖和分化,并在促进和进展阶段进一步作用。国际癌症研究机构通过对现有致癌证据(包括在人类、在实验动物上的致癌证据和致癌机制证据)的综合系统分析,将致癌物进行分类:其中,1类为明确的人类致癌物,有120种;2A类为对人很可能致癌,有83种;2B类为对人可能致癌,有314种;3类为对人的致癌性无法分类,有500种。化学致癌物能引起人或动物形成肿瘤,例如烟草烟雾成分、黄曲霉毒素、砷等化学致癌物都已被证明具有致癌作用。常见的化学致癌物包括苯类、多环芳香烃类、芳香胺和偶氮染料类、亚硝胺类等物质,广泛存在于煤烟、工业废气、某些人工合成染料、着色剂、熏肉、咸鱼、酸菜等人类生产生活环境中。物理致癌因素方面,紫外线照射与电离辐射都能够引起遗传物质的改变,进而导致肿瘤的发生。某些病毒、细菌、寄生虫等生物致癌物也有一定致癌作用,例如乙型肝炎病毒感染、丙型肝炎病毒感染与原发性肝细胞癌的发病密切相关,幽门螺杆菌感染会增加胃癌发生风险,人乳头瘤病毒、Epstein-Barr病毒则与多种恶性肿瘤有关。这些感染会使机体产生慢性炎症反应,通过诱导基因突变、促新血管生成、引起局部免疫抑制等途径促进肿瘤的发生和进展。

恶性肿瘤的发生存在一定程度的种族分布差异、家族聚集性现象,提示了遗传因素在肿瘤发生中的重要作用。事实上,个体的遗传特性是决定肿瘤易感性的重要因素。正常情况下,人体内细胞的增殖、分化、凋亡等过程受到基因的调控,当这些基因发生突变,就可能导致细胞的正常调节受到破坏。目前认为,癌基因和抑癌基因是肿瘤发生通路上的关键基因。癌基因的表达产物能促进细胞的增殖,因此,当癌基因发生突变或过度表达时,细胞就可能发生过度增生。而抑癌基因的表达产物能抑制细胞的增殖,如果抑癌基因发生结构与功能的改变或抑癌基因丢失时,细胞也可能发生过度增生。如果个体通过遗传获得的突变基因是这类关键基因,或是能增高个体对环境因素作用敏感性的基因,或是有利于癌细胞生长的基因,就可能促使个体更早地发生肿瘤。

心理社会因素也与恶性肿瘤的发病有关。人体在抑郁、焦虑、应激等状态下,下丘脑-垂体-肾上腺轴被激活,糖皮质激素的分泌增加,交感神经系统的活性发生改变,抵抗癌症的免疫系统功能下降,增加了恶性肿瘤的发病风险。与此同时,吸烟、酗酒、不健康饮食、缺乏运动等不良生活方式也会增加恶性肿瘤的发生风险。

（四）治疗及预防

目前,恶性肿瘤的治疗手段呈现出多样化的特点,不仅有外科手术治疗、放射治疗、化学治疗等主要治疗手段,介入治疗、生物治疗、营养治疗、心理治疗、中医药治疗等治疗手段的运用也有效改善了恶性肿瘤患者的生活质量。这些各不相同的治疗手段大体可以归纳为局部治疗手段和全身治疗手段两大类。局部治疗手段包括外科手术治疗、放射治疗、介入治疗。全身治疗手段有化学治疗、生物治疗、营养治疗、心理治疗、中医药治疗等。局部治疗主要针对局限性的实体恶性肿瘤,临床上往往采用的是以外科手术治疗为主的治疗方案。相比较而言,全身治疗则更注重于控制肿瘤全身进展等总体情况。局部治疗与全身治疗各有优点,也各有不足,可以相互补充。恶性肿瘤的治疗需要全方位、多学科综合治疗,不仅要延长患者的生存期,也要改善和提高患者的生活质量。这里需要说明的是,多学科综合治疗并不是将不同治疗手段进行简单叠加,而是需要根据患者整体的身心状况和具体的肿瘤情况,有计划、合理地运用不同学科的各种有效治疗方法,以形成最佳的个体化治疗方案。

约有 30%—50% 的癌症是可以预防的。通过避免危险因素和落实现有的循证预防策略,能有效减少癌症导致的过早死亡。在我国,由慢性感染引起的癌症死亡人数最多,常见的感染致癌因子有幽门螺杆菌、乙型肝炎病毒、丙型肝炎病毒、人乳头瘤病毒等。因此,通过及时治疗已被感染的人群、推广疫苗预防接种和采取其他公共卫生措施做好慢性感染的防控工作十分有必要。在全球范围内,烟草使用造成了约 22% 的癌症相关死亡,因此不吸烟(包括卷烟和无烟烟草),不被动吸烟,避免通过其他方式接触烟草,对于癌症的预防同样很重要。在饮食营养方面,世界癌症研究基金会及美国癌症研究所给出的预防建议有:食用全谷物、非淀粉类蔬菜、水果和豆类食物,限制食用西式快餐和其他高脂肪、高淀粉或高糖的加工食物,限制食用红肉(如牛肉、猪肉和羊肉),少吃甚至避免吃加工肉类制品,限制饮用加糖调味饮料,最好不要饮酒,不要使用补充剂来预防癌症,可以的话让母亲给婴儿喂哺母乳,以及确诊后遵循专业医疗人员的建议等。[1] 其他的病因学预防措施如维持健康的体重,多做体能活动并将其作为日常生活的一部分,避免过度的阳光照射,控制环境和职业暴露的危害等也有助于降低癌症风险。在癌症的二级预防中,如果能对病例做到早发现、早诊断、早治疗,就可以降低癌症的死

---

[1]　World Cancer Research and American Institute for Cancer Research, *Diet*, *Nutrition*, *Physical Activity and Cancer*: *A Global Perspective*: *A Summary of the Third Expert Report* (London, UK: World Cancer Research Fund International, 2018).

亡率。通过肿瘤普查、定期体检、自我检查等方法,有助于发现在癌症早期、甚至在癌前病变阶段时的病灶,及时诊治不仅能减少治疗费用,还能够提高存活率。对于一些常见类型的癌症如乳腺癌、宫颈癌、结直肠癌,如果能做到早期诊断和充分治疗,还会有较高的治愈率。在癌症的三级预防中,通过合适的临床治疗可以治愈一些癌症或是大幅度地延长生命,对于一些已无法治愈的癌症晚期患者,为了缓解癌症引起的症状,提高患者及其家人的生活质量,可以采用姑息治疗。姑息治疗可以缓解 90% 以上的癌症晚期患者的身体、社会心理和精神问题。

二、常见恶性肿瘤

(一) 肺癌

肺癌是原发性支气管肺癌的简称,是严重危害人类健康的疾病。流行病学研究显示,肺癌位居我国恶性肿瘤发病和死亡的首位。2015 年,我国新发肺癌病例约为 78.7 万例(其中男性约 52.0 万例),发病率为 57.26/10 万,死亡人数约为 63.1 万例,死亡率为 45.87/10 万。[1]

肺癌的病因和发病机制尚未完全清楚。目前普遍认为,吸烟是肺癌最主要的致病因素,是肺癌死亡率进行性增加的首要原因。全球范围内,约有 80%—85% 的肺癌可归因于吸烟。烟雾中含有 8 000 多种化学物质,其中至少有 70 种致癌物,例如多环芳香烃类、亚硝胺类、芳香胺类、苯类。对于男性吸烟者,其发生肺癌的危险性是从不吸烟者的 25.3 倍,而对于女性吸烟者,其发生肺癌的危险性则是从不吸烟者的 22.9 倍。吸烟量和吸烟时间的长短与肺癌的发病与死亡呈正相关,开始吸烟的年龄越小,吸烟时间越长,吸烟量越大,肺癌的发病率和死亡率越高。除了烟草使用,大气污染、室内微环境污染、工业生产中接触致癌物、遗传和基因改变等也是肺癌的危险因素。

早期肺癌患者往往无任何症状,需靠筛查发现。随着病情的进展,肺癌的临床症状与肿瘤部位、大小、病理类型、是否压迫或侵犯邻近器官、有无转移等情况密切相关,根据部位通常可以分为支气管-肺局部、肺外胸内扩展、胸外转移和非转移性胸外表现四类。咳嗽、咯血、呼吸困难、胸闷胸痛是肺癌最常见的症状。咳嗽多表现为刺激性干咳,血痰通常为痰中带血点、血丝或间断性的小量咯血,大量咯血则少见。肿瘤造成的支气管阻塞还会引起阻塞性肺炎和肺不张,表现出现呼吸困难、胸闷胸痛、发热等症状。当肿瘤向肺外生长进入胸腔、胸壁、纵隔或压迫

---

① 郑荣寿、孙可欣、张思维等:《2015 年中国恶性肿瘤流行情况分析》,《中华肿瘤杂志》2019 年第 1 期,第 19—28 页。

侵犯邻近组织结构时,可以产生相应的症状,如原发肿瘤或转移性淋巴结压迫或侵犯喉返神经可引起声音嘶哑。肺癌发生胸外转移后,按照转移器官的不同而产生不同的临床症状,例如转移到大脑可产生头痛、恶心、呕吐、精神状态异常等症状,而转移到骨后可出现骨痛和病理性骨折。还有一部分肺癌患者,会出现与肿瘤远处转移无关的缺乏特异性的全身症状,多为肿瘤产生的异常生物学活性物质导致。

肺癌的分期对临床治疗方案的选择和预后的判断有重要意义。美国联合癌症分类委员会和国际抗癌联盟共同制定的 TNM 肿瘤分期是临床中最为常见的肿瘤分期系统。肺癌的治疗上,多采取以外科手术为主的多学科综合治疗。但遗憾的是,许多肺癌患者在确诊时已是中晚期,五年生存率并不高。在肺癌的预防方面,尽量避免肺癌的危险因素,不吸烟和戒烟,并通过定期体检等方法,做到早发现、早诊断、早治疗,有助于降低肺癌的发病率,提高肺癌的生存率。

(二) 消化系统恶性肿瘤

消化系统包括消化管和消化腺两部分。消化管是指从口腔到肛门的管道,可分为口腔、咽、食管、胃、小肠(十二指肠、空肠和回肠)和大肠(盲肠、阑尾、结肠、直肠和肛管)。消化腺按体积的大小和位置不同,可分为大消化腺和小消化腺两种,大消化腺位于消化管壁外,成为一个独立的器官,如大唾液腺、肝和胰,小消化腺则分布于消化管壁内,如唇腺、颊腺、舌腺、食管腺和胃腺和肠腺等。

在我国,消化系统恶性肿瘤中发病率最高的三种是胃癌、结直肠癌、肝癌,死亡率最高的三种是肝癌、胃癌、食管癌。这里主要介绍四种常见的消化系统恶性肿瘤。

1. 食管癌

在世界范围内,食管癌发病存在较大的地理差异。我国食管癌的发病率较高,死亡率也较高。虽然食管癌的确切病因尚未完全清楚,但已有证据显示遗传易感性、胃食管反流病、肥胖、吸烟、饮酒、食物中缺乏水果和蔬菜、低社会经济地位、口腔卫生差、室内空气污染等都是食管癌的危险因素。进行性吞咽困难是食管癌的典型症状,其他常见症状包括胸背持续性疼痛、呕吐黏液、严重消瘦和脱水等,但在早期,患者的症状常不明显。目前,以手术为主的多学科综合治疗也是食管癌治疗的最主要方式,如果能早发现、早诊断、早治疗,可有效提高患者的五年生存率。

2. 胃癌

胃癌在我国是临床上最常见的消化系统恶性肿瘤,其发病率和死亡率均较高。幽门螺杆菌感染是引发胃癌的重要致病因素，而全球将近有半数的成人患有幽门螺杆菌感染。除了幽门螺杆菌感染，胃癌的危险因素还有环境因素，包括饮食上采用高盐饮食和食用盐渍食品，新鲜水果和蔬菜的摄入量过少等，以及遗传因素、癌前状态等。早期胃癌缺乏典型的临床表现，进展期胃癌可出现上腹疼痛、食欲减退、消瘦、呕血、黑便等症状。在治疗上，早期胃癌可通过标准根治手术治愈，但对于晚期胃癌患者，绝大部分已失去通过根治手术治愈的可能。总体而言，以手术为主的多学科综合治疗仍占据着主导地位。由于胃癌患者诊断时胃癌多已进展，因此存活率较低。通过病因学预防及二级预防措施能有效降低胃癌的发病率和死亡率。

3. 结直肠癌

结直肠癌，又称为大肠癌，包括结肠癌和直肠癌。结直肠癌的地理分布存在差异。一般来说，人类发展指数较高的地区发病率高，社会经济状况较差的地区死亡率高。我国正处于快速转型时期，近年来结直肠癌的发病率和死亡率均呈现出上升趋势。研究表明，约有 39.4% 的结直肠癌是生活方式导致的，例如在饮食上过量食用红肉和加工肉类、饮用含酒精饮料、蔬菜水果摄入量不足、吸烟、缺乏体力活动等。遗传因素在结直肠癌的发病中也起着重要的作用。另外，肥胖、2 型糖尿病、炎症性肠病、腺瘤等多种慢性疾病和环境因素也会增加结直肠癌的发生风险。早期结直肠癌患者常无症状，随着病情的发展，患者可出现排便习惯与粪便性状改变、腹痛、腹部肿块、肠梗阻、贫血、消瘦、发热、无力等临床表现，其中首诊症状又以便血为最多。结直肠癌的治疗方面，外科手术仍是最重要的治疗手段之一，采用多学科综合治疗的模式有助于更好地提高疗效和改善患者的生活质量。相比于肺癌、食管癌、胃癌、肝癌，结直肠癌的五年生存率较高。通过采用健康的生活方式，如健康的饮食方式，包括摄入充足的水果与蔬菜、全谷物、坚果与豆类，以及增加体力活动，能有效降低结直肠癌的发生风险。对于结直肠癌的高危人群，定期进行大便隐血检查和内镜检查，有助于降低结直肠癌的发病率与死亡率。

4. 肝癌

原发性肝癌（简称肝癌）有多种不同的病理学类型。由于不同类型之间差异较大，而肝细胞癌占肝癌的 80% 以上，是肝癌最主要的类型。因此，这里主要以肝细胞癌为例介绍肝癌。世界范围内，从出生到 75 岁，男性肝癌的累积发病率为 1.6%，累积死亡率为 1.5%。女性肝癌的累积发病率为 0.6%，累积死亡率为 0.5%。不同国家和地区的肝癌发病率和死亡率存在差别。[①] 我国是肝癌的高发

---

① 参见 Christopher P., Elisabete, and Bernard W., *World Cancer Report*。

区。肝癌的主要危险因素有乙型肝炎病毒感染、丙型肝炎病毒感染、饮酒、黄曲霉毒素暴露、肝吸虫感染、肥胖与糖尿病、吸烟、细颗粒物暴露、遗传因素等。从全球来看,肝癌死因的33％可归于乙型肝炎病毒感染,30％可归于饮酒,21％可归于丙型肝炎病毒感染,16％可归于其他原因。肝癌起病隐匿,病情进展至中晚期时可有肝区疼痛、食欲减退、乏力、消瘦等临床表现,治疗上需根据患者的具体情况进行规范的个体化治疗。肝癌的预后差,死亡率高,做好肝癌的预防至关重要。其中,预防乙型肝炎病毒感染和丙型肝炎病毒感染是防治肝癌的重要措施。通过人群普查、高危人群筛查随访、定期体检等方法尽可能发现早期肝癌患者,并尽早进行规范化的治疗,有助于提高肝癌的生存率。

(三) 乳腺癌

乳腺癌是女性最常见的恶性肿瘤之一,其发病率与死亡率均位居全球女性恶性肿瘤的首位。相比于一些北欧、北美的国家和地区,我国属乳腺癌的低发区。最新流行病学数据显示,乳腺癌的患者主要为女性,乳腺癌居我国女性恶性肿瘤发病的首位,每年约有30.4万人发病。[①] 在一定范围内,乳腺癌的发病率随着年龄的增长而增加。

随着科技的进步,影响乳腺癌易感性的遗传因素越来越被人们所了解。生殖因素、生活方式因素、环境因素等也被证明与乳腺癌的发生风险有关。生殖因素包括初潮年龄较大、绝经较早、首次生育年龄较小、母乳喂养等有助于降低乳腺癌的风险。而乳腺癌家族史、个体既往乳腺良性增生疾病史、频繁进行乳腺 X 光检查、电离辐射暴露、不健康饮食、饮酒、吸烟、缺乏体力活动、绝经前偏瘦、绝经后肥胖、经期使用绝经后激素治疗、经期使用口服避孕药等则会增加乳腺癌的风险。在一些流行病学研究中,社会经济状况也与乳腺癌风险相关,这可能是不同社会经济状况下分娩、首次生育、使用性激素治疗以及在筛查体检等方面存在差异导致的。

乳腺癌常见的首发表现是乳房无痛性肿块。在病情的不同阶段,乳腺癌患者还可能出现乳房皮肤局部改变,如出现酒窝症、橘皮样变、红肿、局部温度升高、溃疡等,乳头回缩凹陷、溢液、糜烂等,区域淋巴结肿大,乳房疼痛等局部表现,以及全身转移的临床表现。根据原发肿瘤、区域淋巴结转移、远处转移的情况,可以对乳腺癌进行 TNM 分期。

乳腺癌的多学科综合治疗包括外科手术治疗、放射治疗、化学治疗、内分泌治

---

① 郑荣寿、孙可欣、张思维等:《2015 年中国恶性肿瘤流行情况分析》,《中华肿瘤杂志》2019 年第 1 期,第 19—28 页。

疗、靶向治疗等,具体应用时需综合多方面的因素,在个体化的基础上确定治疗方案。随着诊治水平的提高,早期乳腺癌患者的五年生存率可达95%。对于绝经前的女性,避免饮酒、保持健康的体重、每日30分钟以上的体力活动、采用健康饮食、进行母乳喂养等措施能有效减少乳腺癌的风险。对于绝经后的女性,避免饮酒、保持健康的体重、每日30分钟以上的体力活动、避免使用雌激素与黄体酮的绝经后激素疗法等也能有效减少乳腺癌的风险。对于乳腺癌的高危人群,还可以使用乳腺癌治疗药物他莫昔芬来降低乳腺癌的风险。

三、肿瘤与心理

(一)心理社会肿瘤学

心理社会肿瘤学是一门新兴的交叉学科,涵盖了心理学、社会学与肿瘤学的诸多领域,包括心理、行为、社会因素在肿瘤发生发展与转归中的作用,癌症患者及其家属在疾病发展各阶段所出现的心理问题,癌症患者的心理社会干预等。

(二)癌症患者常见的心理反应与心身相关障碍

前已述及心理社会因素对癌症发病和进展的影响,这里主要介绍癌症患者常见的心理反应与心身相关障碍。一般来说,个体应对癌症诊断和治疗的能力会随着病程的变化而变化。当然,疾病本身、患病前自我调整的水平、癌症威胁患者在特定年龄阶段需要实现的自身发展目标及需要完成的任务、文化精神宗教上的看法、目前能够提供情感支持的人、躯体和心理康复的潜能、患者自身的人格特征和应对方式、患病前丧失方面的经历等都可能影响患者的应对。

1. 抑郁

癌症患者中伴发抑郁的比例高于普通人群抑郁的患病率。与抑郁高度相关的癌症类型有口咽部的癌症、胰腺癌、乳腺癌和肺癌等。癌症患者出现抑郁可能与多种因素有关,如与癌症诊断和治疗有关的压力治疗药物、营养不足、内分泌紊乱、脑转移与脑膜疾病,以及之前存在的精神障碍复发等。特别是原本身体状况较差、疾病进展、有抑郁障碍病史、有其他严重的生活压力或丧失的患者,存在抑郁的高发风险。在癌症或是癌症治疗过程中患者可出现体重减轻、食欲减退、疲劳、精力不足等表现,但这些症状同样可能出现在抑郁障碍的患者中,因此临床上要诊断癌症患者有抑郁障碍并不容易,更多需要依赖于心理症状,抑郁障碍也常被漏诊。

2. 焦虑

在面对癌症带来的威胁、不确定感和失控状况时,出现焦虑也是很常见的。

在经历了最初对诊断的震惊和否认之后,癌症患者往往会表现出典型的焦虑和易激惹。在一些特殊的时间点上,如开始新的治疗、疾病复发或进展时,癌症患者也很容易出现焦虑。焦虑不仅能加重癌症患者的疼痛感受,对于一些特定恐怖症的患者,还可能阻碍患者接受相关的检查和治疗。

3. 创伤后应激障碍

癌症的诊断和治疗通常都是带有压力和创伤性的,因此,临床上也会见到一些与癌症相关的创伤后应激障碍的患者。一般来说,年龄小、受教育水平低、收入低、疾病进展和住院时间长的癌症患者,出现创伤后应激障碍的症状多。

4. 癌症疼痛

癌症疼痛在恶性肿瘤患者中非常普遍。国际疼痛研究协会认为疼痛是一种与实际或潜在组织损伤,或描述这类损伤相关的不愉快的感觉和情感体验。[1] 癌症患者的疼痛往往具有复杂性,不仅包括癌症本身和癌症治疗导致的疼痛,也包括癌症相关的疼痛和非癌症因素导致的疼痛。疼痛管理非常重要,疼痛症状的控制与患者的生活质量密切相关。如果疼痛得不到理想的缓解,受疼痛折磨的患者可出现精神症状和精神障碍,甚至自杀行为。

5. 癌症相关性疲劳

出现癌症相关性疲劳也是恶性肿瘤患者的常见表现。根据美国国立综合癌症网络临床实践指南中的定义,癌症相关性疲劳是一种痛苦的、持续的、主观的,有关躯体、情感或认知方面的疲乏感或疲惫感,与近期的活动量不符,与癌症或癌症的治疗有关,并且妨碍日常功能。[2] 与普通人群的疲劳感不同,癌症相关性疲劳往往起病快,程度重,不易缓解,持续时间长,可在癌症的治疗和康复中长期存在,严重影响了患者的生活质量。

6. 癌症心理痛苦

为了减少污名化,让患者更容易接受,也为了更好地测量,美国国立综合癌症网络临床实践指南中选用了"心理痛苦"这一术语,来表示这种由多重因素引起的,可能会干扰患者有效应对癌症、躯体症状以及治疗的能力的心理(例如认知、行为和情感)、社会、精神、和/或躯体不愉快的体验。[3] 心理痛苦是一个连续体,范

---

① See Harold Merskey et al., *Classification of Chronic Pain：Descriptions of Chronic Pain Syndromes and Definitions of Pain Terms* (Seattle：IASP Press, 1994).

② Ann M. Berger et al., "Cancer -Related Fatigue, Version 2. 2015," *Journal of the National Comprehensive Cancer Network* 13, no. 8 (2015)：1012-1039.

③ Michelle B. Riba et al., "Distress Management, Version 3. 2019, NCCN Clinical Practice Guidelines in Oncology," *Journal of the National Comprehensive Cancer Network* 17, no. 10 (2019)：1229-1249.

围从脆弱、悲伤、恐惧这些普遍的正常感受到抑郁、焦虑、恐慌等可能导致功能丧失的问题。心理痛苦管理是医疗上重要的组成部分，需要跨学科的团队合作来实现。

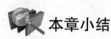 **本章小结**

　　本章基于生物-心理-社会的现代医学模式，对几种常见的慢性疾病作了简要的介绍。第一节是总论，介绍了慢性疾病与心身相关障碍的概念、患者的生活质量评价以及疾病治疗与管理中几个需要关注的地方。第二节与第三节是分论部分，主要从定义、分类、流行病学、病因、临床表现、治疗、预防、与心理的关系等方面对每一类疾病进行介绍。其中，第二节介绍了高血压病、冠状动脉粥样硬化性心脏病和糖尿病，第三节介绍了恶性肿瘤。

思考题

　　1. 请列举三种以上的慢性疾病。
　　2. 对冠心病患者，重点需要关注哪些心理问题？
　　3. 怎样从日常生活上预防恶性肿瘤？

第五章
CHAPTER 5

医疗与保健机构

在日常生活中，一个健康的人看似不太会接触到医疗保健，但其实我们的一生从开始到结束，都离不开医疗保健。在医院中，我们出生，并开始这段人生的旅程；在生活中，我们享受着公共卫生服务带来的福利而毫无察觉；当生病时，我们要去医院看病治疗；有时候，我们也会采取一些保健措施来保持健康；在最后，我们通常也是在医院离开人世。这一切都离不开医疗保健。本章将医疗卫生体系、医院以及保健进行简要介绍。

第一节　医疗卫生体系

一、我国的医疗卫生体系

我国的医疗卫生体系主要由卫生服务体系、卫生筹资体系和卫生监管体系构成。下文中将主要介绍医疗卫生服务体系和医疗卫生筹资体系。

（一）医疗卫生服务体系

1. 医疗卫生服务体系的机构设置

根据国务院印发的《全国医疗卫生服务体系规划纲要（2015—2020 年）》[1]，我国的医疗卫生服务体系如图 5.1 所示，其主要包括医院、基层医疗卫生机构和专业公共卫生机构等。医院分为公立医院和社会办医院。其中，公立医院分为政府办医院（根据功能定位主要划分为县办医院、市办医院、省办医院、部门办医院）和其他公立医院（主要包括军队医院、国有和集体企事业单位等举办的医院）。县级以下为基层医疗卫生机构，分为公立和社会办两类。专业公共卫生机构分为政府办专业公共卫生机构和其他专业公共卫生机构（主要包括国有和集体企事业单位等举办的专业公共卫生机构）。根据属地层级的不同，政府办专业公共卫生机构划分为县办、市办、省办及部门办四类。

总体而言，医院和基层医疗卫生机构承担了大部分的疾病治疗服务。而专业公共卫生机构则主要承担的是医疗相关的非治疗性的工作。其他医疗卫生机构则更多承担事业性的工作。下面是对这些机构职能更详细的介绍。

（1）医院：包括综合医院、医学院校附属医院、中医医院、中西医结合医院、民族医院、各类专科医院和护理院，但不包括专科疾病防治院、妇幼保健院和疗养院。

（2）基层医疗卫生机构：包括社区卫生服务中心、社区卫生服务站、街道卫生院、乡镇卫生院、村卫生室、门诊部、诊所（医务室）。

（3）专业公共卫生机构：包括疾病预防控制中心、专科疾病防治机构、妇幼保健机构（含妇幼保健计划生育服务中心）、健康教育机构、急救中心（站）、采供血机

---

① 国务院办公厅：《全国医疗卫生服务体系规划纲要（2015—2020）》（2015 年 3 月 6 日），中国政府网，http://www.gov.cn/zhengce/content/2015-03/30/content_9560.htm，访问日期：2020 年 7 月 1 日。

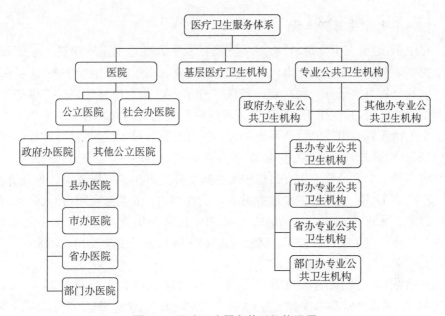

图 5.1 医疗卫生服务体系机构设置
(资料来源:《全国医疗卫生服务体系规划纲要(2015—2020)》)

构、卫生监督机构、取得《医疗机构执业许可证》或《计划生育技术服务许可证》的计划生育技术服务机构。

(4)其他医疗卫生机构：包括疗养院、临床检验中心、医学科研机构、医学在职教育机构、卫生监督(监测、检测)机构、医学考试中心、农村改水中心、人才交流中心、统计信息中心等卫生事业单位。

2. **医疗服务体系的规模**

目前我国的医疗服务机构的规模和服务承载量已经得到空前发展。在各类医疗服务机构中,公立医院在规模与服务承载量上均占主导地位。根据《2019年我国卫生健康事业发展统计公报》,截至2019年末,我国已有公立医院11 930个,其中三级甲等医院1 516个;在规模上,公立医院共有床位数497.9万张;在服务承载量上,2019年公立医院诊疗人次达32.7亿人次,入院人数达17 487万人次。此外,我国的专业医疗人才队伍也已得到了一定程度的发展扩充,2019年末我国执业(助理)医师已达386.7万人,注册护士444.5万人。①

———————————

① 卫健委:《2019年我国卫生健康事业发展统计公报》(2020年6月6日),中国政府网,http://www.nhc.gov.cn/guihuaxxs/s10748/202006/ebfe31f24cc145b198dd730603ec4442.shtml,访问日期:2020年7月1日。

（二）医疗卫生筹资体系

在中国,政府卫生支出、社会卫生支出以及个人现金卫生支出是卫生筹资的三个主要来源。政府卫生支出包括了各个级别政府用于医疗卫生服务(包括医疗服务以及公共卫生服务)、医疗保险行政管理事务以及人口与计划生育事务等领域所发生的费用,其他用于医疗卫生领域的政府投入也纳入政府卫生支出。社会卫生支出指政府支出外的社会各界对卫生事业的资金投入,包括社会医疗保障支出(政府补贴除外)、商业医疗保险费、社会捐赠援助、社会办医支出和行政事业性收费收入等。个人现金卫生支出指居民在接受各类医疗卫生服务时的现金支付。从 2000—2019 年,中国的卫生总费用增长了约 14 倍,卫生总费用占 GDP 比例从 4.6% 增加至 6.6%,约 65 196 亿元,其中:政府卫生支出 17 428.5 亿元(占 26.7%),社会卫生支出 29 278.0 亿元(占 44.9%),个人卫生支出 18 489.5 亿元(占 28.4%),人均卫生总费用 4 656.7 元。

目前,中国已初步建立了覆盖城乡全体居民的基本医疗保障制度。截至 2019 年底,基本医疗保险参保人数达 13 亿 5 436 万人,覆盖率达 95% 以上。我国的医疗保障制度是以国家强制的基本医疗保险为主,私人商业医疗保险为补充的制度,而基本医疗保险的普及也在一定程度上缓解了"看病贵"的社会热点问题。城镇在职和退休职工强制参加城镇职工基本医疗保险,门急诊、住院服务以及定点零售药店的费用可以得到报销。城镇非就业居民自愿参加城镇居民医疗保险,由居民和政府补助共同筹资。农村居民以家庭为单位自愿参加新型农村合作医疗,覆盖门诊和住院服务,个体支付一定数额的保费,同时政府也为新农合提供补助。三类基本医疗保险均设立统筹基金,一般用于支付符合规定的住院和部分门诊大病医疗费用,通过设立起付标准、共付比例以及最高支付限额,在医保基金与参保人之间建立风险分担机制。此外,城乡低保、五保户和其他困难人员的基本医疗自付费用由城乡医疗救助体系提供资助。

2006 年,中央和地方财政出资建立了覆盖城乡的疾病预防控制体系和突发公共事件医疗救治体系。2009 年国家基本公共卫生服务项目正式执行,免费向全体居民提供 3 大类 11 项基本公共卫生服务。2019 年政府用于公共卫生人头经费的标准为 69 元/人。公共卫生服务、专业公共卫生服务机构的人员经费、发展建设和业务经费全额纳入政府预算,并对公立医院承担的公共卫生任务给予专项补助。

当前,中国对于不同卫生服务的支付方式如表 5.1 所示。其主要有:财政对基本公共卫生服务按人头进行拨付,基本医疗保险对医疗服务实行按项目为主、按服务单元与总额预算等混合方式进行支付,患者利用医疗服务时按项目付费。

表 5.1 中国法定医疗卫生筹资体系概况

类型		覆盖			筹资		基金使用	
		宽度（人口）	广度（服务）*	深度（费用）*	政府卫生支出	社会保险费	财政转移支付	医保基金*
基本医疗保险	城镇职工	城镇地区职工及退休人员	定点机构的住院、门诊及零售药店费用	对于医疗保险药品/医疗服务/诊疗项目目录覆盖范围内费用设定起付标准、共付以及最高支付限额	—	个体与雇主共同承担。至少分别指出2%和6%的职工工资	—	个人医疗账户+统筹基金
	城镇居民*	城镇地区非就业人口（包括学生）	住院为主,有条件地区覆盖门诊服务		✓	个体缴纳保费+政府补贴	✓	统筹基金
	新农合*	农村地区居民			✓	—	✓	
医疗救助及疾病应急救助体系		贫困人口	—	—	✓	—	✓	
公共卫生体系		全体居民	—	—	✓	—	✓	
大病保险		—	—	—	—	✓	—	大病保险统筹基金

资料来源:孟庆跃、杨洪伟、陈文等:《转型中的中国卫生体系》,世界卫生组织 2015 年版。

注:＊项代表不同地区和医保制度之间有差异。

二、其他国家的医疗卫生体系

在中国的医疗卫生服务体系中,具有一定公益性质的公立医院占绝对主体,私立医院仅为公立医院的补充。在美国,情况则与我国相反,私立医院构成了美国医疗卫生服务体系的主体。美国的人均医疗资源与我国相近,但医疗技术更为发达,能够为美国人提供相对更好的医疗服务。同时,医院、医疗药品器械公司以及保险公司组成了利益共同体,导致医疗卫生费用极为高昂,2019年,美国人均医疗卫生费用总支出占全国GDP的16.8%。[1] 美国人的医疗筹资主要依靠商业医疗保险,国家提供的医疗保险为辅,多数美国人以员工福利的形式来获取商业保险,老年人与部分低收入者则可以获得国家的强制医疗保险作为最后保障,但仍有约3 100万的美国人没有任何医疗保险,有医疗保险的人通常可以使用保险金支付大部分的医疗费,约在80%。[2] 而没有医疗保险的美国人通常不敢去医院看病,如果生病需要去医院治疗,通常意味着耗尽家庭中的所有积蓄并负债累累,甚至破产,因此他们去医院的可能性很小。

在加拿大、日本和大多数欧洲国家的医疗体系中,所有国民都享受单一的国家强制医疗保险,在为国民提供高质量医疗卫生服务的同时,相比美国,其使用也更为便捷。其优点是可以最大限度地整合资源,市场集中度高,议价能力强,但缺乏竞争可能导致竞争力与反应力难以提高。

三、使用和误用医疗保健服务

2019年,我国医疗卫生机构总诊疗人次达87.2亿人次,居民到医疗卫生机构平均就诊6.2次。常见就诊的原因包括感冒、发烧、骨折、拉伤、创伤、感染、高血压、关节炎、糖尿病和心脏病等疾病。

(一) 医疗保健服务的使用者

与医疗卫生服务使用者自身相关的一些因素会影响人们使用医疗卫生服务的情况,这些影响因素在大部分社会中都会起重要的作用。

1. 年龄因素

年龄是影响人们使用公共卫生医疗服务的重要因素。相比年轻人,儿童和老年人会更多地接触医生。通常,儿童和老人与医生的接触较多。在婴儿期,儿童的免疫系统较弱,随着儿童的发展,其免疫系统会迅速发展,因此对医疗卫生服务的需求逐渐减少。在儿童时期,人们需要接受定期的体检、接受必要的疫苗以及治疗特定的儿童期传染病。而到了成年期和老年期,人们开始逐渐因为一些慢性病而增加与医生的接触。

---

① "Health Resources-Health Spending-OECD Data," the OECD, accessed February 17, 2022, http://data. oecd. org/healthres/health-spending. htm.

② "Federal Subsidies for Health Insurance Coverage for People Under 65: 2020 to 2030 | Congressional Budget Office," September 29, 2020, https://www. cbo. gov/publication/56571.

2. 性别因素

性别也会影响人们使用公共医疗服务。女性与医生接触更为频繁。从青春期时,这种性别差异就开始显现。大多数女性在青年期与医生的频繁接触是因为在受孕期间需要医疗服务,但在其他情况下这种差异仍然存在。[①] 这种性别差异的原因有几种可能的解释。一种解释认为女性更容易生病,因此需要更多的医疗服务,并频繁地服用药物,例如女性在呼吸系统感染的急性病、关节炎和偏头痛的慢性病中发病率更高。另一种解释是男性相对不愿意承认自己的症状,也相对不愿意为曾经出现的症状而寻求医疗服务。在一项关于男性和女性近期出现的各种症状的调查中,女性报告了几乎所有出现在自己身上的症状。[②]

3. 社会文化因素

社会文化差异也会对人们使用公共医疗服务产生重要的影响,其中最主要的因素是收入,也包括种族和语言等。

美籍非裔人群和其他的低收入人群比白种人和高收入人群更有可能使用门诊和医院急诊提供的医疗服务。相比高阶层,较低阶层的个体健康意识更淡薄不易得病。因此,低收入人群更少去寻求预防性的保健,也很少接受定期的诊疗。[③] 这可能导致低收入人相对来说更经常生病,需要更长时间的住院治疗。因为低收入人群有着更多的健康问题和较少的健康习惯,所以公众健康应该致力于通过提供针对低收入人群的群体健康教育以及正式的自我保健训练,来打破这种文化障碍,正是这种文化障碍阻止了健康保健和疾病预防服务的应用。[④]

在很多国家中,对于那些不会本土语言又没有翻译的外国移民来说,语言就成为医疗服务中的一大障碍。

总之,公共医疗卫生服务的使用者可能是来自较高社会阶层的儿童、妇女、老年人。不使用者可能是来自较低社会阶层或少数民族的人群,尤其是那些成年或青年男性。

---

① Diane Reddy, Raymond Fleming, and V. J. Adesso, "Gender and Health," in *International Review of Health Psychology*, ed. Stan Maes, Howard Leventhal, and Marie Johnston, vol. 1 (Chichester: Wiley, 1992).

② Kurt Kroenke and Robert L. Spitzer, "Gender Differences in the Reporting of Physical and Somatoform Symptoms," *Psychosomatic Medicine* 60, no. 2 (1998): 150-155.

③ John M. Flack et al., "Panel I: Epidemiology of Minority Health," *Health Psychology* 14, no. 7 (1995): 592-600.

④ Lee A. Crandall and R. Paul Duncan, "Attitudinal and Situational Factors in the Use of Physician Services by Low-Income Persons," *Journal of Health and Social Behavior* 22, no. 1 (1981): 64-77.

（二）使用医疗保健服务的原因

观念因素、信任因素、情绪因素、社会因素等会影响人们是否会寻求医疗卫生服务。

1. 观念因素

对于医学治疗的观念会影响人们使用医疗服务。一些需要治疗的患者可能会想："想想我的长辈是怎么走着进去躺着出来的吧，我是不会相信医生的。"患者有时会认为是医生的治疗导致了病情的加重或一些其他的健康问题，这些问题称为医源性疾病。这些问题并不一定是由于执业医师的治疗错误而导致的，也可能是在手术或药物治疗中出现的常规的副作用或治疗风险。在美国，每年约有 10% 的人死于医疗事故和药物反应，这可能是医生错误用药导致的，也可能是药物与患者自己使用的其他药物产生相互作用。人们听说到的治疗过程中的好事和坏事都可能会影响其对医疗卫生服务的使用。

2. 信任因素

对医生的信用情况也会影响人们寻求医治。

首先，人们会因为隐私问题而放弃就医。一方面是担心隐私泄露，另一方面则是由于羞于对医生启齿。研究表明，多数美国人都不愿被父母知晓的健康问题，其中有四分之一的人认为，如果被父母知道的话，他们可能会放弃就医。[1]

其次，人们还可能会担心来自医护人员的歧视和暴力行为。[2] 例如美国的"塔斯基吉梅毒研究"，医生欺骗了黑人梅毒患者，谎称正在对他们进行治疗，实际上却在观察梅毒患者在不接受治疗的情况下会出现什么样的症状，例如失明、脑损伤以及死亡等。[3]

3. 情绪因素

情绪因素对人们就医的决定起着重要作用。有时人们会出于对疼痛的恐惧而接受治疗。例如，18% 的人表示会因为害怕恶性肿瘤所带来的剧痛而就医[4]。但有时对症状的情绪反应反而会对人们的就医行为带来不利影响。例如，害怕因

---

① 　Tina L. Cheng et al., "Confidentiality in Health Care: A Survey of Knowledge, Perceptions, and Attitudes Among High School Students," *JAMA* 269, no. 11 (1993): 1404-1407.

② 　Annette Dula, "African American Suspicion of the Healthcare System Is Justified: What Do We Do About It?" *Cambridge Quarterly of Healthcare Ethics* 3, no. 3 (1994): 347-357.

③ 　Marcella Alsan and Marianne Wanamaker, "Tuskegee and the Health of Black Men," *The Quarterly Journal of Economics* 133, no. 1 (2018): 407-455.

④ 　Daniel N. Levin, Charles S. Cleeland, and Reuven Dar, "Public Attitudes Toward Cancer Pain," *Cancer* 56, no. 9 (1985): 2337-239.

治疗所带来的疼痛而逃避对口腔疾病的治疗[1]。自认身患绝症的人也可能会在焦虑、恐惧和害怕拖累家人等多种情绪的作用下,变得极度紧张,从而影响治疗效果,甚至放弃治疗。

4. 社会因素

社会因素也会对人们的就医行为产生影响。例如,有些男性把就医行为当作虚弱的表现,会对其强势的社会角色造成影响。但社会因素也能促使个应体采取就医行为。欧文·佐拉(Irving Zola)提出有三种"社会触动"可促进就医行为。第一种社会触动是指疾病的症状对个体的正常工作或社交活动产生的显著影响;第二种社会触动是指个体把就医行为当作是一种逃避或解决人际关系危机的方法;第三种是指他人要求个体必须就医。[2] 有时病人甚至不需要别人明确的催促,只要感觉到他人希望自己得到治疗,就会更容易采取就医行为。[3]

5. 延误治疗

延误治疗是指个体从发现自身出现了某种疾病的症状到接受治疗之间的时间。在突发心脏病或遭遇严重车祸时,人们通常会立刻寻求医治,但有时人们却会延误治疗。研究发现延误发生在以下三个阶段中[4]。

(1)评估延误期——把症状与疾病联系在一起所需要的时间。

(2)诊断延误期——从诊断疾病到确定治疗方案所需要的时间。

(3)治疗延误期——从确定治疗方案到真正开始治疗所需要的时间。

在不同的阶段中,病人都可能由于不同的原因出现延误治疗。在评估延误期,一个主要的原因在于不同个体对症状的感知存在差异,例如患有恶性卵巢肿瘤的人开始感觉到疼痛时,往往已进入癌症晚期,错过了最佳治疗时间。而诸如疼痛或出血这样的症状,则更容易让人们意识到疾病的存在。

在诊断延误期,最重要的则是对症状的判断,通常人们会对新出现的症状更为敏感。此外,对于就医的认知也起到关键作用。具体而言,相信自己能够康复、

① Robert J. Gatchel, "Effectiveness of Two Procedures for Reducing Dental Fear: Group-Administered Desensitization and Group Education and Discussion.," *Journal of the American Dental Association* 101, no. 4 (1980): 634-637.

② Irving Kenneth Zola, "Pathways to the Doctor -from Person to Patient," *Social Science & Medicine* 7, no. 9 (1973): 677-689.

③ Christine Timko, "Seeking Medical Care for a Breast Cancer Symptom: Determinants of Intentions to Engage in Prompt or Delay Behavior.," *Health Psychology* 6, no. 4 (1987): 305.

④ Martin A. Safer et al., "Determinants of Three Stages of Delay in Seeking Care at a Medical Clinic.," *Medical Care* 17, no. 1 (1979): 11-29.

更康意承担治疗费用,以及遭受病痛折磨的人其治疗延误比较短。有时,一些非疾病因素也会增加延误时间,例如结婚或离婚等重要生活事件。

对约一半的患者而言总延误期在一星期左右,而另一半可能会延误超过 2 个月。造成长时间延误的主要原因是无法感知到疼痛。对于许多疾病而言,如高血压或恶性肿瘤,疼痛并非主要症状。许多恶性肿瘤病人在非疼痛的症状出现时,并不能意识到疾病的存在,等到就医时往往已经过了一个月,甚至有 35% 的患者会延误超过 3 个月的时间[①]。

(三) 误用医疗卫生服务

1. 使用替代性治疗

替代性治疗是指一部分在现代医学视角下非正统的疗法,例如按摩、针灸或草药治疗等,辅助或代替治疗[②],也被称为整体的或补充的治疗。类似的疗法在其有效性上往往缺少足够的科学证据,但其作为传统医学的一部分,在许多国家仍十分流行。

常见的替代性疗法包括传统医学疗法(草药、针灸)、民间宗教疗法(以草药或法术形式引发和调节情绪)、磁场疗法(使用天然矿石或人造设备的磁场来调节人体磁场)和催眠等。这些疗法的理论和形式通常存在很大的差异,有时还需要特定的专业人士才能开展治疗。

人们所选择的替代性疗法通常会因生活地区的文化、价值观和宗教信仰而有所差异。有时现代医学的治疗方法对疼痛或压力的治疗效果并不明显[③],这可能是受过良好教育的人寻求替代性治疗的原因之一。大多数接受替代性治疗的人对治疗服务是满意的[④],但只有 10%—30% 的人觉得病情得到了明显改善,有效率仅与安慰剂相当。也有一些替代性疗法被科学证明是有效的,例如放松疗法、深度组织按摩等在疼痛、哮喘等慢性病的治疗中是有效的。

2. 滥用医疗卫生服务

除了盲目使用替代性治疗以外,滥用公共医疗卫生服务也是误用行为的一

---

① Aaron Antonovsky and Harriet Hartman, "Delay in the Detection of Cancer: A Review of the Literature," *Health Education Monographs* 2, no. 2 (1974): 98-128.

② David M. Eisenberg et al., "Trends in Alternative Medicine Use in the United States, 1990—1997: Results of a Follow-up National Survey," *JAMA* 280, no. 18 (1998): 1569-1575.

③ John A. Astin, "Why Patients Use Alternative Medicine: Results of a National Study," *JAMA* 279, no. 19 (1998): 1548-1553.

④ David O. Weber and G. Spalenka, "The Mainstreaming of Alternative Medicine," *Healthcare Forum Journal* 39, no. 6 (1996): 16-27.

种,即在没有必要的情况下过度或重复使用医疗服务。有时人们仅仅是小病而已,但却认为只有三甲医院才能治疗自己的疾病,这就可能导致基层卫生资源被闲置浪费。还有一种情况则被称为疑病症,这是指有些人可能会出于不同的理由假装生病以获得某种利益,或是过度地关注身体健康以至于把身体的一些感觉当作是疾病的表现①。例如,把胃疼当作是某种重病的症状,而没考虑许是到这可能只是刚才吃的冰激凌的刺激而已。

疑病症与神经官能症之间存在重要联系,有研究表明,相比神经质评分较低的人,神经质得分更高的人所报告的身体痛苦程度更高,约为2—3倍②,而且他们报告的症状也更可能是无法被证实的③。

很多人认为老年人更容易患疑病症,但这种看法其实是错误的④。首先,神经质不会随着年龄的增值而加重;其次,虽然老年人会报告更多的身体不适并更多地使用医疗服务,但这主要是因为随着年龄的增长和身体机能的衰退,他们确实出现了更多的健康问题。因此,当老年人开始出现疑病症表现时,我们更应当关注的是他们是否真患病了,而不是怀疑。

还有一种可能则是人们确实生病了,但凭借现有的医疗水平却无法做出正确的诊断。以慢性疲劳综合征为例,其主要症状是持续数月的严重疲劳感和反复感染等⑤。在过去,由于缺乏诊断技术,有些医生认为这种症状是由病人的精神问题所导致的。但现在人们已经意识到在许多时候不能简单地把症状和精神问题联系在一起。

总之,有许多因素都会影响人们如何使用医疗服务,包括观念、信任、情绪、社会因素等。

---

① Marcel Proust, "Overview: Hypochondriasis, Bodily Complaints, and so-Matic Styles," *American Journal of Psychiatry* 140 (1983): 273-283.

② Paul T. Costa and Robert R. McCrae, "Hypochondriasis, Neuroticism, and Aging: When Are Somatic Complaints Unfounded?" *American Psychologist* 40, no. 1 (1985): 19.

③ Pamela J. Feldman et al., "The Impact of Personality on the Reporting of Unfounded Symptoms and Illness," *Journal of Personality and Social Psychology* 77, no. 2 (1999): 370.

④ Ibid.

⑤ Susan K. Johnson, John DeLuca, and Benjamin H. Natelson, "Chronic Fatigue Syndrome: Reviewing the Research Findings," *Annals of Behavioral Medicine* 21, no. 3 (1999): 258-271.

第二节　医　　院

一、医院历史、设施及使用流程

（一）医院的发展历史

中国是最早设置医院的国家之一。据《周礼·天官》记载，东周时已设有医疗卫生机构，医生有了专业分工，并具有一套相应的管理措施，这是迄今所知最早的医疗制度。西汉时，黄河一带曾有瘟疫流行，为此汉武帝刘彻在各地设置医治场所，配备医生、药物，并免费给百姓治病。明代时，在各州县均设有惠民药局，是为平民诊病卖药的官方机构，掌管贮备药物、调制成药等事务，军民工匠贫病者均可在惠民药局求医问药。遇疫病流行，惠民药局有时也免费提供药物。中国的第一家现代医院是由美国传教士伯驾于 1834 年在广州设立的眼科医院。自鸦片战争以后，教会医院猛增，至 1949 年共达 340 余所，遍布全国各地。中华人民共和国成立后，我国的医药卫生事业得到了迅速发展，截至 2019 年已有 34 000 多所各类医院，医院床位超过 680 万张，一年的住院人次已超过 2 亿。[①]

在西方，最古老的医院之一是古希腊的庙宇，患者需要向医神阿斯克勒庇俄斯祈求庇护和治疗。[②] 在古罗马，军队开始为伤病军人提供住院治疗。公元542 年，法国人建立了最古老的面向平民的医院之一。大多数西欧医院都是由修道院建立的，他们的目标不仅是病人，还帮助社会中不幸的人，因此这种医院不仅收治病人，还收留孤儿和穷人，甚至还为旅客提供住宿。18、19 世纪，西欧医院的模式开始逐渐改变。首先，医院的收治对象开始转向那些有希望康复并继续工作的贫穷病人，而不再进行传统的慈善收容工作；其次，医院中的治疗工作也变得更为专业，并根据不同疾病症状划分病房进行管理，也使得医生便于比较不同患者

[①]　规划发展与信息化司：《2019 年我国卫生健康事业发展统计公报》（2020 年 6 月 6 日），中华人民共和国国家卫生健康委员会，http://www.nhc.gov.cn/guihuaxxs/s10748/202006/ebfe31f24cc145b198dd730603ec4442.shtml，访问日期：2020 年 7 月 1 日。

[②]　O. W. Anderson and N. Gevitz, "The General Hospital: A Social and Historical Perspective," in *Handbook of Health, Health Care, and the Health Professions*, ed. David Mechanic, (Free Press, 1983).

的症状。[②]

(二) 医院的组织和功能

在中国,医院绝大多数为公立医院,通常它们都要接受当地卫生健康委员会的领导。此外,还有部分医院承担有教学医院的职责,需要为社会输送医疗人才,因此也会接受其所属的大学或医学院的领导。

在医院内部,领导层通常为院长、行政副院长、业务副院长以及财务科长等组成的领导小组。行政副院长主要负责日常事务,如人力资源、后勤事务、采购等;业务副院长主要负责整个医疗服务的部分,如门诊、住院等;财务科长负责收费、财务核算、医保报销等。在中国,院长、副院长等通常由医疗技术精湛的医生晋升而来。一般而言,他们在行使管理职能的同时,也会继续作为一名医生来为患者服务。

在医院中,通常会有许多科室,如急救科、儿科、心脏科、神经外科、皮肤科、妇产科、精神科等。在不同科室中的医生都承担着不同的角色和分工,每个科室的医生都利用专业化的知识和技能提供一种医疗卫生服务。因为这些医疗卫生服务的每一种都涉及大量的知识和技能,这些知识和技能增长和变化得非常快,一个医生不可能在几个专业领域都达到较高的专业技能。每一个科室都会有一名医生来担任科室主任,他/她在提供医疗服务的同时也需要管理下一级的主任医师或主治医生。

护士也是医疗人员的一部分,每个科室都会有一名护士长来管理所有的护士。护士的工作主要由两部分组成:一是要协助医生进行手术,并根据医生的嘱咐对病人开展护理工作;二是对病房进行管理。是医疗工作中,护士与病人的接触比医生更多,有时还需要承担与病人沟通、解释的任务,因此护士的工作与医生同样重要。

此外,在医院中还有很多其他工人 作人员,例如医学科研人员、康复治疗师、理疗师、护工等。

(三) 医院的目标和健康危机

1. 协作治疗护理患者

医院的目标是通过医护人员之间的协作为患者提供治疗服务。通常,当患者来到医院后,会有一名专科医生或主治医生根据患者对症状的描述进行初级评估,从而决定患者需要接受哪些检查。随后,不同专业领域的医护人员会根据主治医生的要求进行医学检查,如血液、生物组织、影响学检查等,并给出专业的结果报告和建议。这些结果会汇总给主治医生,由主治医生最终做出诊断并确定治疗方案。有时主治医生还需要病症的复杂程度决定是否需要召集不同专业的医护人员进行科学讨论会,共同商议治疗方案。通常主治医生也并不是单独为患者提供服务,而是带领一个由本专业科室的医生所组成团队来为患者提供服务。此外,护士也在病房中负责病人的具体护理任务,有时还需要在医生与病人之间承担沟通交流的任务。

2. 医院中的健康危机

在医院中也存在一些可能会对医护人员和病人带来健康问题的危机。其中一类是与治疗相关的,例如药物和其他护理措施。[1] 例如,在美国医院中曾大量使用含有环氧乙烷的杀菌剂,但长期接触环氧乙烷可能会导致神经衰弱、植物神经功能紊乱甚至癌症。因此医院需要采取措施确保工作人员及病人免于暴露在此类有害物质中。

另一类危机则与院内感染有关,即医护人员和病人可能会暴露在含有病原体的环境中[2]。在 20 世纪以前,院内感染非常普遍,病人经常因院内感染而死,现在这一情况已经有所改善,但院内感染仍难以杜绝。据报道,美国医院每年约有 150 万病人发生院内感染,其中 2 万人因此而死[3]。为了限制院内感染,医院也针对性地出台了很多规定,例如佩戴口罩、洗手等,但很难保证医护人员一直遵守规定。相比护士,医生更容易违反医院的规定。但由于医护等级的原因,低级别的医护人员很难纠正高级别医护人员的错误。

二、住院治疗中的情感适应

疾病给患者带了痛苦,而住院也可能会给患者进一步增加负面经历。有许多因素会影响病人对住院的适应,如性别、年龄和疾病的性质。年龄越大,在应对严重疾病时就会越困难;男性在应对如性功能衰退等后遗症时会比女性更困难等。

(一) 住院患者的应对过程

患者在应对住院带来的压力和应激时,通常有两种方法,即改变应激源或调节情感以适应应激源。有时病人遇到应激源是可以改变的,例如患者可以服药缓解症状,了解更多关于疾病的信息等。但有时病人会认为无法改变应激源,此时

---

① Linda Hawes Clever and Gilbert S. Omenn, "Hazards for Health Care Workers," *Annual Review of Public Health* 9, no. 1 (1988): 273-303.

② Linda Hawes Clever and Yannick LeGuyader, "Infectious Risks for Health Care Workers," *Annual Review of Public Health* 16, no. 1 (1995): 141-164.

③ E. Yoffe, "Doctors are reminded, 'Wash up!'" New York Times, (1999, Now 9th): F1, F9.

他们可以采取调节情感的方式来适应应激源,例如患者可以采取否认事实、转移注意、寻求社会支持等措施来适应应激源。许多研究都表明了社会支持有重要作用①。

1. 应对中的认知过程

（1）归因

归咎责任是许多患者在患病或受伤后会经历的一个认知过程,即"是谁造成了我现在的状况?"他们在住院期间会经常徘徊于这个问题,有些人主要责备自己,有些人责备他人,而有些人则将不幸归咎于运气或上帝的意愿。那些把责任归咎于自己的患者会产生高度的自责和负罪感,因此难以适应现状。但是,那些把责任归咎于别人的患者会产生强烈的愤怒和痛苦,也会影响适应。

归因是多数病人会经历的认知过程,在生病或受伤后,患者都会纠结于"我现在的情况是谁导致的?"有时人们会归因于自己或他人,有时则归因于命运或运气。归因于自己的病人可能会感受到强烈的负罪感;而归因于他人的病人则可能会极度愤怒,这些都会影响到他们的适应。病人在归因时,越是责怪自己或别人,就会越难以适应自己的疾病或症状②。同时,归因于他人的病人相比归因于自己的病人更难以适应疾病所带来的应激③。一种可能的解释是,归因于他人的病人会更多地感受到人世间的不公平,特别是在归因的对象没有遭遇同等程度的伤病时更是如此。但有时病人的归因不一定正确,这也会产生不同的影响。

（2）自我控制的评估

对自我控制能力的评估也是许多患者会经历的一个认知过程。通常病人在入院前都会对住院治疗中可能的自我控制丧失有一定的心理预期。患者在医院中接受医治时常常是被动的,工作繁忙的医护人员也缺乏足够的时间与患者进行充分交流,这可能会导致患者在对医护人员依赖的同时又感到孤立无援。这种控制感的缺乏可能会使患者在需要发挥主动性的时候无法任何作用。研究表明,即使患者的整体正在康复,住院时间越久,患者的无助和抑郁症状也会越严重。④

① James A. Kulik and Heike I. Mahler, "Social Support and Recovery from Surgery," *Health Psychology* 8, no. 2 (1989): 221.

② Geraldine Downey, Roxane C. Silver, and Camille B. Wortman, "Reconsidering the Attribution-Adjustment Relation Following a Major Negative Event: Coping with the Loss of a Child," *Journal of Personality and Social Psychology* 59, no. 5 (1990): 925.

③ Janice K. Kiecolt-Glaser and David A. Williams, "Self-Blame, Compliance, and Distress Among Burn Patients. ," *Journal of Personality and Social Psychology* 53, no. 1 (1987): 187.

④ Charles S. Raps et al. , "Patient Behavior in Hospitals: Helplessness, Reactance, or Both?" *Journal of Personality and Social Psychology* 42, no. 6 (1982): 1036.

2. 协助患者应对

（1）暗示

暗示可以帮助患者应对疾病。有研究发现，在病人被麻醉后，暗示病人可快速恢复，并告诉他该怎么做，可以有效加快病人的恢复速度。[1] 这表明，即使人们无法回忆在麻醉时发生了什么，但仍然能掉收并理解外界的信息。因此，麻醉后的建设性暗示可能会使病人更容易应对疾病。

（2）心理咨询

心理咨询可以有效地协助患者应对住院。沃尔特·格鲁恩（Walter Gruen）针对心梗患者开展的一项有关心理咨询的研究，为患者提供住院全程或最长不超过3周的每天不间断的心理咨询，结果表明，相比对照组，接受咨询的病人恢复更快；住院时间更短、并发症更少，心理问题也更少。[2]

（3）病房安排

病房安排也可以帮助患者的应对住院治疗，与有类似疾病并且正在康复的病友同住可起到良好效果。詹姆斯·库里克（Jamas Kulik）和海克·马勒（Heike Mahler）对接受心脏搭桥手术的男性心脏病患者进行了研究，一半的病人的室友是和自己一样尚未接受手术的病人，另一半的室友则是已接受手术正在恢复的病人。[3] 结果表明，已接受手术治疗的室友可降低病人的术前焦虑，增加其术后活动的积极性，并且平均可缩短 1.4 天的住院时间。这种影响可能的原因是，患者可以通过与病友的信息交流来缓解焦虑，但当两人都还没接受手术时，反而传染了焦虑情绪，从而使两人都变得更焦虑。[4] 虽然人们都想和已接受手术治疗的病友做室友，但这样的愿望并不能总是得到满足。

（二）为治疗做好准备

为手术做好足够的心理准备，对术后康复是至关紧要的。手术前的焦虑情绪

---

[1]   Carlton Evans and P. H. Richardson, "Improved Recovery and Reduced Postoperative Stay After Therapeutic Suggestions During General Anaesthesia," *The Lancet* 332, no. 8609 (1988): 491-493.

[2]   Walter Gruen, "Effects of Brief Psychotherapy During the Hospitalization Period on the Recovery Process in Heart Attacks," *Journal of Consulting and Clinical Psychology* 43, no. 2 (1975): 223.

[3]   James A. Kulik and Heike I. Mahler, "Effects of Preoperative Roommate Assignment on Preoperative Anxiety and Recovery from Coronary-Bypass Surgery," *Health Psychology* 6, no. 6 (1987): 525.

[4]   Philip J. Moore, James A. Kulik, and Heike IM Mahler, "Stress and Multiple Potential Affiliates: Does Misery Choose Miserable Company?," *Journal of Applied Biobehavioral Research* 3, no. 2 (1998): 81-95.

会给术后的适应和恢复带来困难,患者感受到更强烈的疼痛,需要服用更多的药物来止痛,住院治疗的时间也会更长,焦虑和抑郁的问题也会更多。[①] 心理学家根据患者的情况给出了不同的对策。

1. 手术治疗的心理准备

让患者对自己的情况和康复进程有一种控制感,可以有效帮助他们应对即将进行的手术。所谓的控制感中包括以下三种。

(1)行为的控制:采取一些特定的行为,如深呼吸来适应或减轻疾病所带来的不适。

(2)认知的控制:学会怎样把注意力集中在治疗所带来的益处上,而非治疗所带来的副作用。

(3)信息的控制:了解关于治疗如何展开及治疗会带来的感觉的信息。

病人可以通过许多方式来增加自己的控制感,例如与医生或护士讨论、和室友进行交流等。需要注意的是,所获得的信息应尽量直接明确,模棱两可的信息会产生误会,反而起到消极作用。[②]

2. 非手术治疗的心理准备

在非手术治疗或检查前做好患者的心理准备可以减轻患者在治疗中的焦虑及干扰性行为,认知控制训练、信息控制训练和行为控制训练可以帮助患者降低焦虑。让约·翰逊(Jean Johnson)和霍华德·莱文塔尔(Howard Leventhal)针对即将接受内窥镜检查的病人进行了行为和信息控制训练,分别为训练检查时应如何呼吸和吞咽,提前告知病人检查的流程和检查时的感觉等信息。病人则被分为三组,分别为不接受训练、接受一种或两种训练。结果表明没有接受训练的病人比其他两组病人表现出了更多的不适合负面情绪[③]。

总之,适当的心理准备可使患者更能适应手术治疗和医学检查,也更有控制感。

3. 应对方式与心理准备

在面对治疗所带来的应激时,人们主要采取的应对方式是逃避和关注。采取

---

① Karen O. Anderson and Frank T. Masur, "Psychological Preparation for Invasive Medical and Dental Procedures," *Journal of Behavioral Medicine* 6, no. 1 (1983): 1-40.

② Louise M. Wallace, "Communication Variables in the Design of Pre-Surgical Preparatory Information," *British Journal of Clinical Psychology* 25, no. 2 (1986): 111-118.

③ Jean E. Johnson and Howard Leventhal, "Effects of Accurate Expectations and Behavioral Instructions on Reactions During a Noxious Medical Examination.," *Journal of Personality and Social Psychology* 29, no. 5 (1974): 710-718.

逃避式应对方法的患者在面对可能造成应激的治疗和检查时可能会否认或拒绝接受威胁性的信息,又或者压抑负面的念头。采取关注式应对方法的病人则可能会尽可能多地去了解相关信息。如果关注式的患者没有获得信息,或逃避式的患者获得了过多的信息,都会对他们造成不良影响。病人的应对方式会影响其对治疗的心理准备的效果,总体而言逃避式的病人从心理准备中的受益更多。总之,医疗措施的心理准备对患者的功效取决于患者的应对方式。

(三) 儿童患者的应对

当孩子们来到医院时,疾病导致的疼痛与治疗带来的不适会让他们感到焦虑和害怕。由于儿童的心理社会发展水平也较低,他们很难明白疾病给自己带来了什么,也不知道自己的身体是怎么回事,而且年幼的儿童在独自住院后还会担心父母不爱自己了或是不要自己了。因此他们在适应住院时会有一些特殊的问题,在不同年龄时,儿童需要应对不同的问题。

1. 儿童早期

在儿童早期入院治疗时,最大的问题是分离性焦虑与父母分离通常是此时最大的压力源。分离性焦虑即为儿童与父母分离后的反应,主要为不安和哭闹。1岁左右的婴儿与父母分离几分钟就会表现出分离性焦虑,在15个月左右时婴儿的分离性焦虑最为强烈,此后逐渐下降。

住院治疗时,孩子们会长时间地与父母分离,从而导致持续的强烈焦虑。最初,儿童可能会哭闹、寻找父母;随后儿童可能开始变得孤僻、沮丧并开始表现出退行性行为,如尿床、发脾气等;在持续的长时间分离后,儿童会进入超然期,行为开始逐渐恢复正常。但与父母重逢后,孩子可能会做出对父母的拒绝行为。[①] 结束长时间的住院治疗回到家中后,儿童还可能会持续感到焦虑,并继续产生退行性行为,或者变得极为黏人,出于对再次分离的恐惧而不能隔开父母半步。

处于儿童早期的孩子仍缺乏逻辑思考的能力,他们对疾病和住院治疗的认知可能并不正确。首先,此时的儿童的道德水平还处在前习俗水平,他们的行为多是出于获取奖励或逃避惩罚,因此在面对疾病和治疗时,儿童可能会认为这是对自己某一过错的惩罚;其次,父母有时也会把生病和不听话联系在一起,例如"你不多穿点衣服就会感冒的"、"你要是不好好走路会摔跤的"、"糖吃得太多会蛀牙的"等。此外儿童在医院看到身体严重受伤变形的患者时,也会十分害怕,并担心自己也会变成这样。

---

① John Bowlby, *Attachment and Loss*, *vol.* Ⅱ: *Separation* (New York: Basic Books, 1973).

2. 学龄期儿童

当儿童成长到学龄期后,他们的心理会变得更为成熟,认知能力也得到了一定发展,这使得儿童更能适应住院带来的应激。例如,分离性焦虑的影响会变小。但儿童可能仍会有对疾病的错误认知,比如有些孩子还是认为疾病是对自己的惩罚。

对于学龄期儿童,需要关注到住院时可能会出现的四个问题[1]:(1)自感我控制感降低,随着儿童的成长,他们的自我控制感也逐渐增加,住院治疗会使儿童处于不熟悉也无法控制的环境中,从而产生各种负面情绪,如愤怒、痛苦等;(2)随着儿童对疾病和治疗的认知开始增加,他们会开始担心疾病和治疗会给自己带来的后果,如残疾甚至死亡;(3)学龄期的儿童还会开始担心社交问题,例如来到医院后会感到孤独,甚至担心会失去原先的朋友或丢失原先的社交地位;(4)儿童在进入青春期后,自我意识也会迅速发展,他们在医护人员或病友面前暴露身体隐私部位时可能会产生羞耻感。

3. 帮助儿童应对住院

(1) 父母的帮助

父母应该在儿童住院治疗前就帮助孩子做好心理准备。提前告知儿童他们所要面对的疾病、可能接受的治疗等信息,降低儿童对住院治疗的恐惧,帮助儿童更好地适应。[2] 医院也应该提早与父母交流,向父母说明孩子在医院中可能的经历,帮助他们让儿童做好心理准备[3],父母能做的有:

① 向儿童说明住院的原因以及住院是怎么回事;

② 当儿童提问时,以儿童能理解的方式尽可能谨慎地做出回答。

③ 给孩子讲一些具有积极意义的儿童住院的故事;

④ 陪儿童一起去医院,并为孩子讲述关于住院的日常生活规范;

⑤ 告诉孩子父母什么时候回来探望;

⑥ 父母需要镇定自若,通过以身作则来让孩子觉得没什么可担心的。

在孩子接受治疗时,父母如果表现得焦虑不安,会把自己的情绪传染给孩子,

---

[1] J. B. Smith and S. H. Autman, "The Experience of Hospitalization," in *Handbook of Pediatric Nursing*, ed. L. L. Hayman and E. M. Sporing, (New York: Wiley, 1985).

[2] B. G. Melamed and J. P. Bush, "Family Factors in Children with Acute Illness," in *Health, Illness and Families: A Life-span Approach*, ed. D. C. Turk and R. D. Kerns, (New York: Wiley, 1985).

[3] E. P. Sarafino, *The Fears of Childhood: A Guide to Recognizing and Reducing Fearful States in Children* (New York: Wiley, 1986).

从而造成不利影响。有着镇定父母的孩子,在应对住院时也会表现得更好。[①]

（2）医院的帮助

医院有时会采取一些方法来帮助儿童适应住院,例如,为孩子准备介绍住院规范和医疗措施的图书、让医护人员为孩子进行介绍、带孩子观看治疗和用木偶戏来展现治疗的过程。此外,应对技巧和放松训练也是常用的方法。

放映录像也是一种有效的方法。芭芭拉·梅拉梅德(Barbara Melamed)和劳伦斯·西格尔(Lawrence Siegel)对4—12岁已住院即将进行手术的儿童进行了研究:一半的儿童观看了与手术有关的影片,讲述了一名7岁的男孩在医院中克服了对治疗的恐惧,顺利完成了手术;另一半的儿童则观看的是旅游影片。结果表明,观看手术影片的儿童焦虑程度更低[②],而且观看影片还能加快儿童的回复速度,在某种程度上也减少了治疗费用[③]。

上述的办法可以帮助到大部分的儿童,但并不能适用于所有人。有的儿童反而会因自己所了解到的信息变得更加焦虑。心理准备的效果会受到儿童的年龄、做心理准备的时间、应对应激的方式和就医经历的影响。[④] 学龄期前的儿童适合在治疗开始前了解信息,而学龄期的儿童则可以提早几天就开始了解。同时,对于已经有适应困难的儿童而言,年幼的儿童更易因医疗信息而变得焦虑。此外,相比使用逃避式应对的儿童,更多的医疗信息对采取逃避式应对的儿童更有益。

一般来说,院方都想尽量让儿童患者在住院时感到安心舒适。例如,儿科护士会针对儿童的护理进行特殊训练,包括怎样应对儿童的需求和如何与儿童进行沟通。尽管父母的安抚不一定能起到减轻疼痛的作用,但儿童在经历如打针或抽血等会产生疼痛的治疗措施时,父母的陪同可以有效分散孩子的注意力。[⑤] 好在

---

① Joseph P. Bush et al. , "Mother-Child Patterns of Coping with Anticipatory Medical Stress. ," *Health Psychology* 5, no. 2 (1986): 137.

② Barbara G. Melamed and Lawrence J. Siegel, "Reduction of Anxiety in Children Facing Hospitalization and Surgery by Use of Filmed Modeling. ," *Journal of Consulting and Clinical Psychology* 43, no. 4 (1975): 511.

③ Rodger P. Pinto and James G. Hollandsworth, "Using Videotape Modeling to Prepare Children Psychologically for Surgery: Influence of Parents and Costs Versus Benefits of Providing Preparation Services," *Health Psychology* 8, no. 1 (1989): 79.

④ Barbara G. Melamed, Mitzi Dearborn & David A. Hermecz, "Necessary Considerations for Surgery Preparation: Age and Previous Experience," *Psychosomatic Medicine* 45, no. 6 (1983): 517-525.

⑤ Sharon L. Manne et al. , "Adult-Child Interaction During Invasive Medical Procedures," *Health Psychology* 11, no. 4 (1992): 241.

住院经历给儿童带来的压力和应激都是暂时性的,在多数情况下都会在儿童康复后逐渐消失。

总之,不同年龄阶段的人在应对疾病和住院时都会面临各种问题,做好心理准备并使用合适的应对方法都可以帮助到患者。

三、健康心理学如何帮助患者

心理医生可以在医院中起到非常重要的作用,这是因为患者有时会因疾病或治疗而产生心理问题,甚至有时患者的疾病本身就与心理问题有关。心理医生可以为病人的主治医生提供建议,共同讨论患者的治疗方案,也可以帮助患者做好心理准备以更好地应对治疗所带来的应激,敦促病人按时服药、服从治疗方案,给病人进行为行为治疗,还可以帮助病人家属来合理应对病人给家庭带来的应激压力。[1]

(一) 帮助的初始阶段

在开始心理帮助之前,首先需要判断哪些患者需要帮助。因为患者很少会自发寻求心理帮助,通常是医护人员在发现患者出现了心理问题,心理医生才会介入。但多数医护人员对此并不敏感,他们往往缺乏相关的训练。医生总是倾向于认为只有在疾病极为严重或治疗效果不佳时,患者才会出现心理问题,而且这种判断也难以被简单的心理学训练所改变。[2]

心理医生在开始工作前,首先需要了解患者的信息和治疗的经历,其次需要与患者和家属进行沟通,以初步了解患者的大致状况、心理问题和问题出现的过程。有时心理医生已可以凭借大致的信息制作方案来帮助患者,但更多时候还需要对患者进行一些心理测试以便更充分地了解患者。

(二) 心理测试

心理医生有许多工具可用来评估患者的心理特征,具体的心理测试则需要根据患者的疾病和心理问题来选择。例如,当患者遭遇严重的车祸,受到头部外伤并出现严重焦虑时,可能会对患者使用汉密尔顿焦虑量表、瑞文智力测试等。在

---

[1]　Michael F. Enright et al. , "The Practice of Psychology in Hospital Settings," *American Psychologist* 45, no. 9 (1990): 1059-1065.

[2]　L. Ralph Jones, P. Alex Mabe, and William T. Riley, "Physician Interpretation of Illness Behavior," *The International Journal of Psychiatry in Medicine* 19, no. 3 (1990): 237-248.

医院中使用最多的心理测试通常与患者的心理社会需要和心理问题有关。[①]

1. 明尼苏达多相人格调查表

明尼苏达多项人格测试（Minnesota Multiphasic Personality Inventory，MMPI）是最常用的人格测试，它可以用来反应患者的需要和问题。MMPI 诞生于 20 世纪 40 年代，并在 80 年代重新修订为 MMPI-2。该测试有近 500 道题目，可分为 10 个分量表，分别评估不同的精神疾病和相应的人格特征。其中有三张分量表与住院患者有关，可以为心理医生提供患者在适应住院治疗方面的信息。

（1）疑病量表——评估患者是否对自己的身体健康过度关心；

（2）抑郁量表——评估患者是否存在抑郁症状，如丧失兴趣、绝望、死亡意念等；

（3）癔病量表——评估患者是否会在压力情景下产生歇斯底里反应，如心因性的躯体化障碍。

这三张分量表的得分可以反映许多信息，如三张量表评分都较高的患者常会伴发如溃疡之类的心理生理疾病。[②] 抑郁量表的得分还能预测癌症，心脏病等严重疾病患者对治疗方案的依从性，得分越高依从性越低。[③]

但明尼苏达多相人格测试也有一定的缺点。首先，它的题目太多了，完成整套测试通常需要两个小时左右；其次。它所评估的人格特征过多了，有些与患者的心理问题并没有什么关联。

2. 专为患者准备的测试

还有一些心理测试则是专门针对与躯体疾病相关的人格特征的。

（1）行为健康调查表（Millon Beharioral Health Inventory，MBHI）

MBHI 是由 150 道是非题组成的自评量表，可以评估患者与患病相关的人格特征[④]，主要有两方面的内容：其一是基本应对方式，包括患者在生活中如何面对困难、患者如何与他人进行互动；其二是心理态度，包括患者所感知的压力、应对

---

① Chris Piotrowski and Bernard Lubin, "Assessment Practices of Health Psychologists: Survey of Apa Division 38 Clinicians. ," *Professional Psychology : Research and Practice* 21, no. 2 (1990): 99.

② Harold Gilberstadt and Jan Duker, *A Handbook for Clinical and Actuarial MMPI Interpretation* (Philadelphia: Saunders, 1965).

③ C. J. Green, "The Use of Psychodiagnostic Questionnaries in Predicting Risk Factors and Health Outcomes," in *Measurement Strategies in Health Psychology*, ed. Paul Karoly, (New York: Wiley, 1985).

④ Theodore Millon, Catherine J Green, and Robert B Meagher, *Millon Behavioral Health Inventory Manual* (Minneapolis: National Computer Systems, 1982).

无助和绝望的能力、社会力、社会支持和疑病倾向。

在某种程度上，MBHI可以评估患者对疾病的反应，并进而预测治疗中可能发生的问题。

（2）疾病心理社会适应量表（Psychosocial Adjustment to Illness Scale，PAIS）

PAIS也是专为躯体疾病患者设计的心理测试。该量表是一个由46道题组成的四点式莱科特自评量表，它可以评估患者在应对疾病时的7种心理社会特征，分别为：健康观、职业环境、家庭环境、性关系、与非直系亲属的关系、社会环境和心理应激。[①] PAIS对于测量患者在适应严重疾病如癌症等时具有一定的应用价值。

总之，心理学家已经编写了许多心理测试来帮助评估患者的心理需要和心理问题。

（三）患者的健康与心理适应

心理医生会根据患者的心理问题采取合适的治疗干预。认知行为疗法可以成功地应用在预防干预中，能够有效地帮助患者减少应激和消极情绪。认知疗法还可以帮助患者找出并改变错误的核心信念与消极的思维模式。当疾病可能导致死亡或残疾时，许多患者都会出现严重的心理问题，例如抑郁等。适当参与心理咨询可以帮助患者和家属摆脱抑郁的困扰。还有一些心理学的方法也很有效，例如团体讨论、角色扮演等。

但这些方法也存在着长期使用效果不佳的问题，尤其是有改变不良生活习惯方面更是如此，例如患者明明知道吸烟、饮酒会给自己的心脏病持续带来恶劣影响，却不能坚持戒烟戒酒。为此，心理学家一直在试图改进心理治疗的方法，以进一步帮助患者。

---

① Leonard R. Derogatis, "The Psychosocial Adjustment to Illness Scale（PAIS），" *Journal of Psychosomatic Research* 30，no. 1（1986）：77-91.

第三节　保　　健

　　保健是指保持和增进人们的身心健康而采取的有效措施,包括预防由工作、生活、环境等引起的各种精神病或由精神因素引起的各种躯体疾病的发生。虽不能直接提高个体的心理健康水平,但能预防个体不健康心理和行为的发生。[1]　那么自然而然,人们为了保持健康所做出的努力也是多种多样的。

　　保健在中国有着悠久的历史,早在春秋战国时期的中医学经典著作《黄帝内经》中就全面地总结了先秦时期的养生经验,明确地指出"圣人不治已病治未病,不治已乱治未乱……夫病已成而后药之,乱已成而后治之,譬犹渴而穿井,斗而铸锥,不亦晚乎!"的养生观点,为中国传统预防医学和养生学的发展奠定了基础。数千年来,历代的中医药学家和养生学家不断地积累和总结流传于民间的养生保健经验,并著有大量的养生学专著,促进了中国传统养生学的发展。

　　中国的传统养生学流派较多,总体来讲主要分为精神、动形、固精、调气、食养、药饵六大学派。各学派的养生学说自有体系,各有所长,又兼收并蓄,形成了中国独具特色的养生保健方法。

　　中国传统医学中很多养生保健的观念和现代生命学相似,并且发展出很多具有特色的传统养生保健方法,比如推拿、按摩、拔罐、食疗、针灸、五禽戏、太极拳、书画、气功(引行导气、腹式呼吸)等。

一、保健行业的类型

　　广义而言,只要是涉及人体健康服务的非医疗机构,都可以算作保健机构。比如保健品厂商、按摩店、健身行业等。除了进行身体保健的机构,进行心理"保健"的心理咨询机构、学校、个体咨询师,也可算作保健机构大军中的一员。

　　虽然保健行业类型十分广泛,但最为人熟知的或从经济、社会影响力的角度来看,主要包括健身行业和保健食品行业。

　　1. 健身行业

　　健身大致分为器械锻炼和非器械锻炼。狭义的健身是指以健身俱乐部或工

---

　　[1]　林崇德、杨治良、黄希庭:《心理学大辞典》,上海教育出版社 2003 年版,第 30 页。

作室为主要场所,并且通常借助体育器械进行锻炼的活动。

健身除了体育包括的项目之外,广义上来讲还有很多内容,例如,写字、唱歌、做家务、瑜伽等。

在全球健身市场中,美国、英国和德国居于前列。中国虽然与这些国家的健身市场相比仍然存在较大差距,但整个健身行业在不断地进行细分,形成了较为清晰的核心行业链路。上游包括健身器械、教练培训与课程研发子领域,结合人员、硬件、内容三方面予以资源供给;中游包括健身中心、健身 App、O2O 平台,覆盖线下、线上各个场景;下游包括运动周边、信息查找、社交、数据管理等服务,满足健身群体衍生消费需求。2019 年初,国家体育总局、国家发展改革委发布《进一步促进体育消费的行动计划(2019—2020 年)》,提出到 2020 年全国体育消费总规模达到 1.5 万亿元,人均体育消费支出占消费总支出的比重显著上升,体育消费结构更为合理,经常参加体育锻炼的人数达到 4.35 亿。可以看到,我国的健身行业还有相当大的发展空间。

2. 保健食品

保健食品行业是保健行业中重要的一环。保健食品也就是人们常说的保健品,它是食品的一个种类,具有一般食品的共性,能调节人体的机能,适用于特定人群食用,但不以治疗疾病为目的。保健食品在一些国家中也被称为"膳食补充剂",使用膳食补充剂的目的是补充日常膳食中缺乏的一些营养元素。保健食品与药品不同,更偏重食品,偏向于日常使用,也不呈现治疗的导向,而药品则对于治疗要求有明确规定。保健食品与药品的差异如表 5.2 所示。

表 5.2　保健食品与药品的差异

	保健食品	药品
定义	保健(功能)食品是食品的一个种类,具有一般食品的共性,能调节人体的机能,适用于特定人群使用,但不以治疗疾病为目的	药品是指用于预防、治疗、诊断人的疾病,有目的地调节人的生理机能并按规定有适应证或者功能主治、用法和用量的物质
生产资质	《食品生产许可证》《食品卫生许可证》/《食品流通许可证》《保健食品批准证书》	《药品生产许可证》
购买渠道	多样化渠道	药店、医院
监管部门	市场监督管理总局下属特殊食品安全监督管理司	国家药品监督管理局

二、保健行业问题

一方面，我国保健产业的潜力仍然巨大，尚待挖掘；另一方面，正是由于行业格局尚未成熟，各家企业都在力求抢占先机，加之相关规范不够完善、落地执行度不足，大众对于保健的认识不清，导致保健行业鱼龙混杂。即使是业内知名企业，也频频被曝丑闻，这一现象在保健食品机构中尤为明显。

中国消费者协会发布的"2017年十大消费维权舆情热点"显示，老年保健食品投诉位居榜首。保健品市场一直是消费者投诉的高发区，"老年人盲目购买产品""虚假广告营销""产品质量不过关"等负面曝光层出不穷。保健食品虚假广告常存在含有不科学的功效断言、扩大宣传治愈率或有效率、利用患者名义或形象做功效证明等问题，欺骗和误导消费者等问题。

在健康中国战略下，保健食品产业在蓬勃发展的同时也带来了监管难题。2018年5月3日，国家市场监督管理总局官网公布了从2017年7月到2018年3月间各地食品保健食品欺诈和虚假宣传整治案件信息，有研究从中挑出保健食品违法案件，剔除难以定性的案例，得到案件343个，并对这些案件展开分析，将其中涉及的违法行为分为了四个类别：非法经营、虚假宣传、标识标签说明书不符合要求、经营企业不作为这四个维度①。

另一方面，从保健品的消费群体上来看，老年人是保健食品的主力消费群体（无论是自购还是子女赠送），他们在保健品厂商面前有着先天的弱势：第一，老年人的认知能力相对更低，无法快速地更新知识，有信息壁垒；第二，老年人对于自身健康可能更有危机感，尤其是当身边的同龄人患病离世等；第三，部分老年人手头比较宽裕，大多数的花费都在健康产业上。因此，老年人更容易在保健食品上有不理智的花费，甚至上当受骗。因此，保健行业的发展，以保健食品行业为例，一方面应加大监管力度，另一方面应对主要消费群体加大教育宣传，促使产业健康发展，为人们的健康发挥积极作用。

本章小结

在当今社会，关注健康就不可避免地要关注到与健康密切相关的医疗卫生服务体系和医疗与保健行业，这也是健康心理学所关注的重点内容之一。本章系统地介绍了我国以及其他国家的医疗卫生体系，并从医疗卫生服务使用者角度分析

---

① 张雪艳、王素珍：《保健食品市场乱象成因分析及对策》，《中国食品药品监管》2018年第8期。

其在使用和误用医疗保健服务时主要的影响因素,并着重讨论了医疗卫生服务最主要的提供者即医院中健康心理学能够帮助患者的情况。除了医疗服务体系所提供的医疗服务之外,保健作为预防和辅助治疗的手段一直以来都为人们所重视,本章梳理了保健在我国的历史和行业类型以及存在的问题和法律风险。健康心理学的研究围绕着医疗和保健服务,医疗与保健机构作为与人们健康与疾病密切相关的社会要素也在不断发展,值得进一步关注与探讨。

 思考题

    1. 是什么影响了人们是否寻求医疗保健服务?

    2. 面对疑病症患者的时候,我们应该做些什么来避免医疗资源的浪费?

    3. 健康心理学应如何帮助患者来应对治疗?

    4. 父母应如何帮助儿童应对住院?

    5. 健康心理学可以在保健行业中起到什么作用?

第六章

医 患 关 系

一位患者的就诊经历

　　我感冒两周了，最终到了医院就诊。我足足等了一个多小时，才终于轮到我就诊。但是医生只在我身上花了五分钟的时间。他告诉我，我的症状是病毒性的，不是细菌性的。他建议我回家，让我多休息，补充维生素，实在不行就服用一些非处方药。我就这样被医生打发走了。

医生和患者之间的互动是影响治疗过程的重要因素之一。好的医患关系可以让患者更为满意,更多地遵循医嘱,更能坚持治疗,更少和医护人员发生冲突。因此,了解医患关系的相关理论,理解医患关系建立的过程及结果,并发展出未来的应对之策,成为当务之急。

在上一章的内容中,我们已经了解了人们会在怎样的情况下选择使用医疗保健服务。当人们进入医疗保健机构接触到医护人员时,双方便建立起医患关系。如同师生关系一样,医患关系的本质是一种社会关系。因此,本章首先将在社会学背景的基础上对医患关系的概念进行阐述,然后从社会学家所关心的医患互动过程——医患关系中的沟通——开始了解,再从临床医生关心的医患互动结果——医患关系的不良后果——进行探索,最后提出促进医患关系的相关行为。

第一节　医患关系的概念

一、患者角色

(一) 患者的定义

患者的概念仍在不断发展当中,一般是指患有病痛的人。早期生物医学模式提出,患者是患有身体疾病的人。疾病对躯体产生明显影响,个体因此感到不适,这种不适的主观体验被称为病感,病感进一步激发了人们的求医行为。后来,生物医学模式逐步向生物社会心理模式发展,并发现社会心理因素也会影响病感的产生,而疾病和病感都会对个体在工作、生活和社会活动中的适应能力产生负面影响。因此,患者的定义也逐渐更新为因疾病和(或)病感而寻求医疗保健服务的人。

(二) 患者角色的定义

患者角色是指那些有病感行为、求医行为和治疗行为的社会人群。美国著名社会学家塔尔科特·帕森斯(Talcott Parsons)于 1951 年在《社会系统》(*The Social System*)一书中率先提出患者角色的概念。这一定义作为健康和疾病的社会文化定义的重要组成部分,为健康社会学的发展开创了新纪元。帕森斯认为,患者角色是一种制度化的社会角色,这一概念用来评估社会对人们自身和他人行为的期望。

（三）患者角色的特点

想象一下，当一个人出现发烧、头痛、流鼻涕等症状去医院就诊，医生诊断为流行性感冒，此时这个人便进入了患者角色。在承担患者角色后，这个人在心理和行为方面会出现相应变化，开始扮演某种特定的社会角色，比如他认为自己现在是个患者，身体情况无法完成工作，于是请病假回家休养。

帕森斯提出患者角色具有以下四个特点。

（1）不承担责任。患者对其健康状况不承担责任，同时没有能力完成社会角色和任务。此时个体被视为具有恢复健康的主观愿望，但能力不足，想要康复则需要一定程度的治疗。治疗方法可以是自发的，也可以借助医疗手段，但重点在于，患者无法仅凭自己的愿望或动机实现康复。

（2）免于正常义务。患者被认为暂时没有能力完成其社会责任和义务，这种无能为力的状态使个体能够合法免于完成社会正常角色的任务。其中，疾病的性质和严重程度决定了义务免除的范围。

（3）不符合社会需要。患病个体能够暂时免于承担其责任和义务，一个基本的前提条件是，人们普遍接受患病是一种不合乎社会需要的状态。而正因为不符合社会需要，所以患病个体必须有主观想要康复的愿望，而且有义务为了康复做出必要的努力。为此患病个体必须与他人合作，因为单靠自己的力量无法达到康复。

（4）寻求胜任的帮助。大多数疾病无法靠人体自发地恢复健康，即使自愈也难以彻底，但是患者大都希望迅速达到彻底的康复。因此患者（以及其他人，如家庭中的照顾者）就承担起另一个义务，即患者必须寻求胜任的帮助，齐心协力恢复健康状态。

从以上四点出发，患者角色将涉及和正常社会角色不同的一种新利益（暂时免除正常任务及角色义务）和两种新义务（主动想要康复的愿望，并寻求胜任的帮助）。由此可以看出，个体成为患者之后的角色不仅仅是需要治疗这么简单，帕森斯认为患者角色在社会控制中展现出了一种功能利益，其意义比疾病本身的含义更加广泛。

（四）患者角色的适应

当人的社会角色发生变化时，例如一位女性在得知怀孕的那一刻起，便进入了母亲的角色，就需要开始不断地学习和适应如何成为一个母亲，有些人可能还像往常一样工作生活，有些人可能会小心翼翼做好万全的准备，有些人可能还在犹豫要不要接受这个角色。同样，当个体进入患者角色后，也会因适应程度的不同而表现出不同的行为。常见的患者角色适应表现为如下六点。

（1）角色行为冲突。个体在承认自己从正常角色转变为患者角色的过程中，会产生挫败感，感到茫然、愤怒、焦虑、烦躁等情绪体验，"为什么是我？""这可怎么办？""我做错什么了？"其中，个体正常社会角色的重要性（如公司负责人）、紧迫性（如侦办要案的警察）以及个性特征等因素，都会影响个体进入患者角色过程中的冲突程度。

（2）角色行为缺失。医生诊断个体确实患有疾病，但患者没意识到或者不愿意承认，缺乏正常的角色转化冲突。常见于某些重要的环境因素使其不能接受患者角色，或是患者使用否认的心理防御机制，如影视剧中战士受了伤但不承认自己有伤，仍坚持执行任务，不愿意接受治疗。这种情况下的患者短时间内难以与医生进行合作。

（3）角色行为适应。患者在经历角色冲突后，开始进入患者角色，客观冷静地接受现实，调整角色行为以适应新角色。大多数情况下，患者最初并不能安心地接受新角色，在治疗过程随着病情的不断演变，开始慢慢适应并规范角色行为，如关注病情发展、严格遵从医嘱等，以减轻疾病症状。

（4）角色行为减退。一般情况下个体进入患者角色时，仍承担着其他社会角色。个体受到社会、家庭、工作等原本正常社会角色的吸引，以致患者行为角色减退，甚至离开患者角色去承担其正常社会角色的责任和义务。例如母亲患病需要住院治疗，但为了照顾即将高考的孩子，放弃就医治疗。

（5）角色行为强化。当个体适应了患者角色之后逐渐康复，此时患者角色理应向正常角色转化，即身体康复的同时社会功能也得到相应恢复。患者角色行为强化是指这种转化发生了障碍，患者此时表现出对自我能力的怀疑、失望和担忧，行为上出现退缩和依赖，其程度超出实际水平。这种情况的出现，常常是由于个体在承担患者角色时得到了治疗、休息等多种权利和照顾，相比正常角色中充满矛盾和挫折的现实世界，这是一种解脱或福利，使用退化的心理防御机制来强化患者角色。例如小孩子在疾病症状缓解后仍强调自己病还没好，以此逃避正常的学习任务。

（6）角色行为异常。这种异常是指个体因无法承受患病的挫折和压力，对周围的人和环境表现出冷漠、悲观、绝望，其严重程度远大于冲突。出现异常若不及时加以疏导，会对患者的病情发展十分不利，且有可能引发意外，如患者在得知罹患不治之症后选择自杀。

患者角色的转变和适应，受到众多因素的影响，如社会文化、社会支持、社会心理性刺激、个性特征等。自信心强、认为命运掌握在自己手中的人大多不愿意承认患者角色。因此,在角色转化过程中多表现为冲突或减退;缺乏自信、高度重视健康的人则经常求医,并维持患者角色,多表现为强化。在就医过程中,前者难以与医生合作,治疗效果较差,容易延误病情;后者则会导致自理能力降低,丧失其社会角色。因此,对于医生而言,识别患者不同的个性特征,帮助患者顺利转化角色,使其身心同步康复十分重要。

二、医生角色

一提到患者角色,随之映入脑海的另一个概念便是医生角色。医患关系也是当代社会中制度化了的角色丛之一,因此医生角色也被赋予了相应的行为期待。

假如一个患者来到医生面前,他会期待医生有怎样的行为? 医生角色的职责是要帮助患病个体恢复到具有正常功能的健康状态,其过程需要依靠现代医学手段。对社会而言,当异常个体无法完成正常任务,或者无法承担正常角色职责时,医生承担着社会控制力量的作用。因此,医生在展现社会控制力量的过程中,需维持四个方面的姿态:(1)技术上的专业性;(2)感情上的中立性;(3)一视同仁的普遍性;(4)职能的专门性。

为什么医生需要维持这些姿态? 可以想象这样的场景,一个有乳房疾病的患者来到医生面前,为了医生能够提供有效的诊治,患者需要将肉体和心灵充分暴露给医生,不仅包括常规的身体检查和症状陈述,还需表达内心的想法和体验等,如果是异性医生则更加难以启齿。

一般来说,这种身心层面的充分暴露是极少有人自愿提供的,包括重要他人。因此,患者愿意在一个从未谋面的医生面前做到这一点,是出于对上述医生角色姿态的信任,即患者相信医生在专业技术上的资质,相信医生不会利用自己的感情对自己不利,相信医生不会因为自己的某些特质而特殊对待,相信医生在其职能范围内工作而不会利用病情影响自己的其他方面。

由此可见,医生需要在医患关系中遵守患者对于医生角色的行为预期,这可以让医生和患者之间的交往变得更加稳定和可预见,防止医生在情感、性、社会、经济等层面上对患者造成损害,这种信任也得到了法律上的认可。那些常常被人们诟病的现象,如医生在就诊过程中经常表现得机械、冷漠、不近人情,从某种程度上来说,也是在遵守一种过分制度化的医生角色预期。

三、医患关系相关理论

（一）帕森斯的医患关系理论

基于上述患者角色和医生角色的定义,帕森斯认为,社会虽然对医患关系中的双方角色都赋予相应的期望行为,但二者在权利分配方面并不平等,医生具有明显优势,但这种优势在治疗关系中是必要的,因为医生承担着让患者恢复正常功能的责任。为了帮助患者康复,医生在和患者的交往中必须保有控制力,以保证患者遵循医嘱治疗,否则医生的治愈能力就会受到影响。

医患双方都清楚彼此的责任和义务,并始终对患者的康复结果共同承担责任,二者都同意赋予医生以更大的权力并希望如此。可以理解,当患者来到医生面前寻求帮助时,他希望医生凭借专业技能来指导和帮助自己尽快康复,医生也同样希望患者能够遵循医生的指示采取行动。在这个过程中医生的优势地位取决于三个方面。

（1）专业威信。医生的专业威信源于经过社会公认系统训练后所具备的专业技术,以及社会颁发的具有法律效力的医生执照。专业威信使医生在现代社会里享有较高的社会地位。

（2）职业权威。医生的职业权威体现在医患关系中的卖方市场性质。医生可以将技术(商品或服务)卖给患者(消费者)。医生的权力来自垄断了患者的希望或需要。患者为了获取所需,必须满足医生的条件。人们对医疗保健市场是永恒的需求,且长久以来供不应求,这使得医生的职业权威形成了一个真正的卖方市场。

（3）情境造成的依赖性。患者承认自己需要医疗保健服务,而自己无法提供。因此患者必须从有资质的专业人员即医生那里寻求照顾,为此必须满足医生规定的治疗条件,患者与医生因此建立起某种依赖关系。

以上帕森斯的患者角色、医生角色和医患关系理论,构成了西方健康社会学家用来解释健康和疾病行为的一般方法。后来又有学者对帕森斯的医患关系理论持有保留意见,集中表现在其理论对所有疾病的适用性(急性和慢性患者的医患关系体现出的不同)、患者特点的影响(社会阶级地位、社会文化所导致的不同,以及患者家属的介入)和医生特点的影响(社会环境变化、医疗保健的提供者增加所导致的医患关系不对称性减弱),以及健康定义的扩大使得非医学专业者进入医患关系,导致医生权利缩小等。[①] 尽管存在着对帕森斯的理论批评的声音,但其

---

① ［美］F. D. 沃林斯基:《健康社会学》,孙牧虹等译,社会科学文献出版社1992年版,第246—249页。

理论为该领域的发展所奠定的基础毋庸置疑,具有分析医患社会交往的框架性地位,后人在此基础上进行不断地扩大和丰富。

(二) 萨斯-霍伦德的医患关系模式

萨斯-霍伦德(Szasz-Hollender)模式是对帕森斯模式的拓展说明,使其更容易适用于各种不同的情况。托马斯·萨斯(Thomas Szasz)和马克·霍伦德(Mark Hollender)认为,患者的生理症状直接影响了医患关系的性质,并根据症状的严重程度提出了三种类型的医患关系。

(1) 主动-被动模式。医生角色更为主动,患者角色更为被动。常见于医生对待危重患者,尤其是患者完全无法行动的急诊病例。此时医生的诊治是危急状况下单方面的决定和行动。

(2) 指导-合作模式。医生通过诊治进行指导,而患者提供信息(如症状和病史)并与医生合作。大多数情况患者的病情并不危急,此时医生的诊治通常是为了减轻急性痛苦。而患者了解并有能力判断病情的发展和治疗过程,寻求医生帮助是为了获得必要的照顾。

(3) 互相参与模式。患者角色更为主动,定期去看医生,医生则协助患者自助。这种情况常见于慢性病病例,如糖尿病。适用于医疗知识和技能熟练的患者,也适用于为了预防疾病投资健康的个体。

(三) 海斯-鲍蒂斯塔的改变治疗方案模式

海斯-鲍蒂斯塔(Hages-Bautista)发展出了一套改变治疗方案的社会过程理论模式,该理论基于患者的感觉而非客观现实或医生的感觉。患者在感到治疗方法不当之后,根据需要发生改变治疗方案的过程。患者可以采取两种基本策略。

(1) 说服策略。患者意图使医生注意到自己认为治疗方案不当,并希望改变方案。具体有四种方式:要求,直接表明坚决要求改变治疗方案;坦诚表达,表示当前的治疗方案可能不会有显著成效;建议,建议其他治疗来改变方案;诱导性提问,引导医生意识到自己认为治疗方案不当。

(2) 反对策略。患者认为当前治疗方案应增减某些内容,但感觉医生不能或不愿意改变,此时患者通常会使用反对策略。具体也有四种方式:简单增加,治疗方案不充分,但增加药量即可解决;额外增加,治疗方案欠佳,可增加其他药物作为补充;简单减少,减少药量即可解决;等量减少,治疗过度会导致额外的副作用。

一旦意识到患者想要改变治疗方案,医生也会采取四种策略作为回应:知识压倒,强调专业资质并告诫患者不遵医的相应后果,这种方式最为有效;开诚布公,重申治疗方案的正确性,但病例特异性会导致不同的治疗预期;私人感情,建立私人感情,并在此基础上要求患者遵医;讨价还价,双方进行反复协商以达到满意结果。

医患交涉的后果有四种可能性:患者和医生都感到满意,双方愿意继续保持医患关系;患者不满意但医生满意,双方关系紧张且患者可能单方面中止关系;患者满意但医生不满意,双方关系紧张且医生可能单方面中止关系;患者和医生都不满意,双方都希望结束关系。

尽管该模式也存在一定局限性,但帮助人们对患者不遵医嘱和医生控制过程有了更加深入的了解。在医患关系逐步趋于对称的今天,该理论通过补充医患协商的可能性,将帕森斯的系统论述向现代化方向发展。

第二节 | 医患关系中的沟通

上一节中，我们从患者角色、医患关系理论等方面，对医患关系的相关理论有了初步了解。本节我们将进入到医患关系中的具体过程，即对医患沟通进行更进一步的探讨。下面将从医患沟通的性质及其影响因素两方面展开。

一、医患沟通的性质

当患者走进医院，希望寻求医疗帮助时，他们是如何与医生建立起关系的呢？进入诊室之后，无论是患者先开口陈述病情，还是医生先开口问询病情，医患关系在双方开始沟通的那一刻便建立起来。因此，医患关系的过程体现在医生和患者的沟通行为上。

良好的医患沟通可以为患者带来安全感等诸多好处，而不良的医患沟通不仅会损害患者的健康，还会对医生的职业环境造成恶劣影响，如患者不遵从医嘱、引发医疗诉讼甚至出现暴力伤医事件等。常见的善于沟通的医生，大多会使用清晰易懂的语言和如沐春风的态度与患者沟通，并且评估患者是否能够充分理解信息，以帮助患者达到更好的治疗效果。

由于医患双方在医疗专业方面权力地位的不平等，患者缺乏医疗专业知识，难以通过客观知识、实践标准或行业规范来判断医疗质量，而医生的态度是少有的、可依赖的判断医疗质量的标准。因此医患沟通质量成为患者对治疗是否满意的重要因素。

由此可见，医生的实际医术水平和对待患者的态度关系不大，医生展现出的态度和实际对待患者的态度也并非一致。有的医生表面好评如潮，暗中剥削患者来满足个人需求；有的医生善于沟通但业务水平有限常常误诊；也有的医生被称为"冷面杀手"但医术高超妙手回春。从患者角度而言，热情、友善的医生常常被患者认为是医德高尚、医术高超的，而冷漠、缺乏关怀的医生则容易被认为是冷酷和能力不足的。此外，如果医生在诊疗过程中表现出了犹豫不决，患者的满意程度也会下降。

二、医患沟通的影响因素

在了解了医患沟通的性质之后，我们来看看哪些因素会影响医患之间的沟通。下面主要从医护、患者、社会三个层面分别进行讨论。

（一）医护因素

1. 诊室环境

相信读者一定耳闻或经历过在诊室被医生三言两语"打发"了的就诊经历。医疗资源的供不应求，导致就诊时间紧张，因此在诊室环境下通常难以进行有效的沟通，医生无法充分倾听，且患者表述存在困难。比克曼（H. B. Beekman）和弗雷姆（Framel）对患者初次就诊时医生的初始反应进行了调查，他们观察了 74 个就诊者，只有 23％的患者报告说医生进行诊治之前听完了他们的症状描述。[①]

患者通常被要求具体、直接、快速地诉说病情并回答专业问题，这对患者而言存在困难。此外，患者企图从医生处寻求安慰，但医生只希望尽快提取有效信息，关系中出现的供需矛盾，也使得确诊过程变得更加复杂困难。此外，患者带着疾病所带来的疼痛感、焦虑感或者窘迫感进入诊室当中，在描述症状时易出现言辞不清，信息被掩盖或误解的情况。

2. 医疗术语的使用

> 医生：你需要做冠脉造影。
>
> 冠心病患者：什么是冠脉造影？
>
> 医生：比方心脏就是你们家的房子，冠状动脉就是家里的暖气，你现在就是暖气供水不好，导致整个房间热不起来。冠脉造影就是我们派个水暖工，看看你家暖气管道到底哪堵了，堵了多少，能修就放个支架疏通。只要暖气管通了，你家冬天就跟别人家一样暖和了，你的心脏就跟别人的一样可以正常工作了。

已有研究表明，患者在大多情况下无法理解医护人员使用的复杂专业术语。既然这样，为何医生会倾向使用专业术语与患者交流？这是由于医患关系中权力不对称性，医生使用复杂术语可以避免患者提太多无关问题干扰诊治过程，或者利用优势地位控制信息表述以掩盖无法确定的病情。

医生惯用术语也受到专业训练的影响。同行交流时常用专业术语，导致医生

---

① 转引自［美］谢利・泰勒：《健康心理学（原书第 7 版）》，朱熊兆、唐秋萍、蚁金瑶译，中国人民大学出版社 2012 年版，第 192 页。

在和患者交流时往往会忘记对方并不能理解这些语言。如果不向患者及时核对信息，医生很难判断患者能够理解多少，也没法用患者熟悉的语言去解释，而且有时也不知道该如何解释。

有时医生也会走向另一个极端，用过于幼稚的语言和患者交流，这也会导致患者产生不好的体验，仿佛被当作幼稚无知的小孩对待，患者无法从交流中获取实质信息，并难以作出回应。事实上，患者能够接受的交流方式介于专业术语和幼稚语言之间。

3. 偏见

当医生对于某些患者或者疾病存在偏见时，医患沟通及后续治疗会受到明显影响。有研究表明，在相同的诊疗情境下，医生会给那些经济条件较好、社会地位较高的患者，给出更多的信息和支持，技术含量也相对较高。

性别因素在医患沟通中也十分重要。人们往往抱有女性更擅长人际沟通的印象。相对于男性医生，女性医生诊治时间更长，提问更多，积极的治疗建议也更多，还会通过更多的非言语行为促进沟通，如微笑、点头等。

因抑郁、焦虑或其他心理症状就医的患者也容易遭到医生的消极对待。相比重病和慢性病患者，轻症和急性病患者更受医生欢迎。这是由于慢性病患者往往存在较多的不确定性，预后也更差，而急性患者更加遵医嘱，预后效果更好。医生在向患者传达慢性病的坏消息时压力更大。

4. 非人格化的对待

> 我因为眼外伤去看急诊。当我躺到手术台上时，外科住院医生突然终止了跟我的对话。尽管我并没有被麻醉，但是他就把我当成失去意识了一样。有关我的问题他都去问我的朋友，例如"他叫什么名字？他是干什么的？"等。我躺着听着他们的对话，好像我不存在一样。在手术缝合结束，我离开手术台之后，医生又开始与我对话，好像我又存在了。
>
> ——一位临床心理学家的自述

患者被医生用非人格化的方式对待，也会给医患关系带来困难。医生表现出看"病"不看"人"的状态，某种程度上是受到了工业社会发展进程的影响。具体表现为，非人格化的沟通方式可以使者保持安静，从而让医生能够更加高效地聚焦疾病，避免患者大惊小怪、无用暗示、无关提问等干扰治疗进程。此外，医生可以通过装作患者不在场，避免对患者表现出关心，以节约时间和沟通成本。

对于处在流水线上高速运转的医生来说，这种非人格化的方式可以为自己提供适当的情绪保护，如避免担心自己的每一个行为对患者福祉的影响，以及在面对诸如死亡或无法医治等情境时能够继续保持工作状态。长时间为患者的情绪负责会让医生不堪重负。

5. 反馈机制的缺失

在医疗资源如此紧张的情境下，医生在诊室里很难有机会确认医患双方是否进行了有效的沟通。在医生眼里，就诊过程就是患者被诊断、得到处方然后离开。患者走出诊室之后常常会发现"医生刚才说得太快，没听清说了什么……""医生刚才说了一大堆，我只记得……"但也难以有机会和医生再次进行核对。

此外，大多医院缺少患者评价反馈及追踪回访制度，医生很难获悉患者对诊治过程及结果是否满意。然而一般情况下，治疗效果不佳的患者更可能再次造访，医生因此获得的更多是消极反馈。积极反馈能鼓励医生去了解治疗结果及起效因素，而消极反馈只能让医生知道可以避免做什么，但未必知道还能做什么。

（二）患者因素

在医患沟通的过程中，大约三分之一的患者不能复述诊断，有一半患者不了解疾病或治疗的细节。出现这类问题，除了上述医护因素的影响，还有些是患者的自身因素造成的。例如，我们也会听到医护人员抱怨："我已经解释得够清楚了，可他只是把我说的话当耳旁风！"

1. 心理状态

神经质患者常常会夸大自己的症状表现，这使得医生难以准确地评估和判断患者病情的严重性。另外，处于焦虑状态的患者，其获取信息的能力也会受到影响，如难以集中注意力、无法有效加工信息、难以保持记忆等。一般来说，将医患沟通的内容聚焦于患者所关注的问题上，能够在一定程度上降低这些负面影响。

2. 知识水平

不同知识水平的患者对医疗知识了解的程度不同，不乏有人对于极其简单的信息也无法理解。而医护人员通常具有较高的知识水平，双方如果存在较大差距，也会影响彼此的沟通。这种差距使得在当今医患关系逐渐趋于平等的背景下，个体无力完全承担起患者角色的责任，责任增加而能力不足会导致医患关系中双方权责不平衡，因此容易引发医患沟通不良。

随着年龄的增长，人们描述症状和遵从医嘱的能力会逐渐降低。50岁以上的患者，约有40%在理解医嘱方面存在困难。医生和老年患者沟通往往需要更多的时间和耐心。此外，是否具有相关病史也会影响医患沟通是否顺利。有过类似病史、熟悉疾病及治疗信息的患者，比那些初次患病、对疾病陌生的患者，在医患沟通中理解信息更为充分。

语言水平的作用也不容忽视。一般情况下医生无法同时掌握多种语言来面对语言不同的患者。例如一个持有浓重方言且不会说普通话的患者,遇到一个不掌握该患者所持方言的医生,显而易见在信息沟通的过程中会困难重重。存在语言障碍的患者,除了医患沟通不良之外,其治疗的遵医行为和所能使用的医疗资源多样性也会受到影响。

3. 态度及目的

患者与医生在对待症状的反应上有很大差别。患者更为关注疼痛感以及影响正常功能的症状,而医生则更关注疾病本身,包括其严重程度及治疗方法,但医生在问诊时为了节约沟通成本,往往不会告知患者背后的考虑是什么。因此,患者容易认为医生的关注点有误,忽视了真正重要的症状,甚至因此怀疑医生误诊。

此外,出于不同的目的,患者叙述病情时会存在失真现象。有些患者会在描述病情时添油加醋,其目的可能是为了获得切实或严重的诊断从而进入患者角色,拥有患者权益来逃避正常社会责任或者获得额外关注等。有些患者则会轻描淡写,其原因可能是担心自己真的得了重病,无法承担正常社会责任,或者认为如果是重病,医生则不会告知自己真相等。医生可能会被患者的失真表现蒙蔽,在医患沟通中造成误解进而引发不良后果。

(三) 社会因素

1. 医疗保健制度的发展

医疗保健制度的发展,很大程度上改变了医患沟通的性质。过去私人诊所盛行的时代,患者接受一对一的治疗,医生的收益取决于患者的来访量。为了使患者满意,成为回头客,医生更加关注患者的情感需要,注重建立人情关系,对医术要求不高。

医疗制度逐步发展,公共医疗机构承担主要角色,患者支付规定的费用就有权利获得相应的医疗服务,医护人员通常根据诊治病例的数目计酬,收入不受患者满意度影响;而且职能分工的标准化和流程化,也使得患者像工厂加工的产品在各个平台之间流转,医生需要接待更多的患者,结果可能是候诊时间长看病时间短,医护人员不再需要关注患者的心理需求,没有机会和患者建立良好关系,医患沟通变成例行公事。尽管这种制度使得医生的医术质量有明显提高,但也成了非人格化对待患者的土壤。

2. 健康医疗服务理念的变更

健康医疗服务理念上的变化也促使医生角色随之发生改变。早期的医生角色在医患关系中占据主导地位,极具权威性。新的健康医疗服务体系促使医生采用更加平等的态度与患者沟通,但同时也冲击着医生的主导地位和自主性。比如,过去医生全权承担治愈患者使其恢复正常社会功能的责任,如今由多方分担责任,包括医疗保健机构的管理人员及患者本人,这使得医患沟通变得更加复杂和难以预测。

3. 整体健康理念与医疗保健

西方医学界逐渐开始接纳东方传统的诊疗手段(如冥想)和整体健康的观念。所谓整体健康(holistic health),不仅是没有疾病,还包括通过主动调适达到的积极的身心状态。这些观点影响了人们传统的健康理念,患者既要对自己的健康状况负责,也对疾病康复负有责任,即通过自己的行为、态度、信念等提升健康水平,治愈疾病。这使得医患关系向着更加开放、平等、互惠的方向迈进,也促使双方更加重视医患沟通的效果。

第三节 | 医患关系的不良后果

医患关系所造成的不良后果并不比医疗技术所引发的问题少。对医患关系感到不满会降低患者未来使用医疗服务的可能性。他们更可能选择去医疗水平相对较差,但可满足其情感需要的非传统机构就诊。此外,对医患关系的不满还可能导致患者抗拒医疗检查、频繁更换医生、产生更多抱怨等。因此,不良的医患关系不仅会使患者因拒绝接受医疗服务而有损自身健康,而且会使医疗机构陷入增加成本和耗费时间的困境,对医患双方都造成不利影响。

上一节中,我们已经了解了医患关系的过程——医患沟通及其影响因素。本节将对医患关系造成的不良后果进行阐述。最为常见的不良后果是患者的不遵医行为,严重时会出现医疗纠纷,甚至引发医疗暴力行为。

一、不遵医行为

遵医行为,是指患者在求医之后对医嘱(包括治疗方案、生活方式的指导等)的执行程度。患者的遵医行为既是医患沟通的直接结果,也是提高疗效、促进康复、维护健康的重要因素。

一般情况下人们会理所当然地认为,一个人如果有求医行为,并被医生诊断为患者,他就应该遵从医嘱,如服从安排、积极配合、按时服药、注意饮食起居、改变不良生活方式等。但事实上,不遵医行为在我们的生活中司空见惯。

临床上根据患者的遵医程度,将遵医行为分为三种。

(1)完全遵医行为。有求医行为,也有遵医行为。常见于住院、危重、急性病、器质性疾病患者。

(2)不完全遵医行为。有求医行为,但并非完全遵从医嘱,甚至拒绝部分治疗、检查和护理。常见于门诊、轻症、慢性病、神经症患者。

(3)不遵医行为。有求医行为,但完全不遵从医嘱。常见于对医护人员不信任或执行困难的患者,如受到环境条件、经济状况等限制。

二、不遵医行为的影响因素

医护人员通常会将患者的不遵医行为归因于患者不配合、不重视、缺乏动机或者健忘等。但实际上,医患沟通不良是导致患者不遵医行为最重要的原因。良好的医患沟通更可以促进患者的遵医行为。前文已经着重介绍了医患沟通及其影响因素。除此之外,疾病本身及其治疗方案,医护人员的决策偏好和信息传达,患者的满意度、个人特质及所受环境的影响,也会在很大程度上影响患者的遵医行为。

(一) 疾病因素

1. 疾病特征

当疾病严重威胁到患者的正常功能甚至生命时,患者具有较好的遵医行为。想象一下,一个腰部骨折躺在病床上无法移动的人和一个普通流行性感冒的患者,前者一般来说会比后者的遵医行为更好。

2. 治疗方案

不同的疾病种类、严重程度、发展阶段等都会造成治疗方案的不同,而治疗方案的性质会影响患者的遵医行为。一个治疗方案的周期越长,操作越复杂,或者涉及改变日常生活行为,患者的遵医行为越差。

一般情况下,患者首次复诊和检测的遵医行为相对较好。短期治疗常用于急性疾病,患者遵医行为高且治疗效果好,而长期治疗常用于严重或慢性疾病,患者遵医行为逐渐降低且见效缓慢。

此外,患者对复杂烦琐、自我护理要求较高的治疗方案遵医行为最差。如糖尿病患者的治疗方案中,通常需要按时摄入药物、检测血糖水平、严格控制饮食、坚持健身锻炼、避免压力环境等众多操作,即使患者康复意愿强烈也难以全部严格遵守,毕竟仅完成这些任务就需要花费大量的时间。

3. 治疗费用

"没钱不敢得病""穷人看不起病"都体现了治疗费用对于患者就医及遵医行为的影响,可以说当今社会治疗费用仍是影响患者遵医行为的主要因素。一般来说,经济条件较好的患者遵医行为更好,疗效更佳。

4. 治疗的不良反应

一般情况下,大部分药物没有明显的不良反应或者副作用,但当患者感到不良反应成为问题,对患者的正常生活产生较大影响,或不良反应大于治疗效果时,有些患者会减少药量或完全停药。

(二) 医护因素

1. 决策偏好

人们通常认为,受训经历和知识水平相同的医生,处理问题的方式也相同。

此外,医生角色也要求医生的行为应当是客观且一致的。但在临床实践中,由于知识层次和经验水平的不同,医生在决策偏好上存在较大差异。这会极大地影响患者对医生和治疗方案的评价,进一步影响患者是否决定遵从医嘱。

医生在诊治过程中通常采用的是问题解决临床决策方式,一些研究者如马克·惠特尼(Mac Whinney)和魏因曼(Weinman)认为临床决策的过程如图 6.1。[①] 医生在决策过程中的各个步骤都存在不同程度的偏好差异。其中,在形成初始假设的阶段,医生的健康信念具有十分重要的影响。这个健康信念包括:对于疾病性质的理解,如疾病更多受生物还是社会心理因素的影响;对于疾病发生的估计,如疾病的流行率和发生率;对于疾病的严重性和可治疗性的经验判断;对于患者个性特质的理解,如患者的既往史、求医动机、言谈举止、心理状态、社会心理环境、是否提及过往医生。另外还包括医生自身的个性特质,如医生的年龄、性别、地域、经验、行为方式、心理状态等。

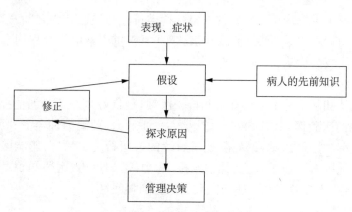

图 6.1　问题解决临床决策步骤

2. 信息传达

有些时候,患者并不能完全接收到医生传达的信息,甚至会一头雾水地离开诊室。在本章第二节关于医患沟通的内容中已经提到,医生提供给患者的就诊时间十分有限,其中向患者传达信息的时间则更短。在时间成本有限的情况下,医生能否有效地传达信息,很大程度上决定了患者的遵医行为。

那么医生在诊治患者时传达哪些信息有助于患者的遵医行为?

---

① 参见[英]简·奥格登:《健康心理学(第 3 版)》,严建雯、陈传锋、金一波等译,人民邮电出版社2007 年版,第 4 章。

（1）情感信息，帮助患者调整或者表达情绪情感；

（2）程序信息，帮助患者了解具体的治疗程序；

（3）应对技巧，给患者传授所需的应对策略；

（4）行动指南，指导患者在某些情况下应如何行动。

（三）患者因素

1. 患者满意度

患者对医患关系的满意度可以预测其遵医行为。患者满意度涉及就诊过程的诸多方面，特别是医护人员的情感（如情感支持和理解）、行为（如解释和开处方）和能力。如果患者从医护人员那里感到温暖和被关心则更为合作，若医护人员态度冷漠、不耐烦，患者的遵医行为则较差。如果医护人员能详细回答患者的问题，患者的遵医行为也会更高。

2. 人口统计学特点

尽管研究很少发现单一因素的人口统计学特点与遵医行为之间密切相关，如患者的年龄、性别、社会阶层、种族和宗教等，但多重因素的综合作用会对患者的遵医行为产生较大影响。

3. 心理状态

患者在认知和情感上能够理解和接受医嘱，是良好遵医行为的前提。当患者忧心忡忡地前来就医，其认知水平如记忆力、注意力、理解力都会受到影响，这不利于患者理解和接受医嘱，继而降低了后续的遵医行为。另外，影响患者的理解和记忆的其他因素还包括智力、知识水平、病史等，如焦虑、医药知识、智力水平、陈述的重要性、主要效果和陈述的次数等都会加强回忆。

4. 应对策略

患者的应对策略也与遵医行为有关。倾向采用回避性应对策略的患者，其遵从医嘱、坚持治疗的可能性更小。其原因可能是这类个体对威胁性事件（如健康相关的信息）的关注和反应更少。

5. 社会支持

一般来说，患者如果有较多的社会支持，例如从他人或群体那里获得了所需的关怀和帮助，其遵医行为会更好。社会支持可能来自家庭、朋友或社会组织（如某种疾病的互助团体），尤其当社会支持涉及对健康问题的关怀、帮助和鼓励时，对患者的遵医行为更有益。

6. 生活应激源

与社会支持相反，生活应激源从另一个方面影响着患者的遵医行为。一些耳熟能详的说辞,如患者说自己工作繁忙没时间、没钱或家里有其他重要的事情,如家庭矛盾、照顾老幼等,这些因素也会妨碍他们遵从医嘱坚持治疗。生活满意度高的患者更能主动配合并坚持治疗。家庭凝聚力高的患者,其遵医行为明显好于家庭充满冲突的患者。

7. 患者消费主义

由于时代的发展和医疗制度的变化,医患关系中双方权力的不对称性越来越小,表现之一是越来越多的患者对健康医疗采取了消费主义的态度。他们希望能够参与到健康医疗的决策当中,而不是仅仅由医生说了算。因此是否遵从医嘱,以及在多大程度上遵从医嘱,也逐渐成为患者行使消费者权力的舞台。

三、医疗纠纷及医疗暴力

(一) 医疗纠纷

医患关系不良不仅会造成患者不遵从医嘱,严重时还会导致医疗纠纷甚至对簿公堂。医疗纠纷产生的原因,大致有以下四个方面。

1. 医疗技术复杂性

通常人们认为医疗纠纷的增加,多是由于不断更新且日益复杂的医疗技术。随着医务工作变得日益分化和复杂,治疗过程中引发新症状的情况也变得更加普遍。由此引发的医疗纠纷,不仅会损害医患双方的利益,同时也会引发患者对医疗机构的不信任。

2. 医患沟通不良

尽管医护人员能力不胜任和玩忽职守仍是医疗纠纷诉讼案最常见的原因,但患者越来越多地寻找沟通不良的因素作为证据,如医生没有充分解释治疗方案等。患者更容易将那些不承认自己能力有限、漠视或拒绝患者的医生告上法庭。于患者而言,医护人员的一个解释、道歉和保证就有助于减轻过失操作带来的后果。可以说,任何促进医患沟通的努力都能为减少医疗纠纷做出贡献。

3. 机构管理复杂性

医疗纠纷的增加也与医疗机构管理的复杂性有关。过去患者想要控告私人医生的动机并不强,但随着医疗制度的改变,如果患者控告一个公共医疗机构大概率能得到一笔经济补偿,他们便更可能起诉。另外,医疗制度的改变使得医疗机构的管理更像一个工厂,这导致患者普遍地被去人格化对待,从而引发医患沟通不良乃至医疗纠纷。去人格化更容易营造出一种诱发医疗诉讼的环境。

4. 医疗鉴定复杂性

医疗过失的鉴定过程十分复杂,需要具备高水平医疗知识的从业人员,一般会委托给医学会或者专业的司法鉴定机构。同时这个过程耗时且烦琐,鉴定结果通常要等待半年甚至更久。加之医疗流程复杂,其过程很可能涉及若干医疗机构、医疗科室和医护人员,除病史资料等直接证据外,可能还需要医患双方对医疗过程的回忆作为间接证据。尽管过程如此复杂是为了保证鉴定准确性,但多方利益的长期交涉也增加了医疗诉讼的可能性。

(二) 医疗暴力

2002 年,世界卫生组织将医疗暴力定义为:医疗卫生从业人员在其工作场所受到辱骂、威胁或攻击,对其安全、幸福和健康造成明显或潜在的挑战。

医疗暴力行为几乎都是由患方向医方主动发起。面对患方的暴力行为,医方所持姿态多为消极回避、默默忍受,多由保安阻拦或请求警方处理,力求避免与患方发生正面冲突或暴力对抗。

从患者需求角度来看,医疗暴力可以分为两种类型:情感宣泄型和索赔策略型。前者目的多为宣泄医疗过程中激发的强烈不满情绪,后者目的多为通过暴力手段获取医方经济赔偿。

从患者方面来讲,医疗暴力具有如下特征:(1)经济文化特点,施暴者大多为初级文化;(2)潜在危险因素,患者或其家属存在潜在的危险不可控因素,如饮酒、暴力倾向、精神疾病、反复无理纠缠等。从医疗机构方面来讲,医疗暴力具有如下特征:(1)日间多发扰乱就诊秩序、破坏财务部门等行为,夜间多发暴力伤医等行为;(2)多与医患沟通不良、医方态度不佳有关;(3)受到伤害的医务人员以临床医生和护士居多,尤其是临床医生。

第四节 │ 促进医患关系的行为

一、促进医患沟通

1. 以患者为中心

患者中心的概念是由帕特里克·伯恩（Patrick Byrne）和巴里·朗（Barrie Long）在 1976 年首次提出，近年来逐渐流行。相比于被医生以去人格化的方式对待，患者一般更喜欢"以患者为中心"的方式接受治疗。[1] 大量研究表明，常常使用"以患者为中心"的方式与患者交流的医生，会促进良好的医患关系，从而使得患者有较好的遵医行为。

以患者为中心的医患交流过程包含以下三个方面：（1）医生了解患者的观念和期望，并努力站在患者的角度看待疾病及治疗；（2）患者参与治疗方案的制定和治疗过程的决策；（3）关注医患双方的情绪状况，提高问诊内容的有效性。

首先，这种交流方式可以激发患者配合医护人员的意愿，有效地促进医患沟通，尤其针对那些"困难"的患者（如焦虑者）。其次，从患者与日俱增的消费主义心态而言，这种方式让患者充分参与治疗方案的制定，鼓励患者承担责任，这有助于患者对诊疗方案的遵从和后期执行（如不良生活方式的矫正），也有利于健康医疗消费意识的形成。最后，"久病成医"，患者通常是最了解自身状况的人，并且已经积累了很多应对经验，尤其是反复发作或慢性病患者。如果医护人员将患者的有效经验采纳并整合到诊疗方案中，患者康复的状况更好。如对儿童哮喘病患者的研究表明，父母结合患儿的严重程度、季节变更、症状表现及药物副作用等因素进行护理，能够更好地控制病情。

在实际情境中，完全的医生中心或患者中心都是不可取的，任何的医患关系都处在二者之间连续轴上的某一点，而且患者也需要医生在一定程度上扮演权威的角色来提供专业指导和信赖。有些患者更偏好指导性风格的医生。因此，找到医患关系中最合适的位置，是让医患关系在医疗过程中发挥最大效用

---

[1]　参见 Patrick S. Byrne and Barrie E. L. Long, *Doctors Talking to Patients: A Study of the Verbal Behavior of General Practitioners Consulting in Their Surgeries* (London: HMSO, 1976)。

的关键。

当然,以患者为中心的方式会增加时间和人力成本,但如果适当的人文关怀能提升患者的康复效果,减少医疗资源的浪费,那么这种努力也是有意义的。在操作层面上,或许只需稍做努力。例如身体前倾、直接的目光接触、称呼患者名字并表示问候、告诉他们衣服挂在哪、检查室怎么走、结束时称呼名字并说再见等。这些简单的行为能使人感到温暖和支持。而那些身体后仰、少量目光接触、远离的姿态、极简而机械的语言会让患者感到冷漠,从而使医患沟通的效果大打折扣。

2. 沟通动机及技能

当医患关系出现问题时,医护人员永远是首当其冲的。同时,因为其所受的专业训练和对医疗系统的认识,因此也最有动机和能力去改善医患沟通中的问题。乐于与人交流的医生通常能成为高效的沟通者,且往往具有比较熟练的沟通技巧。而对于动机稍弱的人来说,一定的沟通技能培训有助于更好地提升交流动力。因此,对医护人员进行适当的沟通技能培训,能够在提升其沟通能力的同时激发沟通动机,从而促进医患沟通,改善医患关系。

3. 反馈训练

反馈使人进步,否则就如同在黑暗中前行,漫无方向或止步不前。然而,一般情况下,医护人员难以获得反馈。例如他们不知道自己与患者的交流是否充分,不充分也不知如何改变。为此,可以增加针对医护人员的反馈训练,如在督导下与患者接触并对患者进行访谈,由此可以得到即时的反馈,这种培养医护人员的方式非常有效;也有课程会将学生和患者的交流过程录成视频,以供医护人员观察和学习交流过程中的优缺点;或者特别制作一些视频材料来解释医患交流中的常见问题,医护人员可以从中看到处理问题的正确或错误方式。

4. 患者教育

医患沟通离不开患者的配合。因此,医护人员有责任帮助患者获得一些沟通技能,以顺利完成诊疗并高效获得知识。但患者教育往往更为困难,一方面患者缺乏接受教育的动机,另一方面双方在知识经济等水平上的差异也导致其难以实施。因此,患者教育须简单易得,在不增添负担的前提下促进医患沟通。

现有的患者教育常常采用科普的方式,如针对医学知识的科普海报、手册、微信公众号、微博等,但还远远不够。从线上渠道而言,少数患者可能会通过检索专业文献及书籍获取医学知识,大部分人仍依赖搜索引擎,但目前高质量可信赖的科普渠道仍十分有限,由此产生的误解也会对医生的诊疗造成极大的困难。相比线上,线下渠道的优势更具有针对性。比如,在不同科室的等待室内,通过海报、手册乃至视频等渠道宣传该科室的常见病医学知识,让患者提前有所了解。总之,建立更多可靠而有针对性的医学知识科普渠道,将为医生在实际的诊疗过程中节省很多精力。

苏珊娜·汤普森(Suzanne Thompson)等人的一项研究中,要求实验组的女性患者列出在就诊时想问医生的三个问题。与没有这一要求的对照组相比,实验组的患者在就诊过程中提问更多,焦虑水平更低。后续研究增加了第三组女性患者,她们被鼓励在就诊时提出问题。实验发现,第三组被试在就医时提问更多、自我控制感更强、对就医过程更满意。结果表明,患者如果事先准备好问题,或者知道自己的提问受医生欢迎,都能够改善医患交流水平,患者也会对就医过程更满意。[1]

二、减少医患关系不良后果

(一)促进患者遵医行为

大量研究表明,生活方式的改变对于个体的健康促进和疾病预防都有着重要的作用。因此,促进患者的遵医行为显得尤为重要。患者的遵医行为受到多方面因素的影响。有人提出,将患者的信息、动机和行为技能有效地结合起来,是提升其遵医行为的最好方式,见图6.2。[2] 从信息-动机-行为技能模式(information-motivation-behavioral skills model,IBM)中我们可以知道,患者要执行健康行为和遵从医嘱,需要有正确的信息、遵医的动机和执行行为的技能。从这三方面出发,目前用于促进患者遵医行为的方式有很多,以下进行简要介绍。

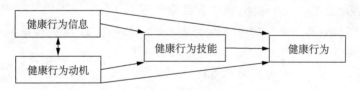

图6.2 信息-动机-行为技能模式

---

① Suzanne C. Thompson, Christopher Nanni, and Lenore Schwankovsky, "Patient-Oriented Interventions to Improve Communication in a Medical Office Visit," *Health Psychology* 9, no. 4 (1990): 390-404.

② Jeffrey D. Fisher and William A. Fisher, "The Information-Motivation-Behavioral Skills Model," in *Emerging Theories in Health Promotion Practice and Research: Strategies for Improving Public Health*, ed. Ralph J. DiClemente, Richard Crosby, and Michelle C. Kegler, 1st ed. (Jossey-Bass, 2002), 40-70.

1. 健康行为信息——充分解释

人们往往习惯于在发生不遵医行为之后去思考解决方式,却忽略了在就医过程中采取某些措施来提高患者的遵医行为。患者不遵医嘱时医生的首要工作是"充分解释治疗方案至患者理解为止"。对医护人员进行培训,如关于高血压患者不遵医行为的原因、评估遵医水平、提高遵医行为的知识和方法等。经过培训的医生会在与患者交流的过程中花更多的时间传达医疗信息,患者因此学会了更多的知识,增强了服药的遵医行为,更好地控制了血压。

医　嘱

患者经常会误解或者忘记医生的医疗建议,因此医生在传达医疗信息时可以尝试使用一些特别的技巧来帮助患者。以下是一些研究结果中提到的方法,有助于提高患者遵医行为:

(1) 用友好而非商业的态度对待患者,避免居高临下;

(2) 仔细聆听患者的叙述;

(3) 了解患者的担心,而非仅仅收集医学资料;

(4) 花时间与患者谈论一些非医疗性的话题;

(5) 在一开始患者注意力集中的阶段传达重要信息,如诊断和建议;

(6) 使用清晰的分类系统(如按照病因、治疗方案或预后等类别阐释信息);

(7) 使用常用易懂的词句,避免使用过多的专业术语;

(8) 清楚地说明治疗方法,最好有书面文件;

(9) 用简单、具体且有针对性的方式提出医疗建议,如"每天步行一公里"而非"每日练习";

(10) 详细解释治疗方法的重要性;

(11) 了解患者的期望,如难以达到需解释原因;

(12) 邀请患者用 Ta 自己的话复述治疗方案;

(13) 强调遵医行为的重要性并督促其遵从医嘱;

(14) 请患者承诺执行医嘱并坚持;

(15) 邀请患者的配偶或其他伙伴共同参与治疗。

2. 健康行为动机——社会支持

社会支持是影响患者遵医行为动机的重要因素之一,尤其对于长期的治疗方案来说。因此,争取更多的社会支持也是一种提升患者遵医行为的有效方式。如果患者的社会支持力量被调动起来,如患者的亲友对治疗行动采取积极的态度,并期待患者能够遵从治疗方案,便可以提升患者遵医动力。受到鼓励、赞扬、提示和帮助的患者可能遵医行为更好。

此外,有效的社会支持也可以来自自助性组织、患者组织和为特殊疾病提供帮助的组织。这些组织可以提供信息和援助,让患者感到舒适和归属感,并强化患者自尊。为此,医生可以提供相关信息或渠道来帮助患者获取相关资源。

3. 健康行为技能——行为方法

在医生与患者沟通治疗方案的过程中,可以适当采用一些行为方法,这对提升患者的遵医行为很有效,而且有些方法可以发生在非医疗环境,更方便患者实现。

(1) 适应方案:邀请患者一同参与设计治疗方案中的活动,帮助患者将治疗方案融入日常生活,如与中午服药相比,早餐和入睡前服药,记忆和操作起来更容易。

(2) 利用提示:如电话预约、闹铃提醒、张贴纸条、改进药物包装等。

(3) 自我监督:患者对自己的治疗行为进行书面记录,如每天的运动情况。

(4) 制定协议:制定书面的治疗协议、目标和成功后的特殊奖励。

(5) 化解阻碍:寻找生活中妨碍遵医行为的因素,如无法避免的情境或者事件,医患共同思考化解矛盾的措施。

(6) 划分目标:将笼统而复杂的治疗方案划分成小节完成,并设置很多患者认为可以实现的小目标,逐步增加。

作为医疗机构,某些举措也能够推动患者更多的遵医行为。如发送信息或者电话回访、提醒患者复诊、减少就医等待时间;统一用电脑打印处方;确保每个患者拥有电子医疗档案,便于患者和医生查阅;药剂师在发放药物时向患者清晰解释用药说明;为患者和医生提供简易的就诊问题清单,以便双方在制定治疗方案前能够提出恰当问题并进行正确作答。

(二) 拓展系统理解

在谈及医患关系时,医生和患者之间的互动过程自然是重中之重。但与此同时,理解医护人员的处境也是极为必要的。大部分医护人员怀着初心踏上职业之路,但身处庞大的医疗系统中往往身不由己,系统在结构和功能上的弊端会给个体带来较大的负面影响。而且,当涉及医患关系不良带来的严重后果时,如医疗纠纷甚至医疗暴力,从微观层面采取措施有时显得收效甚微,因而有必要从系统的角度去理解医护人员的处境,由此反观医患关系中的棘手难题。

1. 职业倦怠

职业倦怠是每个职业都会遇到的问题,但在医生群体中相对更为严重,尤其是那些为重病和濒死患者提供服务的医务人员。职业倦怠有三个显著的特征:情绪耗竭、人格解体和职业成就感降低。职业倦怠的个体会对服务对象持有消极看法,表现得冷漠无情,同时在工作中也会出现缺勤、消极怠工、易激惹的特征,生活中更容易失眠和物质滥用。由此产生的明显后果便是医患关系的不良,严重时甚至酿成恶果。

职业倦怠的产生常常是因为付出和回报出现了明显失衡。医护人员尽力服务患者,但由于多方面原因致使工作不见成效、不被认可甚至招来指责,很容易产生挫败感。此外,医务工作需要从业人员始终设身处地为患者着想,但很少有人能每时每刻做到这一点。

一些团体和个体的心理干预策略用于降低职业倦怠十分有效,如支持性的互助团体能够给医护人员提供一个相互交流、理解和支持的机会,并且可以互相学习如何应对倦怠,从而减轻无助感和孤独感。此外,患者的理解和支持也非常重要。如今患者更多地把医生看作是赚钱的商人,而非帮助自己恢复健康的同盟,这极大地削减了医生从业过程中的精神回报,带来更为严峻的职业倦怠问题,这反过来加深了患者对医护人员的偏见,进入医患关系不良的恶性循环。

2. 职业价值冲突

在医疗系统中工作的群体至少包含医生、护士和管理人员。大多数情况下,各个群体之间都是通力合作,努力维持系统的良好运转。但有时因为职业的出发点和最高价值的差异,合作者之间也不免出现冲突,进而影响到医患关系。例如,医护人员和管理者之间的一个常见矛盾是,当一个重病患者无力支付高昂的费用时,医生重视生命价值,因而希望机构能承担亏损继续治疗,但管理者认为不能因为个别患者的需求影响整个机构的资金运转,以此保证更多的患者受益。可以看出,职业价值间的冲突不是简单的是非对错之分,而现代医学的能力范围和资源的有限性,使得现实的情境中总是会出现许多无奈之举,由此引发的医患关系不良后果也让人不胜唏嘘。唯有医学和经济共同发展,才可能有更多调和冲突的余地。

3. 职业交流隔阂

同样,不同的职业群体之间还存在着交流上的隔阂。一方面,因为不同职业的人员之间在受训经历、职业问题、生活困难等方面差别很大。因此,医疗机构内的沟通常常集中在同类人员之间,不同职业间的交流相对匮乏。这一现象的后果就是患者的信息仅被部分人员共享,这对后续的治疗十分不利。另一方面,医疗机构内不同职业也会导致交流受阻。举例来说,护士非常了解患者每日的病情进展,而医生则能看到一些护士无法看到的治疗信息,如果双方缺乏信息的交流,或者因为阶级原因对于失误或者建议闭口不谈,这就有可能因为没有交叉核实重要信息而导致医疗事故。

针对以上情况,需要政府采取干预措施,例如加快医疗卫生体制改革;完善法律法规,保障系统运行良好;加大医疗投入,加快社区医疗建设,减少资源配置不均现象;调整公立医疗机构商业化的发展趋势;建立多元化的沟通渠道;加强医患心理支持,推动医疗社会工作者建设;树立民众正确的全生命周期的健康观和生死观;帮助民众正确认识医生的作用,即"偶尔治愈,常常帮助,总是安慰",等等。社会媒体也应承担起相应责任:积极、正面、科学、客观地进行报道;防止对医患纠纷和医疗暴力事件的过度宣传;防止捧杀行为。

"医患一家亲"

2020 年年初,新冠肺炎疫情在武汉暴发,武汉方舱医院中展现出一幕幕振奋人心的场景,医护人员和患者一起跳广场舞、唱歌、拍照,互相鼓励,相互支持,其乐融融,甚至患者在康复离开时双方都恋恋不舍,是什么让方舱医院中的医患关系如此良好?

其背后可能的原因值得我们深思:首先,全部治疗费用由国家支付,患者没有负担,医生不必权衡,医院不惜一切代价负责治疗,患者全心全意遵循医嘱,医患双方结成同盟,只为战胜共同的敌人——新冠肺炎病毒;其次,医院对所有患者一视同仁,采用最好的治疗方案,患者接受最佳治疗的机会是均等的,医患之间没有猜疑,充满信任。

尽管武汉方舱医院中"医患一家亲"的情景无法轻易复制,因为其建立目的和运行机制的特殊性无法和常规医疗机构相提并论,但这也为我们探索如何从根本上改善医患关系提供了可以参考的思路。

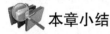 **本章小结**

医生对患者的治疗远不像修理工修理汽车那样简单。双方并不只扮演着治疗者与被治疗者的角色,现如今医患关系在逐渐平等的趋势下,更适合用健康顾问和健康执行者来形容。由于互动涉及沟通与合作,关系层面对治疗效果的影响不容小觑,这也是为何健康心理学中需要探讨医患关系。

本章从患者角色和医患关系的相关理论出发,探讨了医患双方在特定情景下所扮演角色的行为特点和反应倾向。然而角色诉求的差异导致患者在就医的过程中出现各种情况。尽管医患双方扮演了一定的角色，但其本质还是人，人类心理活动固有的某些倾向也会在此过程中产生影响。在多方面因素影响下，好的沟通可以实现，但误解或沟通不畅的情况也在所难免。

医患沟通不畅也带来了医患关系不良的后果，一方面可能导致患者不遵从医嘱，降低治疗效果，另一方面还可能导致医疗纠纷和医疗暴力，让合作者反目成仇。为此我们初步理解了关系不良后果的特点和影响因素，在促进医患沟通和减少不良后果方面，提出针对性的解决途径。

不可否认的是，尽管医患关系中双方的地位差距在逐渐变小，但医生永远是更有话语权的一方。因此，上述讨论的初衷大多是希望医生能够作为改善医患关系的发起者，因为他们比患者更有动机和更有能力这么做。但与此同时，医生的困境也需要被理解，面对职业压力和系统转嫁而来的压力，医生无法独立解决，需要系统的各个部分齐心协力。

总而言之，医患关系是一个复杂的过程。如同任何社会关系层面的问题一样，人与人之间的沟通不仅仅关乎现在，还关乎过去的经验和对未来的期望。而一段良好和谐的关系，也无法仅通过一方的努力达到，永远需要双方不断沟通和相互理解，才能在冲突与合作中携手前行。传统的生物医学模式缺乏有效理解关系问题的理论、思路和手段，而心理学在关系的问题上已有相当丰富的研究成果。因此，有必要以更综合和更宏观的视角，将医患关系纳入医疗系统、社会系统、国家系统甚至人类系统的考量之内，帮助人类作为一个整体实现更健康的生活。

思考题

1. 帕森斯的患者角色及医患关系理论对于理解当今医患关系中的现象有哪些帮助？

2. 影响医患沟通的因素有哪些？就其中某一点举个生活中的例子。

3. 从疾病、医护、患者三个方面简要介绍患者不遵医行为的原因。

4. 为了促进患者的遵医行为，作为医生可以做些什么？

第七章

衰老与死亡

　　生、老、病、死是历史长河里人类共同的命运和不变的规律。人们乐意庆祝自己的生日,却避讳谈及衰老和死亡,尽管它们就像风吹叶落一样自然。不仅如此,自文明开始人们就在不断探索和拓宽衰老与死亡的边界,寻求永恒立足于这片土地的方法。人们渴望对抗死亡,粉碎预设的终极命运,而现实只会磨灭人类能够战胜死亡的幻想。但停下来想一想,人真的怕死吗? 倒也未必。有时人们把死亡当成最大的坏事唯恐避之不及,有时又刻意选择死亡,以期充当苦难生活的解药。存在本身就是两难的,因为每一个人在体悟到存在的同时也会体悟到非存在的"威胁",可以想象,每一个感受到生的人也会同时意识到还有死亡这回事,实在是一个无解的难题。人几乎时时刻刻都在经历渴望和实际的矛盾,这在歌德所著《浮士德》中体现得淋漓尽致,"要只顾嬉游,我已太老,要无所要求,我又太年轻"①。

　　由此,与衰老和解、与死亡交谈是本章想要传达的根本观念,这与健康心理学息息相关。医学发展至今,丰硕的科学成果延长了人类的平均寿命,老年人的生活质量也得到极大改善。但医学的局限性也日益凸显。首先,医学具有"不确定性",虽然通过实证研究的医疗措施越来越多,但不可否认的是医学领域还有太多空白和争议。其次,医学的"理性"是把双面刃,它加剧了医疗效率和人文关怀的矛盾——一个垂垂暮年的老人更想在温暖熟悉的家里待着,而医疗希望的却是最大限度延长

---

① 　[德]歌德:《浮士德》,杨武能译,中国书籍出版社 2005 年版,第 93 页。

他的生命，不管是不是在充斥着消毒水味的病床上。希望阅读到这里的你也思考一下，怎么做才能改善这种情况？

　　衰老与死亡是两个内容独立但时间连续的部分。纵观本章，我们将围绕"如何在衰老中持续获得身心健康的生活"和"如何使个体以健康的心理去对待和迎接死亡"这两个核心问题来论述正确的衰老观和死亡观。我们也将通过探讨大量与之相关却无关对错的命题，来理解衰老与死亡的本质和成人晚期所遇到的挑战及其应对的心态与策略。可以确定的是，整个人类社会开始更深入思索衰老与健康的关系、善终的概念，而非再逃避、对抗命运的来临。这便是健康心理学存在的价值。

第一节 ｜ 衰老及其表现

是什么让你第一次意识到父母不再年轻？也许是和他们打网球时需要的中场休息越来越长，也许是你发现父母皮肤上开始出现棕色的老年斑。阿图·葛文德(Atul Gawande)会怎么回答这个问题呢？也许他会说，是偶然发现的生长在父亲脊髓里的肿瘤。作为一位哈佛大学医学院的教授，他在《最好的告别：关于衰老与死亡，你必须知道的常识》(*Being Mortal：Medicine and What Matters in the End*)一书中讲述了他的父亲从发现癌症、接受治疗到离世的过程。①

葛文德和他的父母都是医生，三个人加起来有超过 120 年的行医经验。你可能会认为，没有人比他们一家更懂得怎么对待衰老和疾病了，而事实却并非如此。老葛文德是个繁忙的泌尿科医生，行医几十年来身体一直非常健壮，从未因病停诊。直到 2006 年的春天，医生在做完核磁共振检查后，告诉他，"你的脊髓里面长了一个瘤子"。这件事情无异于晴天霹雳，让全家人第一次开始思考起如何对待死亡。是应该奋力抵抗？还是应该顺应生死？葛文德体会到一种运动员还在热身时发令枪就已响起的突兀。

葛文德决定先听听最有经验的医生们的意见，于是他带着父亲去拜访了两位神经外科医生。第一位医生建议立即手术，尽可能多地切除肿瘤，但考虑到肿瘤位置的特殊性，没办法全部切除。老葛文德对于手术非常担心——毕竟一不小心就可能瘫痪——于是他问了很多细节的问题，比如如何止血，如何不损伤脊髓神经等。这位医生越来越不耐烦，到最后摆出权威的架子，告诉老葛文德要充分相信他，没有人比他更有经验。这种态度反而使老葛文德更加焦虑。到了第二位医生爱德华·本泽尔(Edward Benzel)的诊所以后，他认识到老葛文德的那些烦人的问题实际是来源于对未知疾病的恐惧，所以他耐心地一一解答。在交谈时，本泽尔的肢体语言透露着真诚和关怀。相比急于罗列治疗方案的医生，他更关注患者真正的需求。当了解到老葛文德对于手术的担心已经超越了肿瘤本身时，他建议等等看。

---

① ［美］阿图·葛文德：《最好的告别：关于衰老与死亡，你必须知道的常识》，彭小华译，浙江人民出版社 2015 年版，第 226—239 页。

事实证明本泽尔的判断是正确的。虽然肿瘤在以缓慢的速度生长,但老葛文德的体能并没有任何弱化。他依然能够驾车和做手术,过有质量的生活,一直到几年后肿瘤生长到不手术就会瘫痪的程度。葛文德与父亲进行了一次艰难的谈话。这次谈话让他了解到,比起死亡,父亲更害怕的是瘫痪,因为那意味着失去对生活的掌控。所以这一次,虽然知道手术可能的致命风险,葛文德全家依然支持父亲接受手术。幸运的是,手术很成功。

遗憾的是,后面的事情就没有这么幸运了。在肿瘤科医生的建议下,老葛文德在术后开始接受放疗,但肿瘤反而越来越大。在生命最后的几周,他想回家躺在自己的床上。父亲在生命的最后几天体会到的痛苦不只是身体上的。他说,我希望快点睡过去。这话让母亲难以接受,可是葛文德却能体会到痛苦的来源。每当父亲苏醒的时候,那些焦虑和痛苦仍在。这让他根本无法平静。葛文德的故事告诉我们,在逐渐衰老的过程中,人至少需要有面对"人生的终点是死亡"和"做出能使自己获得幸福的决定"的勇气。

衰老作为一个多维概念,并不完全等同于人体的时序年龄。新的医学模式认为心理、社会因素在衰老过程中同样起重要作用,个体在自身生理衰老过程中产生的主观认知和内心体验会对衰老变化产生正面或负面的影响,从而延缓或加剧衰老进程。

一、生理性衰老

(一) 衰老的生理表现

提起衰老你会想到什么样的画面?随着年龄的增长,我们可以预料到自己的皮肤会起皱纹,头发会变得灰白稀疏,身高可能减少几厘米,心肺功能不像年轻时那样高效运作,体力也随之下降。科技发展使得现代的老年人有能力控制自己的身体,来降低退化速度,但退化本身却无可避免。刚才提到的生理变化就是衰老的特征之一。

衰老又称老化,是生物体或生物体的一部分随年龄增长而出现衰退现象。广义上的衰老一般是指生理性衰老,即生物体自成熟期开始,随年龄增长发生的、受遗传因素影响的、渐进的全身形态结构和生理功能不可逆的退行性变化。衰老导致的生理改变主要体现在以下三个方面。

1. 细胞变化

主要表现为细胞数的逐步减少。由于内脏器官和组织的细胞数量减少,从而发生萎缩、重量减轻。随着年龄的增长体形和外形出现变化,如头发变白,皮肤弹性降低、出现皱纹、出现老年斑,牙齿松动脱落,耳聋、眼花、驼背,身高逐渐缩短等。

2. 生理功能减退

(1) 心血管系统功能的衰退。如心肌纤维逐渐萎缩,心肌细胞内老年色素(脂褐质)沉积,心瓣膜变得肥厚硬化、弹性降低等。

(2) 呼吸器官老化。表现为肺容量降低,呼吸功能明显减退,代偿能力降低。

(3) 消化系统的变化。主要是口腔、胃肠功能减弱,牙龈、牙齿发生萎缩性变化。

(4) 肌肉骨骼运动系统变化。主要表现在随年龄增长,肌纤维变细、弹性降低、收缩力减弱,骨骼中有机成分减少,无机盐增多,致使骨的弹性的韧性降低,易骨折等。

(5) 神经系统变化。主要表现为脑细胞的某种程度的退化,神经传导速度降低,老年人的动作迟缓,反映灵活性减弱等。

3. 感觉功能减退

如视觉、听觉、嗅觉、味觉、皮肤感觉(包括触觉、温觉、痛觉)的能力减退。

(二) 衰老的生理机制

1. 基因与细胞

长寿家族现象是偶然吗?几乎可以确定的是,衰老部分是由遗传决定的。研究者已从多个生物的体内找到与衰老有关的基因,人类细胞的主导基因 p16 是细胞衰老遗传控制程序中的重要环节,可以影响细胞寿命和端粒长度。如果抑制 p16 的表达,会导致端粒长度缩短减慢,细胞寿命延长;增加 p16 表达时,端粒长度缩短加快,细胞寿命缩短。值得注意的是,当端粒长度达到最短极限时,就会启动 DNA 损伤反应,以保护 DNA 免受损伤。但 DNA 损伤反应启动后,细胞失去进一步分裂的能力。在科学术语中,这个阶段被称为衰老。除了 p16,科学家还发现来几十种与衰老有关的基因,还包括一些"不老基因",例如一种可能对癌症有抑制作用的基因。

端粒是什么?为什么端粒短会影响细胞寿命?想一想生物课学的染色体结构,非常像一个大写的"×",而端粒就在×的四个顶点末端。端粒是位于真核细胞内染色体末端由 DNA 和蛋白质组成的复合结构,一般 DNA 每复制一次,端粒就会丢失一点。把染色体想象成面包的话,用刀切面包,每切一次都会有一些面包屑掉下来,掉落的面包屑就是丢失的端粒。端粒缩短到一定程度时,细胞就会停止分裂,衰老直至死亡。唐氏综合征的患者就是因为端粒丢失频率增加,从而早早衰老。

　　端粒酶的发现是人类生命研究史上另一个里程碑式的事件。它于1984年首次被发现,是位于细胞核内,由RNA和蛋白质组成的一种逆转录酶。端粒酶的主要作用是修复被损伤的端粒DNA,使其长度能够保持稳定。端粒酶能够修复端粒,也就意味着它能延长细胞寿命。但是仔细一想,如果细胞不停分裂下去,岂不是和癌细胞很相似吗?事实上,在正常人体细胞中,端粒酶的活性受到相当严密的调控。只有在造血细胞、干细胞、生殖细胞中,才可以检测到具有活性的端粒酶。值得警惕的是,恶性肿瘤细胞也具有高活性的端粒酶。因此,作为一个给人希望又看上去有点危险的物质,如何利用它来达到我们的目的变成了一个在刀尖上行走的话题。即便这样,科学高速发展的今天,科研者也对利用端粒酶来延缓衰老,并且攻克癌症充满了信心。

　　除此之外,还有很多其他基因和分子层面的研究,诸如线粒体基因突变会导致衰老和疾病。这可能是由于线粒体负责为细胞输送能量,线粒体随年龄的增长导致突变或者缺失积累得越来越多,使得细胞供能受到影响。线粒体在供能过程中产生的内源性自由基也会导致线粒体的老化,从而影响机体的老化速度。

　　2. 自由基学说

　　这一具有广阔前景的学说由德纳姆·哈尔曼(Denham Harman)于1956年提出,即人体内过量的自由基(free radical)是导致衰老的原因。自由基是什么?回忆一下化学课曾经学过的电子的概念。我们知道化学物质在其电子运行轨道中含有相对旋转的配对电子,而自由基是指在最外层含有未配对电子的原子、原子团或特殊状态的分子。自由基在人体代谢中发挥着重要的作用,例如,白细胞对细菌及肿瘤细胞的杀伤作用都需要某种自由基的参与。但是过多的自由基在体内蓄积时,它对机体的损伤——包括对DNA、蛋白质、脂类的损伤——超过了修复能力,组织器官的机能就会逐步紊乱、引发衰老。

　　人体的衰老在很多方面都与自由基积累有直接的关系。自由基可以导致脂褐素的形成。脂褐素在皮肤细胞中累积会导致皮肤表面出现老年斑,在脑细胞中积聚会引发记忆衰退或者智力障碍,在心脏细胞中累积会导致心脏供能衰退等。除此之外,自由基还会导致线粒体DNA的突变、诱导细胞凋亡——细胞正常的程序性死亡——意味着加速老化。

　　如何能够促进自由基消除,避免它们过度积累呢?我们要明白自由基是一种人体新陈代谢的天然副产物,人类的很多行为都会导致自由基的产生,比如煎炸食物、汽车尾气、沐浴阳光等。自由基能够帮助人体对抗细菌和清除废物,只有一直积累才会对人体造成伤害。广告中宣传的抗氧化保健品号称可以清除过多的自由基,目前也只是在细胞培养水平上起作用,对人的整体并没有预想中的结果,不可以盲目滥用。平时进行合理规律的有氧锻炼,增强新陈代谢来提升免疫力,就已经足够了。

3. 免疫系统

一些科学家认为,人体免疫功能的衰退是造成机体衰老的主要原因。免疫系统包括先天性免疫系统(中性粒细胞、单核细胞、巨噬细胞等)和获得性免疫系统(T 淋巴细胞等)。衰老过程中,先天性免疫系统功能下降导致机体出现炎症——叫作炎性衰老(inflamm-aging),而获得性免疫系统功能的下降将导致免疫衰老。免疫系统的衰老对机体的主要影响体现在与衰老相关的疾病发病率增加,也就是我们俗称的老人病,比如肿瘤、自身免疫性疾病等。

免疫系统功能是如何减退的呢? 一般我们认为免疫活性细胞糖代谢的缺陷可能部分造成了免疫功能下降。更主流的观点认为机体老化会导致神经-内分泌-免疫网络整合作用的损害,而这种损害是导致相关免疫功能衰退的主要原因。遗憾的是,目前仍然没有系统的理论来阐明免疫功能下降与老化的关系。

4. 衰老机制的复杂性

上述我们列举了经过广泛实证研究的一些主流的衰老机制,事实上人类对于衰老的兴趣和探索远不止于此。中医自古以来就有关于衰老的各种理论。《黄帝内经·素问·上古天真论》曰:"丈夫八岁,肾气盛,天癸至,发长齿更;四八,筋骨隆盛,肌肉满壮;五八,肾气衰,发坠齿槁;八八,天癸竭,精少,肾藏衰,形体皆极,则齿发去。"这里描述的是著名的肾虚衰老说——强调了衰老与否、变老的速度、寿命的长短很大程度上取决于肾气的强弱,肾气旺盛则不易变老,变老的速度缓慢,寿命也长。

放眼整个自然界,衰老现象显得更为复杂和神秘。科学家发现在自然界有些生命根本不会衰老,甚至它们的死亡率会随着寿命的延长而降低,这意味着死亡率不断降低而生殖率不断升高这种生命机制是可能存在的。例如,人们发现作为脊椎动物的红腿蛙和作为无脊椎动物的寄居蟹都随着年龄增长保持着恒定的死亡率(人类死亡率随着年龄增长会增加),这表明自然界中一定存在着未经探索的细胞复兴再生机制。[1]

---

[1]　Owen R. Jones et al.,"Diversity of Ageing Across the Tree of Life," *Nature* 505,no. 7482 (2014): 169-173.

二、心理性衰老

(一) 正常的心理性衰老

正常的心理性衰老包含与生理相关的认知能力衰退——记忆能力、智力、语言功能、情绪、人格、压力等的变化。值得注意的是,正常的心理衰老过程是非常缓慢的渐进性过程,需要很长时间才能让人感觉到明显衰退。早期心理衰老常常只局限在其功能的某些方面,比如记忆力略有下降、流体智力在75岁以前只有轻微衰退。而晶体智力则终其一生保持稳定甚至在老年阶段还会略有上升。总的来讲,早期出现的一些心理衰退迹象对总的生活质量影响微乎其微,而且不同老年人的衰退速度及程度差异也很大。有的人看上去头发花白,老态龙钟,但是智力还是"青春无限"。袁隆平院士90岁还在做水稻培育研究就是最好的证明。这提示我们,生理性衰老与心理性衰老不一定是同步的。我们几乎可以肯定,人们随着年龄的增长会发生生理性衰老的迹象,但是心理性衰老与年龄的关系更为复杂。

为什么衰老会导致认知能力衰退呢? 很多研究都聚焦在了工作记忆这一领域。工作记忆理论(working memory theory)——工作记忆能力的下降导致了认知老化的发生。工作记忆指的是对已知的和新的信息提供临时存储和处理的大脑系统,就像是一块"思维的黑板",我们在黑板上暂时写上一些信息,以方便处理它们。比如,记住一个新朋友的电话号码,完成一次心算或者制定第二天的计划,这些都属于工作记忆的范畴。具体来说,就是工作记忆在老年期出现衰退,并且工作记忆的衰退导致了多种认知功能老化。

值得再次重申的是,健康老年人的认知衰退是不明显的,一些老年人的心理能力衰退较快是由相关的生理失调——机体不健康状态——导致的,而不是随年龄增长引起的自然衰退。所以,正常的心理性衰老并不意味着任何不健康状态——如果你和爷爷来一局象棋,还指不定是谁赢呢。

(二) 异常的心理性衰老

异常的心理衰老仅发生于身心不健康的老人,可包含生理性衰老的加速发展和病理性衰老现象,比如动脉硬化造成大脑供血不足就可能导致严重的心理衰退,意味着老年人的智力、情绪和行为等变化还会受到躯体健康程度的影响。身体疾病和心理功能向来有着复杂的交互作用。老龄化个体由于疾病和衰老而面临的焦虑感、孤独感、无用失落感以及抑郁等情绪反过来又会对慢性疾病有不良的影响。老年病研究表明70%—80%的老年疾病与心理或者精神的因素相关,比如糖尿病、肿瘤及围绝经期综合征等。[①]

三、社会性衰老

社会性衰老是由不良的社会情境或者生活变迁引起的衰老,通常是通过引发异常的心理性衰老而对整体健康状态造成威胁,是社会与个体交互作用的结果。社会性衰老的标志有社会适应能力、社会支持、经济状况、社会角色等。比如老年退休年龄的设定,在早前符合社会现实和人的功能年龄,但随着社会经济发展、医疗卫生条件的改进,就逐渐产生了人们的社会年龄与生理年龄脱节的现象。一方面,退休后收入可能会出现某种程度的减少,继而造成个人活动和人际交往的减少,中青年时期收获的社会支持受到挑战;另一方面,长期习惯于有规律的在职生活,工作中一个接一个的任务可以保持对工作记忆有效训练,而退休造成的清闲也是对保持记忆水准的极大考验。老而未衰的个体过早地被社会——或者说退休制度——定义为老年人,可想而知会对其身心健康带来或多或少的不利因素。

青春期少年野心勃勃地想领略更广袤的世界,为什么长辈更喜欢待在熟悉的环境,和相识多年的老朋友喝茶聊天? 社会情绪选择理论(socioemotional selectivity theory)的提出者劳拉·卡斯滕森(Laura Carstensen)在她21岁时经历了一场严重的车祸,躺在医院的那段时间,她的念头从过去常常思考的“如何能成功? 如何找到完美伴侣?”转变成了“如何更好地陪伴家人?”她意识到,这似乎与很多老年人的想法有些类似。于是,劳拉·卡斯滕森研究了一组年龄从8岁到93岁的健康人,当被问及“你更愿意和畅销书作家待半小时还是和亲人”时,年轻人更多地选择了能让他们获取新信息的作家,而老年人则更倾向于选择与家人相处。劳拉·卡斯滕森把这解读为老年人主动地调整了各种需要的优先级。简单来说,就是对自己还有多少年可活的预期决定了他们选择怎么活。[②] 年轻人认为死亡是一个很遥远的事情,所以在年轻时他们更愿意探索未知世界。更进一步来看,老年人的社交范围缩减是主动选择的结果,而并非一定是被动消极的,这样做是能够帮他们更好地调节情感和保存能量,以拥有更健康的生活。这部分解释了随着年龄的增长,尤其到老年期,人们的社会性活动数量和频率减少的心理机制。

到目前为止,我们已经探讨了生理性、心理性和社会性衰老的表征、形成机制

---

① 曾妮、李文静、师雪等:《人体衰老的生理-心理-社会主要特征与标志及其测量研究概况》,《中国老年学杂志》2016年第6期,第1508—1510页。

② Laura L. Carstensen, "The Influence of a Sense of Time on Human Development," *Science* 312, no. 5782 (2006): 1913-1915.

及可能的影响。这三者之间是通过交互作用来影响老龄化个体的生命质量,是不可分割的。通过分析社会性衰老的发展过程,可以确定社会性衰老的起因在于社会因素,比如退休年龄、社会偏见等。而这些社会因素通过人的心理感受——如职业生涯突然中断的停滞感——来发挥作用。另外,生理性衰老或疾病可能引起不健康的心理性衰老和社会性衰老,又反作用于生理,引起进一步的老化。比如,某种疾病引起个体的焦虑,而焦虑又让人不愿主动接受社会支持,这样反作用于生理系统反而不利于身体的康复。但通过上文的分析,我们也可以辩证地看待正常的衰老现象。我们了解到老年人的行为并不全是无力改变社会环境而不得不的决定,有相当大的一部分是通过主动选择来适应特定的年龄。

小贴士

少吃饭就能延年益寿?

少吃饭就能延年益寿!也许你看到这句话心态会变得复杂——毕竟食物可以带来无穷的快乐。科学研究已经证实,通过饮食限制来减少衰老过程的不健康表现是目前最为有效和可靠的方法。衰老的确与我们的胃口有关。早从 1989 年开始,科学家们就对人类的近亲——恒河猴进行了长达 20 年的饮食热量限制实验。结果发现相比于自由进食的对照组,进行 30% 的饮食限制降低了猴子们老年疾病的发病率和死亡率,肿瘤和心血管疾病的发生率也降低了 50%。排除其他原因导致的死亡,自由进食组约有 50% 的猴子健在,而热量限制组仍有 80% 的猴子活着。[①] 另一项 2020 年发表的研究来自中科院动物研究所,科学家发现在针对小鼠饮食限制的一项临床研究中,进行了 30% 饮食限制的小鼠体重比对照组降低的同时,寿命的中位数和最大值也延长了。你会疑惑,动物实验能够推广到人类吗?事实是,也有大量长期追踪的研究和个案通过节制饮食促进了机体的年轻化,并且更加健康。[②]

饮食限制为什么会延缓衰老呢?在刚刚提到的大鼠实验里,研究者比较了节食组和未节食组大鼠的细胞,发现节食组的细胞成分几乎没有变化,而未节食组的细胞成分变化巨大。其中最显著的就是免疫细胞,在年轻大鼠体内的免疫细胞的含量相对较少,说明炎症反应水平比较低,而对照组中大鼠体内免疫细胞的含量增加了很多。说明在正常饮食下,随着年龄的增加,大鼠体内的炎症反应也增

---

① Ricki J. Colman et al., "Caloric Restriction Reduces Age-Related and All-Cause Mortality in Rhesus Monkeys," *Nature Communications* 5, no. 1 (2014): 3557.

② Shuai Ma et al., "Caloric Restriction Reprograms the Single-Cell Transcriptional Landscape of Rattus Norvegicus Aging," *Cell* 180, no. 5 (2020): 984-1001. e22.

强了。而节食之后的大鼠体内的免疫细胞含量和年轻小鼠没有太多差别，这表明节食可以抑制随年龄增长而增加的炎症反应的水平。

　　除了少吃点，断食的时间长短也能够延长寿命，但应该保持警惕的是，这个结论并未在人类身上得到证实。美国国立卫生研究院的拉斐尔·德·卡波（Rafael de Cabo）博士的团队揭示了新的断食模式，即延长两次进食的时间。2018 年，卡波博士在小鼠实验中发现，假如摄入相同的热量，一天只吃一顿（每天下午 3 点，相当于断食 12 小时）的小鼠相比正常饮食的小鼠不仅体重减轻、胰岛素抵抗减弱，寿命还延长了 11%。要是再进行热量限制，只摄入正常饮食热量的 70%，还保持一天一顿的话，寿命能够延长 28%。这是通过激活丝氨酸-甘氨酸-苏氨酸代谢轴，增强解毒作用，修复/维持以及减少氧化应激，保持肝功能的机制来达到延长寿命的效果。[1]

---

① Miguel A. Aon et al., "Untangling Determinants of Enhanced Health and Lifespan through a Multi-Omics Approach in Mice," *Cell Metabolism* 32, no. 1 (2020): 100-116. e4.

第二节　老化态度与健康

随着我们社会在年龄分布上发生的重大变化,了解对于衰老的社会性态度和自我态度对于老年群体能否获得高质量生活至关重要。就像上一节所说,从生物学观点来看,衰老的确意味着衰退。但是从认知的角度来看,只要个体的大脑保持开放和灵活,那么成人晚期的智力水平会在一生的积累下到达巅峰状态。其实很多关于变老的消极观点都与特定的文化价值观紧密相关,比如在一些问卷研究和田野调查中,我们会发现东方老年人的自我价值感要高于西方老年人,这可能与东方崇尚尊老的集体主义文化背景有关。那么我们在晚年会遇到怎样的机遇和挑战呢?

一、群体老化刻板印象

在你心目中,大多数老年人是怎样的形象? 是睿智的、和蔼可亲的? 还是墨守成规、行动迟缓? 老化刻板印象(aging stereotype)是指人们对老年人这一特定社会群体所持有的观念和预期,包括社会对老年群体普遍的刻板印象,也包括老年个体本身对自己的刻板印象。

大众群体对老年人的刻板印象也被称作群体老化刻板印象。当个体意识到自己的行为可能会证实他所属群体的消极观念时,就会产生刻板印象威胁,从而产生威胁的经验。遭受到威胁的个体会通过增加焦虑感、降低动机或者减少工作记忆的容量来影响任务成绩,这样也就进一步证实了人们的刻板印象预期。这一理论叫作刻板印象威胁理论(stereotype threat theory)。因此,目前存在的很多对于老年人的消极刻板印象,比如记忆、认知和体能下降等,都可能会影响老年人完成相关任务的能力。自我刻板化(self-stereotyping)是另一个老化刻板印象可能产生的影响。这预示着老年人会无意识地产生与自己所属群体刻板印象相一致的行为。

老年人的生理健康、情绪认知和行为结果受到消极或者积极的老化刻板印象的影响而产生差别。在身体健康方面,持有消极老化刻板印象的老年人听力会更差,血压更高,并且患冠心病的概率是持积极老化刻板印象老年人的两倍;认知能力方面,持消极老化刻板印象的老年人记忆能力更差,但激活个体的积极老化刻板印象就可以有效改善针对记忆的自我效能感。

二、自我老化态度

除了普通大众对老年群体的刻板印象会对老年人所处衰老阶段的整体健康造成影响外，他们自身所持有的老化态度对其身心发展起着决定性的作用。自我老化态度的形成主要包含两个阶段。第一阶段，人从懂事起就会通过接触各种渠道的信息——电视节目、父母的交谈、书籍等——来构建对老化群体的态度，直到自己进入老年群体。第二阶段，人们会逐渐认同自己的老年人角色，将老年群体的典型特征整合到自我概念中，形成稳定的自我老化态度。

（一）积极的自我老化态度

爱利克·埃里克森（Erik Homburger Erikson）从个体毕生发展的角度提出八阶段理论，作为人生最后一个阶段——成年晚期涉及整合与失望的冲突危机。整合（ego-integrity）是这一维度的健康一端，蕴含着回顾人生而感到无悔的能力和对圆满的享受。顺利解决危机的人会从容地迎接成人晚期新的挑战，包括从事很多具有社会价值的工作并且愿意指导年轻的一代。整合同时也指接受个人生活中的现实和面对死亡不感到恐惧的能力。这种能力的获得是个体在生命早期所出现的各种心理社会性危机达到平衡的一个最终结果。自我力量和各种主要的反常状态会伴随着各种心理社会性危机而产生。整合只有在深入思考个人生命的意义之后才会出现。那些具有整合能力的老年人用现实的观点去看待他们的过去。他们意识到正是由于过去的个人满意之处和各种危机的积累，才有了他们现在的生活和个性。

埃里克森的"发展八阶段"

爱利克·埃里克森是美国著名的心理学家，他提出的人格的社会心理发展理论将心理发展分为八个阶段。其中成年期包括成年早期、成年中期和成年晚期。根据埃里克森的观点，成年早期的主要任务是发展亲密关系，避免孤独感；成年中期会经历繁衍和停止的冲突；成年晚期的任务是整合回顾，成功的标志是能够体会到高的自我价值，但如果这一阶段体会到的消极感多于积极，就会走向失望，影响成年晚期的总体健康。

整合与失望的矛盾将通过回顾过去的生活及自我评价这一动态过程而得到缓解。通过将过去的期望与现在已取得成就的评价相对比，个体就能够把健康状况、家庭关系以及角色丧失或角色转换等因素加以整合。过去的想法可能是稍纵即逝的,也可能是永恒不变的。记忆可能会为了符合当前的事件而加以调整,或者说当前的事件可能会被重新解释以便与记忆保持一致。达到整合是人生的心理社会性成长的最高点。

(二) 消极的自我老化态度

与整合相对的另一个极端是失望。与婴儿以消极方式解决信任与不信任的危机相比,成人更可能会以消极方式来解决整合与失望之间的危机。对于婴儿来说,要体验到信任,他们必须仰仗那些会满足其基本需要并且有责任心的照顾者。在大多数情况下,这个照顾者就在现场,婴儿会学着去依赖他或她。然而,要体验整合,老年人就必须把自己一生的成就、矛盾、失败和失望整合进自我形象之中。他们必须面对有时被称作"梦想破灭"的现实——某些他们最为珍视的对自己或子女所抱有的希望,不能在他们的有生之年实现。

消极的老化态度,作为与丧失有关的负面感受和体验,会对老年人的心理、认知和行为都产生一定的消极影响,比如孤独感、疑病症、抑郁症等。消极的自我老化态度能够很好地预测老年时期抑郁症的发生。

(三) 影响老化态度的因素

1. 人口学特征

高收入和受过高等教育通常意味着更积极的老化态度——大多数的研究都支持这一观点。原因可能是高收入意味着老年人在家庭中的地位较高,从而更容易获得晚辈积极正面的态度,比如体会到更多的尊重。受教育程度被认为是老化的一种特异性保护因素,原因可能在于受教育程度高的老年人在生活中会得到更多的资源和信息,更容易拥有解决冲突的策略,消除负面情绪和后果。

年龄、性别或者婚姻状况是影响老化态度的因素吗? 时至今日,众多研究依然得出许多相互矛盾的结论。老年女性相较于老年男性会持有更多的消极老化态度。从进化心理学的角度看,女性的生育能力在青年时期达到巅峰,之后随着年龄的增长逐渐下降,老年期是女性生育力的低谷,而男性的生育力相对保持恒定。所以女性在老年阶段更容易感受到自我价值感缺失或者消极的社会刻板印象,继而产生对自身的消极老化态度。另外,女性对周遭环境和人际关系的敏感度要更高,也意味着女性更容易感觉到周围人态度的变化,导致女性更容易受到环境影响。[1] 但仍有一些研究认为,老化态度与年龄、性别和婚姻状况没有相关。

---

[1]　贺庆利、余林、马建苓:《老化刻板印象研究现状及展望》,《心理科学进展》2013 年第 3 期,第 495—505 页。

这也证明了老化态度是一个非常复杂的生理-心理-社会现象,是一系列因素交织作用的结果,不能仅仅从某一单一维度去度量。[①]

2. 控制点——人格维度

人们在控制点(locus of control)这一人格维度上的差异可以很好地预测他们的健康状况。根据人们是否相信通过努力能获得期望结果而将人分为内控型(internals)和外控型(externals)。内控者相信只要努力就很有可能在棒球比赛中获胜,而外控者则更多地认为考不好是因为考试不公平或者老师不够喜欢他们,努力也改变不了这一事实。对于老龄化个体,知觉到对生活的可控可以让他们生活得更健康。

几十年前,研究者在美国康涅狄格州的一家养老院里实施了一项卓越的研究。研究者选择住在养老院中某一层的老年人作为实验组,让他们对自己的生活有很多控制。比如,他们可以选择怎么摆放房间里的个人物品,何时需要护工的帮助,什么时间看什么类型的电影等。住在另一层的老年人作为控制组,其他的控制变量与实验组老人基本相似,但他们会受到工作人员全面和无微不至的照顾,他们的生活一切都由别人来决定。18个月后,能够控制自己生活方方面面的老人比另一组更快乐也更活跃。追踪研究发现,不能控制自己生活的老人组死亡率比另一组高67%。[②] 我们可以想象,高内控感的个体会更多地锻炼身体、在行驶的汽车上系好安全带,因此知觉到对生活的控制——相信自己有获得幸福的能力——对老年人尤为重要。

3. 社会支持

一个普遍的认知是:主观幸福感高的老年人感受到的社会支持或实际得到的社会支持都要高于主观幸福感低的老年人。实际上,老年人应受到的社会支持总量应该适当,也并不是越多越好。社会支持的来源可以是家庭内部,也可以是广交朋友,毕竟知己好友可以更好地分享快乐与宽慰生活的不如意。

老年阶段的社会支持有一个很特殊的来源,就是来自代际关系的支持。绝大部分老年个体都会经历祖父母时期,在这一阶段他们与子女、孙子女之间的人际关系,能够更深刻地使祖父母得到积极的社会支撑。这不但能维持他们与时下最流行的社会文化之间的联系——不至于与社会脱节,而且透过与孙子女的互动,

---

① 冀云、李进伟:《中国老年人社会支持与老化态度的关系研究》,《中国全科医学》2017年第7期,第852—858页。

② Judith Rodin, "Aging and Health: Effects of the Sense of Control," *Science* 233, no. 4770 (1986): 1271-1276.

能有助他们缓解自身的孤独感,增加他们的幸福感,提高生命质量。

(四) 积极对待衰老——做个"会老"的人

如果认为衰老是一件坏事,想要彻底扭转它永葆青春——就会彻彻底底地走进死胡同! 我们都知道,没有绝对的好也没有绝对的坏,每一枚硬币都有两面,但人们总是容易注意到一件事情不好的方面。于是人们近乎痴迷地研究着抗衰老的技术和方法。但事实是,总体而言,大多数老人都对生活感到满意,并且享受着极高水平的幸福感。他们和年轻人相比,对待批评和失望能够更加泰然自若,并能从坏事中振作起来,多关注事情积极的一面。既然如此,还有什么好改变的呢? 当然,我们在前面也提到老年人会遇到的一些特定的问题,但人生哪个阶段不是如此呢? 因此,顺利变老的第一步,是相信自己有能力来面对未来的挑战并拥有获得幸福的能力。

在应对变老这件事上还有什么有效的策略? 作为典型的社会性动物,人类最好要好好利用社会网络提供的支持和资源。老人可以积极地锻炼身体,退休后参加志愿活动,去不同的国家旅行(在身体允许乘坐国际航班的前提下),参加老年大学的课程,和孙子孙女度过幸福的暑假时光……总之,就是不要把自己封闭起来。

第三节 | 积极老龄化

人口老龄化是人类社会面临的共同问题。历史上看,西方发达国家首先出现老龄化概念,在经历了 20 世纪五六十年代的"婴儿潮"后,西方发达国家由于医学技术的进步和医疗条件的发展,死亡率大幅下降,而出生率也持续走低。德国、意大利、瑞士等国家都在 20 世纪 70 年代出现了人口零增长。进入 21 世纪以来,发展中国家的老龄化程度也日益加深。以中国为例,联合国对于中国的人口预测显示,到 2050 年 60 岁以上老人比重将超过 30%。所以,老龄化的趋势是全球性的,从理论政策到应对方略,我们都应该做充分的准备。

一、从健康老龄化到积极老龄化

健康老龄化是 1990 年第 40 届世界卫生组织哥本哈根会议提出的理论,其基本出发点是:"在人口老龄化社会中,如果绝大多数老年人处于生理、心理和社会适应的健康状态,那么社会发展就不会受到过度的人口老龄化的影响。"过去人们过度关注老年人的生理性健康,却忽略了健康是集生理-心理-社会三个维度于一体的综合的健康状态。健康老龄化的概念首次强调了以全面提高老年人健康水平作为解决老龄化社会的根本举措,是一个站在全球性发展战略高度提出的老龄化观念。

积极老龄化是一个更新的也是更加革命性的观念变革。世界卫生组织在 1999 年第一次提出积极老龄化的设想。这一概念积极地肯定了老年人的价值,尽管从工作岗位上退下来,但他们仍然是拥有丰富机能、经验和资源的人群,是国家发展的积极贡献者。因此,积极老龄化改变了一个根植于人们内心的理念——老年人在年轻时为社会做出贡献,年老后便成为社会的负担。让老年人继续参与社会的各类经济、社会、文化以及政治生活,并不单单是出于对他们的尊重,而是他们确实是有待开发的一块巨大市场。未来,老年人是健康产业的一大消费群体,老龄化社会不仅是一个社会问题,也是一个经济问题。养老产业如果能有创新性的发展,那么就既可以提高老年人的生活质量与生命质量,又可以开发老年人口潜在市场带来的经济红利。

健康老龄化和积极老龄化的提出相隔九年,是有着同样目标——促进个体和社会实现全面成功的老龄化——但侧重点不同的两个相关概念。健康是基础,实现健康老龄化能够为积极老龄化的推进创造良好的条件,实现积极老龄化的过程又能够反向促进老年人的总体健康,进入良性循环。全面的健康状态能使老年人从传统意义上的"弱者"蜕变为强者,更好地参与社会政治、经济、文化发展,这样既能实现个人价值,又能共同分享经济社会发展成果。另外,孤独、抑郁、焦虑等负面情绪在老年人中存在着一定比例。比如,近年来偶有媒体报道的农村老年人自杀现象,不排除可能有一定的老年人患有抑郁症,但仍未引发社会的广泛性关注和解决。积极老龄化关注老年人适应社会能力的提升,在社会参与中丰富精神文化生活,而不是在敬老院里被动养老。这样也能够帮助老年人从不良心境中走出,更好地实现健康老龄化。

二、积极老龄化实现的关键因素

提升老年人的社会参与水平是积极老龄化的核心。随着社会发展和整体受教育水平的提高,人们达到现阶段规定的退休年龄时往往还有着较高的生产力,还可以很好地参与社会经济、文化和公共事务。较低的出生率也导致全社会劳动适龄人口减少,因此政府就不得不从有限的财政收入中提高养老金的比例,这一定程度上制约了社会发展。如何开发老年人口红利成了新时代的社会性命题。为促进积极老龄化,提高老年人的社会参与度,需要一些关键因素的支撑。

首先,提高经济收入。经济基础决定上层建筑,整个社会经济基础越薄弱,能够分配给社会成员的社会资源越少,代际资源分配矛盾便越激烈。在这样的大环境下,会有更多的老年人被要求让出资源给年轻人,从而造成老年人社会参与程度降低。从个体角度来讲,收入也是影响老年人社会参与情况的重要因素。个体的收入水平决定了他在衣食住行上的满足感和参与社会活动的基本支出。

其次,高质量的老年生活、健康的体魄和良好的体能是老年人积极参与社会事务的前提条件。对待患有慢性疾病的老年人,如果有完善的医疗干预模式,也能使他们在很长一段时间和健康人无异。此外,老年人在工作中积累的知识和经验以及"终身学习"的心态是另一种特殊维度的健康。这是一种心态上的健康,意味着个体能够保持心态的开放性,真正做到与时俱进。社会普遍认为,个体成年早期和中期的工作中如果能够体会到尊严感和体面感,包括良好的报酬和充分的社会认可与支持,那么他在退休后也比较容易有开放的心态,建立健康的心理角色。

最后,参与社会的方式多样化。全方位的开放型社会需要提供足以满足老年人参与需求的社会领域和活动项目,参与方式也不一定是退休后再就业,可以是无报酬的志愿服务、民间组织、私营机构等。只要是老年人在自己的需要、愿望与能力指引下参与的有益的活动都可以是社会参与的途径。在一些国家,老年教育和高等教育已经日渐融为一体。比如瑞典的斯德哥尔摩大学,55岁以上学生人数占到总学生人数的20%。这也为我国推进老年教育改革提供了新的思路。

三、医养结合——中国养老模式的探索

2018年世界卫生组织公布的数据显示,当前我国人口平均预期寿命为76.4岁,健康平均预期寿命约为68.7岁。按照这一数据来看,中国老年人平均有8年经受着疾病的困扰。[①] 健康状况不良是妨碍老年社会参与的一个冷冰冰的现实因素。我国2016年颁布的《"健康中国2030"规划纲要》提出,随着工业化、城镇化、人口老龄化及疾病谱、生态环境、生活方式的不断变化,人民健康是一个重大且长远的问题。

我国人口老龄化趋势有着人口规模大、老龄化发展速度快的特点,导致国家整体和个人的养老负担日益加重。由于我国的特殊国情,比如"计划生育"政策,使得家庭结构逐渐缩小,由此弱化了家庭养老的功能——一对独生子女夫妻至少要赡养四位老人——养老模式不得不从传统的居家养老向社会化养老转变。针对慢性疾病多发的老年期,设计出结合养老和医疗的社会化老年保障体系是重中之重。

我国对于医养结合的新养老模式还处在摸索期,且已经有了一些成功的实践。比如,医养结合养老模式的目标群体不是患病的老年人,而是全体老年人。根据人群的健康状况分为失能、急病期老年人、半自理老年人、自理老年人,针对不同健康状况的个体在医疗为主到养老为主的连续性维度上选择个性化的医养结合模式。可以是在医疗机构里加入养老服务体系,也可以是在养老机构加入医疗服务体系,实现定制化,避免一刀切。另外,中国老年人重视亲情,更倾向居家养老,为适应这一需求而兴起的"家庭病床"模式也在不断探索中。

但同时,也有更多值得我们进一步思考的地方。无论以何种形式养老,人的因素都发挥着至关重要的作用。老年人若想获得全面健康,只依靠保姆或者护工的照顾是远远不够的。我国老年人口总量维持增长态势,势必需要更多专业化的团队和志愿者来搭建养老服务,而这方面人才的紧缺不只是中国的问题,更是世

---

① 参见世界卫生组织:《2018年世界卫生统计:针对可持续发展目标检测卫生状况》,世界卫生组织,2018年。

界性的问题。另一个需要思考的问题是如何对老年人有效地施行人性化关怀。"有病治病"也许可以收获生理上的健康,但这一定能增强人的安全感、幸福感吗?通常,让个体有更多控制感和做选择的权利能促进他们总体健康,那么医师也应当考虑疾病治疗方案中老年人的参与程度,比如老年人希望多大程度上由自己来参与决策等。

第四节 | 死 亡

存在主义告诉我们,除非担负起作出选择和运用自由意志的责任,否则没有人能够真实地生存。一个真正"活着"的人是不怕死的,因为他理解向死而生的含义——接纳结局才能过好剧本的每一页。狮子被关进狭小逼仄的笼子会拼命嘶吼,唯有打开笼门才能让它安静下来。被关住的狮子就是恐惧死亡的人,他恐惧的是前方的未知、甚至是恐惧本身。就如同陷入沼泽的人一样,恐惧使他拼命想要逃脱,但越是这样,就越难以逃脱。逃避只会让恐惧加深,接纳和充满善意的爱才是救赎和解脱的条件。也许人们需要挪开捂住眼睛的手,认识死亡,理解死亡。

电影《寻梦环游记》(图 7.1)也许能给我们一些启发。这部电影以墨西哥传统的"亡灵节"为文化背景,在这一天,所有的墨西哥人都会举办盛大的仪式。他们相信,去世的亲人会去另一个只属于亡灵的世界生活,直到现实世界没有一个人还记得他时,才会从那个世界彻底消失。去世的人每年的亡灵节都会从另外一个世界回来与活着的亲人重聚。故事从小男孩米格捡到一把吉他,误入了亡灵的世界开始。他找到了自己已经去世多年的曾曾祖父埃克托——他曾经为了音乐抛弃家人而被曾曾祖母恨了一辈子。曾曾祖母扔掉了埃克托的所有照片,所以世界上只有米格的曾祖母——埃克托的女儿——还记得埃克托的样子。

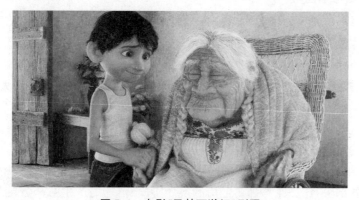

图 7.1 电影《寻梦环游记》剧照

在亡灵世界，米格知道了当年埃克托抛弃家庭的真相。原来是他和他的搭档一起为了梦想离开家乡，但是他的搭档剽窃了他的创作并且下毒杀死了他，自己却成了众人心中的歌神。得知真相的曾曾祖母原谅了埃克托，而米格在告诉曾祖母埃克托的故事以后，也唤醒了曾祖母儿时的记忆，她把父亲埃克托的照片找了出来——现在世界上不再只有一个人还记得埃克托，所以他可以在另一个世界继续生活很久很久。

感动之余，让人回味的还有墨西哥人独特的死亡观。对于他们来说，死亡好像并不是一件非常难过的事，在亡灵节他们会载歌载舞，迎接逝去的人踩着万寿菊铺成的桥回到亲人身边。在墨西哥人的观念里，他们从不惧怕死亡，只要还被爱着、思念着，就永远会在另一个世界好好"活着"。直到被所有人忘记，一个人才会永恒地消失在亡灵世界。所以，死亡并不是生命的终点，而是另一段旅程的开始，忘却才是生命最终的归宿。

一、死亡的含义

死亡到底是什么？在大多数人心中，死亡更多是一种现象学一般的存在，人们只能从生活经历、文学作品、口耳相传中想象着死亡。就像古希腊哲学家伊壁鸠鲁说的那样，"只要我们活着，死亡就不会来临。而当死亡来临时，我们已不复存在"。人们对死亡的想象有时是毁灭性的，只能从对死亡的认知和意义的承担里感受到无穷的痛苦；有时又是超越生命的存在，以至于可以向死而生。德国存在主义哲学家海德格尔说，"存在着就是死着，生和死永远并存"。

（一）生物学视角

从微观个体的角度来看，生物学意义上的死亡是指"机体生命活动的终止，从而乃是个体作为独立生命系统的死亡，并伴随蛋白质和生物聚合物等生命最重要物质基础的分解"。[①] 生物体的衰老和死亡是由一系列基因控制的、基因与环境交互作用的过程和产物。科技的发展可以延长人的健康寿命年限，但是无法改变基因预先设置在人体内的代码。生命是有限的。

传统观念认为，死亡以一个点的形式存在——在死亡这个终点到来之前，人都是活着的。很少有人注意到，死亡其实一直与生紧密相伴着。卵子能够顺利和一个精子结合成受精卵，意味着另外几亿精子的死亡；人在成长过程中会抛弃对身体无用的部分，比如儿童都要经历的换牙阶段，恒牙的产生意味着乳牙的死亡。

---

① 何兆雄：《死亡的定义及标准》，《医学与哲学》1983 年第 6 期，第 23—26 页。

真正的死亡是一个渐进式的缓慢连续的过程：自出生起，人的细胞就在不停地新生和死亡，到了一定年龄细胞死亡的速度会超过新生的速度，随即出现衰老的种种生理性表现，直至最终死亡。

从宏观上来看，从出生到死灭是自然界万物的规律。没有任何有机体可以永恒存在，而真正能够跨越时间和空间永生的，反而恰恰是生-死的无限循环。进化论认为，衰老和死亡是进化精心权衡利弊后达到的一个艰难平衡：资源总是有限的，如果生物不停繁衍而不会死亡，很快就会耗光所有资源，最终造成整个物种的覆灭。所以，死亡能够稳定种群总数，避免"物种爆炸"带来的灭绝性打击。除此之外，科学家提供了另外一种解释，人体内"自杀基因"——控制人的衰老与死亡的基因——在机体年轻时可以提高繁殖力。比如，在童年时期分泌生长激素、在青少年时期产生性激素的基因表达模式，到成人晚期会引起慢性炎症反应和免疫系统疾病。同一组基因在人生的不同阶段有着完全相反的作用，这也再一次印证了我们之前提到的，生总是伴随着死。

（二）医学视角

在过去的几百年里，死亡被赋予的含义已经发生了翻天覆地的变化。它从一种自然的预期事件变成了一种非自然、可以不惜一切代价来避免的事件。临床医学上对于死亡的界定经历了从"呼吸停止""心脏停止跳动"到"脑死亡"的一系列判断标准。在过去的很长一段时间里，呼吸停止几乎是最传统和最古老的死亡观念，没有人会怀疑一个呼吸停止的人还没有死去。但随着医疗水平的进步，即便脑功能遭到严重破坏，心脏和呼吸系统还能依靠人工呼吸机和人工心脏维持很长一段时间。这改变了过去一向认为的大脑和心肺功能互相依赖的认知，让人们重新开始思考死亡究竟该以什么作为判断标准。美国的斯图尔特·扬纳（Stuart Youngner）和爱德华·巴特利特（Edward Bartlett）在 20 世纪 80 年代提出"高级脑死亡"（higher brain death）的概念，认为人的生命活动不仅是指生物性，更重要的是社会性。如果个体丧失了意识、认知、思维、情感、行为等高级功能，即标志着他已经死亡。虽然这个概念并未广泛被人认可，但是死亡标准越来越聚焦到"脑死亡"这一维度上。

1959 年，法国学者皮埃尔·莫拉雷特（Pierre Mollaret）和莫里斯·古隆（Maurice Goulon）在第 23 届国际神经学会上首次提出"昏迷过度"的概念，"脑死亡"这一词语开始被摆在桌面上引起人们的争议和关注。脑死亡是指脑干或脑干以上中枢神经系统永久性地丧失功能为参照系而宣布死亡的标准。1968 年，哈佛大学医学院脑死亡定义特别委员会将"脑功能不可逆性丧失"正式确立为死亡的标准。日本也曾提出血压标准，认为除了脑死亡和其他临床标准外，血压降至 40 毫米汞柱持续 6 秒以上，也是判定死亡的标志。在死亡标准的问题上，因为涉及伦理问题，全世界始终无法达成一个统一的标准。但大多数国家采用"哈佛标准"或与其相似的标准。我国从 20 世纪 70 年代开始涉足脑死亡领域，近年来通过一系列研究和讨论正在完善制定关于脑死亡的法律法规。考虑到我国特有的文化和国情，目前正在逐步实施"心脏死亡"和"脑死亡"双轨制，遵循自愿原则，尊重患者生前的意志。

小贴士

脑死亡的哈佛标准

脑死亡的哈佛标准具体是：①对外部刺激和内部需要无接受性和反应性，即患者处于不可逆的深度昏迷，完全丧失了对外界刺激和内部需要的所有感受能力，以及由此引起的反应性全部消失；②自主的肌肉运动和自主呼吸消失；③诱导反射消失；④脑电图示脑电波平直。对以上四条标准还要持续 24 小时连续观察，反复测试其结果无变化，并排除体温过低（<32.2℃）或刚服用过巴比妥类药等中枢神经系统抑制剂的病例，即可宣布患者死亡。

（三）哲学视角

1. 古希腊哲学死亡观

古希腊早期哲学对死亡的探讨聚焦在"灵魂不灭"上。希腊哲学家苏格拉底认为一个人首先应该关心自己的灵魂。一个把灵魂看作至高无上的人才是有道德的人，死的解脱是灵魂不死。因此，苏格拉底是一个悲观又洒脱的人，他将死亡和对灵魂不朽的信仰结合，以此来直面死亡。柏拉图与苏格拉底有些类似，也认为灵魂是永生的，死亡能够将禁锢在肉体中的灵魂解脱出来，且只有保持心灵的纯净、过有节制的生活才会让灵魂永恒不灭。古希腊的死亡观与社会环境有着很大关系。当时正处于奴隶社会瓦解时期，人们对命运、生死充满了不确定的感觉，于是只能寄希望于——通过死亡，灵魂可以到达安静祥和的世界。古希腊晚期哲学家伊壁鸠鲁从悲观主义思潮中跳脱出来，他对死亡的态度是冷漠的。他认为灵魂也会死，但人生的时候不会知道死是什么感觉，死的时候就更不知道了，何必去考虑太多呢？伊壁鸠鲁审慎的乐观态度提示人们应该自由地追求和享受活着的愉悦，这在战争不断、笼罩着浓浓悲观主义的古希腊晚期是一种难得的豁达。

2. 中国传统死亡观

中国古代思想家对死亡有自己的看法。儒家代表孔子对待死亡显得理智而现实,"未知生焉知死",体现了实用主义的心态。既然活着的事都搞不明白,哪里需要去考虑死后呢? 这种死亡观劝告人们放眼现在,力争让活着的每一天都有价值。庄子的死亡哲学是"死生,命也,其有夜旦之常,天也。人之有所人得与,皆物之情也。"《庄子·大宗师》"予恶乎知说生之非惑邪! 予恶乎知恶死之非弱丧而不知归者邪!"《庄子·齐物论》庄子认为时间有白昼和黑夜,人也有生和死的两面,因此人一旦降生,就会受到一种必然性的规定和制约,即是走向自己的死亡。世间万物莫不如此。死亡并不是值得恐惧的灾祸,仅仅是一种顺应自然的结果。

庄子在《知北游》中很好地诠释了生死相依的特性:"生也死之徒,死也生之始,孰知其纪! 人之生,气之聚也,聚则为生,散则为死。若死生为徒,吾又何患!"庄子认为生是死的同类,死是生的开始。气聚在一起形成生命,气离散时人便死亡,既然生死是同类的事物,对于死亡又有什么可以忧虑的呢。字里行间透露出庄子对于死亡的豁达。

二、死亡态度

(一) 死亡态度类型

每个人对死亡都有自己的理解和感受。态度是个人对特定对象以一种方式作出反应时所持的评价性的、较稳定的内部心理倾向。死亡态度之所以特殊,是因为人们对死亡的态度是多变而复杂的。尽管研究者对死亡的态度调研方法,或者对死亡态度的理解有诸多不同,但大体上,死亡态度可以涵盖如下几个方面:死亡恐惧、死亡焦虑、死亡逃避、死亡接受。

1. 死亡恐惧与死亡焦虑

恐惧和焦虑是一对相似的负面情绪,但它们也有本质的区别。死亡恐惧(fear of death)是明确的、可知觉到的,恐惧对象也是现实的、具体的。死亡焦虑(death anxiety)则是模糊的、不易察觉的,其对象是不确定、不具体的。人们为什么会对死亡产生恐惧或者焦虑呢? 首先,人对未知有着与生俱来的恐惧感,人的死亡恐惧主要体现在人并不知道死亡意味着什么,也不知道死后会发生什么。其次,人们可能恐惧失去现有的一切,恐惧与亲人的分离或者自己的死亡对亲人造成的打击。最后,拥有宗教信仰的人可能害怕死后受到严厉的惩罚,迷信的人害怕看到"鬼魂"等出现在文学作品中的可怕形象。

人在青少年时期会开始试图去理解和思考生与死等更为深刻的话题。一个人对待死亡的态度会影响到他往后处理生活中的问题,以及心理和行为的各种表现。依恋理论主要体现了人的情绪调节方式,比如依恋焦虑的个体在与别人建立情感联系时通常感到过度的焦虑,而依恋回避型个体会避免和别人建立亲密的情感联系。依恋焦虑的高中生会感受到更强烈的死亡恐惧,而依恋回避型高中生则不会。影响死亡恐惧的是焦虑、不安全感这种情绪体验,高依恋焦虑特质的个体更容易把注意力放在负面情绪上,而负面情绪会使得个体对死亡评价更消极,死亡恐惧程度更高。

2. 死亡逃避

死亡逃避指的是人们尽可能地回避与死亡相关的、可能引发死亡恐惧的象征物,尽量不去想到死亡或讨论死亡,如死人、曾发生死亡的场所、医院、殡仪馆、墓地等,对"死亡"字眼感到不自在或忌讳,因此尽可能地以其他用语来代替。与其认为死亡逃避是一种心态,不如说是一种解决死亡恐惧的心理防御机制。只要没有到危害自己或他人身心健康的程度,死亡逃避在很多文化里面都被认作是正常的。

3. 死亡接受

死亡接受可以分为三个层面,包括中性的死亡接受(neutral acceptance)、趋近导向的死亡接受(approach acceptance)、逃离导向的死亡接受(escape acceptance)。

持中性的死亡接受态度者将死亡看成是生命不可或缺的一部分。他们既不恐惧死亡,也不欢迎死亡,只是将死亡看成是一种自然规律,在不可改变的前提下只能规划可控的人生,试图活得更有意义。

持趋近导向的死亡接受态度者因为相信会有更好的来生(after life),因此反而希望死亡早点到来。部分有某种宗教信仰的个体由于相信死亡只是通往来生的过程,会持此种死亡态度。他们也往往有较低的死亡焦虑。

逃离导向的死亡接受态度主要出现在人们视死亡为解脱痛苦的选择时,因此逃离接受这种态度的出现是因为生活的痛苦,而且人们对痛苦无能为力。

(二) 死亡态度与主观幸福感

老年人的主观幸福感与其死亡态度密切相关。在死亡态度的多个维度上,主观幸福感越高的老年人越对死亡持中性的接受态度。除此之外,逃避、恐惧、焦虑以及趋近导向和逃离导向的接受态度都不利于老年人的主观幸福感。死亡教育对老年人的身心健康是非常重要的。应该利用好信息传播的渠道向老年人普及健康的死亡态度,倡导他们以中性、自然的心态来面对死亡。

临终关怀作为一种实现死亡尊严的特殊形式,也应该由受过专业训练的医师来传递平和的死亡态度,减轻对于死亡的心理负担,提升生命晚期的主观幸福感。

（三）垂死过程

1. **库布勒-罗斯五阶段理论**

一个人在得知自己患有绝症后会有怎样的心态变化？在比林斯医院工作的心理学教授伊丽莎白·库布勒-罗斯（Elizabeth Kübler-Ross）有着丰富的照料临终患者的经验，她发现人们面对与死亡类似绝望的悲剧时会经历的五个心理阶段，并发展出五阶段理论（stage theory）。

（1）震惊与否认（shock and denial），"不，不是我"。患者感到震惊，并对绝症的事实进行否认。

（2）愤怒（anger），"为什么是我"？患者表现出生气、愤怒及怨天尤人的情绪。

（3）讨价还价（bargaining），"假如你给我一年时间，我会每天多做善事"。患者接受自己患绝症的事实，祈求和承诺做某些事情作为延长寿命的交换。

（4）沮丧（depression），"好吧，是我"。当患者知道讨价还价无效之后，表现出抑郁、体重下降，甚至自杀等症状。

（5）接纳（acceptance），"是，是我，而我准备好了"。患者最后变得比较平静，已经无所谓真正的高兴与悲哀，只是接纳将要死亡的事实。

通过库布勒-罗斯的五阶段描述，我们得以更清楚地了解濒临死亡的人经历着怎样的心理过程。但是这一理论主要有三个维度的缺陷。[1] 首先，能够完整经历垂死的五个阶段的个体需要有清楚的意识，而且垂死过程要发展得相对缓慢，这样才能够给人足够的时间和心理能力来理解自身垂死的处境。其次，库布勒-罗斯的理论基础来源于美国中产阶级的价值观，没法跨文化推广。最后，不是每个垂死的人都会经历完整的五个阶段，可能有些人只会经历两个到三个，也并不一定是严格按照既定的顺序。尽管有诸多局限，库布勒-罗斯仍然给我们提供了一个相对完整的垂死阶段的心理发展路径。

2. **死亡的发展应对模型**

查尔斯·科尔（Charles Corr）提出了死亡的发展应对模型（a developmental coping model of the dying process），补偿了库布勒-罗斯五阶段理论的一些局限。[2] 科尔认为在应对死亡方面，人与人之间的差别是非常大的，每一个人认为对自身很重要的需求和应对死亡的方式都可能是不同的。因此，科尔把临终之人会面临的挑战分为以下四种——生理（满足身体需求和减少压力）、心理（感觉到安

---

[1]　［美］F. D. 沃林斯基：《健康社会学》，孙牧虹等译，社会科学文献出版社 1992 年版，第 285—290 页。

[2]　Charles A. Corr, "Coping with Dying: Lessons That We Should and Should Not Learn from the Work of Elisabeth Kübler-Ross," *Death Studies* 17, no. 1 (1993): 69-83.

全、控制感、仍然有意义地活着)、社会(对他人、群体仍然有归属感)和精神(寻找和确认着生活的意义,有联结感和希望)。因为我们在一生中都会面临挑战并学习应对的方式,所以在迎接死亡时,我们会提取先前挑战中习得的经验来面对它。

科尔的模型包含了一系列影响垂死经历和过程的因素,并呼吁应该赋予临终者本人和照料他的人更多的选择权和决定权,开放性的交谈和人文关怀——与单纯地将死亡划分为不同阶段——对临终者更有帮助。

3. 结合临终者自身实际的模型

结合临终者自身实际的模型(the dying person's own reality as the model)的核心在于不是从旁观者的角度来理解临终之人的感受,而是结合临终者的实际,站在他的角度去解读垂死经历。每个人都有着独一无二的经历和思考,只有结合垂死者实际我们才能知道他真正的希望。一个很典型的例子来自威廉·麦克杜格尔(William McDougall),社会心理学领域的创始人之一。他是一位在不同的学术领域都很有影响力的思想家,但死前一段时间他忍受着病痛的折磨。于是,在1938年,人生的最后几周,他决定用训练意志力的方式来直面难以忍受的疼痛。当他感到最疼痛的时候,也是他最努力思考的时候。他在用尽全力,结合一生所学思考时,就不再觉得自己是一个被命运打败的人。有时,他的努力成功了——因为当他拼命思考的时候,剧痛就像被扔到了背景里,在那里缓慢地持续一到两个小时。显然麦克杜格尔的例子很难与任何一个关于情绪、社会支持、平静接受或者发展性任务等理论结合。事实上每个人都是如此特殊,以至于难以有一个完美的理论来理解不同个体的死亡历程。一个局外人是无法理解麦克杜格尔坚如磐石的意志,更别提正确解读他应对死亡的方法了。

4. 多角度模型

多角度模型(a multiple perspective approach)提出了从多个不同的角度来观察和理解临终者状况的整合模型。这些角度包括运动的局限性、能量水平降低、自我形象破坏(我看起来不像我了)、表现行为焦虑(别人怎么看待我正在做的事情?)、时间焦虑(我觉得我来不及完成所有想完成的事情)、关系破坏的威胁(我正在失去亲人的爱)、旅程(我正在去一个从未到过的地方)等。多角度模型的拥护者认为很难有临终之人不经历这些状况的其中一个或者几个状况,有些临终者还会重复性地想到这些状况。所以,我们可以通过自身经验来理解临终者正在经历的想法或挣扎,来给他们帮助,尽管有时不同的人会以不同的方式去解读。

(四)濒死体验

濒死体验(near-death experience)是指那些已经被判断为临床死亡的人被救

活后所报告的他们经历死亡时的主观体验。众所周知，死亡具有非经验的特性，这也是为什么人们对死亡的态度是复杂的——没有人真正见过死亡的样子，但是濒死体验为我们打开一扇了解死亡的窗口。库布勒-罗斯最初并不相信灵魂的概念，也不认为死后还有另一番生活，但她注意到，一些患者的临终幻觉里面有刚刚死去的人，但患者并不知道他们已经死去，甚至临终幻觉里面有患者并不认识的亲人。伊丽莎白·库布勒-罗斯（Elisabeth Kubler-Ross）在《关于死后的生命》（*On Life After Death*）一书里讲过一位 12 岁的女孩。女孩濒死状态下被救活后，跟她的父亲说，她到了一个充满光明和爱意的世界，见到并拥抱了她的哥哥。但让她不解的是，在现实生活中她并没有哥哥。她的父亲潸然泪下，原来她的确有位哥哥，只是在她出生前三个月就去世了。

令人惊讶的是，这样的事情不只是个例。很多经历濒死体验的人竟然汇报了大量相似的体会。比如见到他们心目中天堂的样子；周身感觉到一片安宁与祥和；感觉灵魂从身体抽离出来，灵魂能够俯瞰自己的身体，并可以描述自己周遭发生的一切活动；进入另外的空间；进入一个尽头发出光芒的幽暗隧道；以倒叙的方式回顾自己的一生，等等。

目前为止的大量证据和个案表明，濒死体验真的存在着，只是缺乏对于它的合理解释。一些激进的研究者把濒死体验当成是死后灵魂存在的证据，这与科学界一直笃信的唯物主义背道而驰，更被崇尚实证研究的人不屑一顾。毕竟，有关灵魂的说辞早就伴随着中世纪以来的"上帝死了"的哲学反思被无情丢弃。神经生理学家近年来针对濒死体验做了一系列脑电和认知神经科学的研究，在某种程度上证明了它本质上是一种生理和心理现象。简单来说，人在遭遇死亡打击时，大脑的抑制系统影响视觉系统的工作，就会在视野中出现光芒的感觉；而大脑供血中断会使其释放一系列化学物质，这些化学物质导致了人有镇定、愉快的感觉。

死亡像一个无解的谜团萦绕在我们心头，因此对濒死体验的好奇是人类在以自己的方式最大限度地探索死亡。人们渴望经历过死亡的人向在世的人汇报死后的世界，但这是个终归会落空的愿望。

第五节 | 死亡尊严及其实现

"人固有一死,或重于泰山,或轻于鸿毛"。可见古人对死亡的意义有着深入的思考。现如今,人们经常描绘"生如夏花之灿烂",却极少感悟到"死如秋叶之静美",这是文化的责任,更是教育的责任。

一、死亡教育与哀伤辅导

(一)美国的死亡教育发展

美国是死亡教育(death education)最早兴起的国家,可追溯到 19 世纪 30 年代。1963 年,Robert Fulton 在明尼苏达州的大学里首次开设美国大学的第一门正规死亡教育课程。在随后的 10 年间,美国相继有 600 余所高校开设死亡教育课程。美国还成立了死亡教育与咨询协会(Association for Death Education and Counseling),是国际上最大的集教育、专业、科学于一体的死亡学领域的组织。随之产生了死亡教育师(professional death educator)与悲伤咨询顾问(certified grief counselor)等专业执照。

死亡教育可以说是一个探讨生死关系的教学历程。这个历程包含了文化、宗教对死亡及濒死的看法与态度,希望借着对死亡课题的探讨,使学习者更加珍惜生命、欣赏生命,并将这种态度反映在日常生活中。[1] 台湾学者张淑美将众多美国研究者对死亡教育内容的看法归纳为五点。[2]

(1)死亡的本质及意义。涉及各个角度对死亡的定义,比如哲学角度、医学角度、社会角度等,生命的过程及老化的过程,死亡的跨文化比较。

(2)对死亡和濒死的态度。涉及各个年龄段人群对死亡态度的教育,儿童生命概念的发展,对待生活中亲友丧失的态度和心理调整,了解濒死过程。

(3)对死亡和濒死的处理与调整。包括对儿童解释死亡,如何处理重症疾病患者与病重亲友的沟通和照顾方式,器官捐赠和移植,与死亡相关的事务,比如葬礼、遗嘱等。

---

[1] 陈四光、金艳、郭斯萍:《西方死亡态度研究综述》,《国外社会科学》2006 年第 1 期,第 65—68 页。

[2] 参见张淑美:《死亡学与死亡教育》,高雄复文 1996 年版。

（4）特殊死亡和伦理问题的探讨。涉及与死亡相关的伦理与权利，如安乐死、堕胎、死刑等，针对自杀行为、意外死亡应对等问题的教育。

（5）死亡教育的实施。比如死亡教育的发展及教材教法的研究、死亡教育的课程发展与评估、死亡教育的研究和应用等。

近年来，死亡教育愈发受到学校、社会等领域的重视。死亡既然是生命历程中不可避免的一部分，教育也应该从全人角度来充分开展，死亡教育对人的身心健康发展至关重要。对于儿童来说，他们在新闻、文学作品甚至生活经验中不可避免会触及死亡的概念，死亡教育可以加深他们对悲剧事件的了解，有助于他们在生命早期形成健康的价值观，以应对未来生活中可能遇到的与死亡相关的事件。除此之外，死亡教育亦能纠正儿童已习得的死亡恐惧和错误观念。因此，死亡教育要"从娃娃抓起"。

不仅如此，社会各类群体、各种职业都需要普及死亡教育。事实上，绝大部分人并没有正规的渠道来接受系统的死亡教育，很多人生命经验中关于死亡的疑问一直未得到解决，需要进一步了解和体悟。很多相关职业的从业人群首先要接受死亡教育，比如社会工作者、医护人员、宗教组织人士等，因为从事这些职业的人也是死亡教育的传授者，他们能够更好地帮助人以合理的心态、良好的情绪面对死亡。死亡教育也涵盖帮助人们公开性地为自己的死亡做准备——如何立遗嘱、选择怎样的丧葬方式、器官捐献等。这些准备可以减少不必要的纷争，更好地促进家庭和谐、社会和谐。

（二）中国的死亡教育发展

中国的死亡教育发展较为缓慢。一方面，受传统思想文化和心理的影响，中国人大多认为死亡意味着不祥；另一方面，死亡教育没有引起足够的重视，更多的是停留在理论层面，而没有"脚踏实地"地走到人民群众中去。中国传统儒家思想的"未知生，焉知死"意在重视生命的价值，并且"死亡"是中国人最忌讳的话题，因此死亡教育的展开通常冠名以"生命教育"的形式，重视树立正确的生命价值论。但实际上并没有真正以"死亡"为中心来展开学习和认识，没有击中死亡教育的要害。

社会支持、人文关怀、师资训练等都是死亡教育的必要条件。我国目前缺乏普及死亡教育的条件，相关研究也是理论多于实践，在实际教学中没有系统化的教学大纲和课程体系，缺乏一支懂得医学、社会学、教育学、心理学等方面知识的专业人才队伍来推动死亡教育的发展。此外，我国有特殊的国情和环境，单纯地照搬西方模式在很多方面起不到令人满意的效果。

我国的港台地区在 20 世纪 90 年代就进入了死亡教育的高速发展期。例如，台湾省自从引入死亡教育后，创造性地与本土特征结合称为"生死教育"，并确立 2001 年为台湾省生命教育年。香港特别行政区的高校也早就将死亡教育纳入通识课程。

当然，我国与西方发达国家的起点不同。虽然我国还在死亡教育的初期摸索阶段，但政府及各类机构已经开始关注，死亡教育会成为极具发展潜力的新兴学科。

（三）中西方整合式死亡教育的初步探索

教学目标方面，中国和西方社会的目标基本是一致的，都是消除或者缓解人们对死亡的恐惧，正确认识死亡，树立恰当的死亡价值观，珍惜生命，提升临终关怀水平，最终目的是促进人一生的身心健康发展和较高的生活质量。我国目前已经开展了不少理论探讨，但实际操作上还应该针对不同的群体设计更具体化的目标，比如针对群众开展的普及性教育，针对与死亡密切相关的医学专业人员的专业化教育，针对青少年学生开展的素质教育等。

教学方式主要有教导式和经验式两个维度。教导式的教育方法是通过讲座、课堂来进行死亡相关知识的传授；经验式的教育方式，即让学生通过与临终患者接触、交谈，或者参观殡仪馆、写遗嘱、躺在棺材里，实实在在地体验和想象死亡。学生往往表示在亲身体验过后，他们会更加珍惜生命。国内目前的死亡教育方式主要以教导式为主，缺乏灵活多变的教育形式使得国内学生缺乏了体验感和代入感，有时更像是隔靴搔痒，没有真正触及学生的心灵。中国传统的死亡教学方式主要受到文化的制约，如果组织学生去"死亡体验"可能会遭到一些家长的排斥，毕竟上一辈的中国人更加没接受过死亡教育。因此，在中国需要多管道铺设死亡教育，既要教育儿童和青少年，也要教育成年人和老年人。高校学生是一个特殊群体，往往他们刚刚成年，有一定的独立性但还有待形成完善的生命价值观，应当充分重视在高校的死亡教育课程开展，适度加入一些体验式教育的内容。这些刚刚成年的高校学生对家族里的长辈也有一定影响力，也可以为长辈、父母更好地了解死亡，对打消偏见和错误认知有一定的帮助。

我国在近年来对一些自古以来的禁忌话题"死亡""同性恋"等持越来越开放的态度，这标志着我们认识世界的角度变得更加宽容也更加多样化。虽然死亡教育在我国开展任重而道远，且一直遭受着各种阻力——文化、实践经验少、缺乏社会关注和支持等，但我们看到中国各界力量正在逐渐看到这一领域的空白，改善中国死亡教育的现状指日可待。

(四) 哀伤辅导

哀伤是人在失去所爱对象时面临的境况,既是一种状态,也是一个过程,其中包括悲伤和哀悼的种种反应。哀伤辅导指的是协助哀伤者在合理的时间内,引发正常的悲伤,并健康地完成悲伤任务,以增进重新开始正常生活的能力。哀伤辅导源于姑息治疗(palliative care)。世界卫生组织将姑息治疗定义为:通过早期识别、正确评估和处理疼痛及其他身体、社会心理或精神问题,预防并减轻痛苦。其目的是为患者和家属赢得最好的生活质量。

丧失会对人的心理产生种种影响,比如内疚感——后悔没有在所爱的人去世之前给予足够的陪伴,失控感——被动丧失发生后当事人体会到无助、被抛弃等感觉,孤独感——当事人原本倾注在所爱之人身上的感情突然无处安放的空虚、孤独,等等。在世界的任何地方都在发生着丧失,亲属朋友的去世、胎儿流产,自然灾害的发生——地震、海啸与灾疫,这意味着有很多人需要合理的哀伤辅导来帮助其走出困境。国内关于哀伤辅导的研究较少,哀伤辅导的独立机构和从业人员也还有很大的增设空间。

我国目前对于哀伤辅导并没有统一的内容和体系。哀伤辅导形式上主要有三个阶段:首先对丧失者进行哀伤风险测评,然后根据测评结果和严重程度进行不同程度的心理干预,经过一段时间后再次进行测评并对干预的效果进行评价。哀伤辅导的内容包括:让丧亲者接受并承认亲人离去的事实;提供他人的丧失经历作为参考;开展团体辅导,使丧失者体会到更多的社会支持等。

中国传统文化思想和中医理论基础也对哀伤辅导提供了可供思考的素材。中医理论认为,人体"阴阳"平衡则意味着健康。《黄帝内经·素问·生气通天论》中提到"阴平阳秘,精神乃治"。如果个体遭受到内外打击,使得阴阳平衡失调,身心便会转入病理状态。所以人的各种情感状态,既不能太多也不能太少,哀伤过多就会出现身心不适应,需要及时调节来回归平衡。另外,佛学思想认为应当"无缘大慈,同体大悲",意思是要有大爱,爱的对象不分种族性别和其他任何因素,以善心对待他人,能够对他人的苦乐感同身受。这一思想不仅适用于实施哀伤辅导的社会心理工作者,也适用于丧失者本人。首先,对他人实施哀伤辅导的社会工作者尤其要具备"大悲"心,能感同身受对方的苦痛才能流露出真实的情感,而这一点也会被丧失者体会到,弱化他的孤独感,最终达成走出心理阴霾的目的。其次,丧失者本人如果能够把对死去之人的爱移情到其他人身上,比如捐款到山区帮助留守儿童,或者去做义工和志愿者帮助更多的人,化"小爱"为"大爱",也许能够更坦然面对人生的哀伤。

二、死亡尊严的实现——临终关怀

还记得本章开篇时提出的问题吗？老葛文德和家人在他生命的最终阶段经历了重重考验。从治疗方案的选取到临终护理机构的选择，每一环都在质问，到底怎样的关怀才是以不可逆转姿态走向生命终点的个体需要的？既然人终有一死，那么人们能否选择没有痛苦地、有尊严地死去？

临终关怀强调的是对临终患者和家属提供全面积极的全人照顾，对患者实施姑息性的照顾而不是治疗性的照顾，以维护患者尊严、提高临终生存质量为目的，共同面对死亡。现代医疗体系对患者主要以治疗为主，会千方百计采用各种手段来延长生命。但是这样仅仅是在治疗疾病，而并没有做到"医人"。老年人在生命的最后阶段往往会有多种病症且没有逆转的可能，因此老年患者临终时的治疗目的是减轻疼痛，最大限度地保持其身体舒适，而不是试图治愈。

对临终期老年人的关怀分为生理和心理层面。生理层面要以全面提高生活质量为目的，让老人无痛苦无遗憾，始终保持尊严；让老人待在让他感觉舒服的环境，可以是家里，也可以是阳光充足、温度适宜的机构病房，关键在于尊重老人自己的感受和意见；做好排泄、穿衣等日常护理；实施疼痛护理；对于协商一致放弃治疗的临终患者，停止一切有创性治疗，以免引起不必要的痛苦，增加心理负担。值得一提的是，对于临终疼痛的老人来说，他们对止痛药物的依赖与吸毒者对毒品的成瘾是不同的，让患者免于感受临终疼痛是人性化的合理的做法。心理层面应该以老人内心期望为原则，尽量满足其合理的要求，让老人没有遗憾地离世。具体可以通过触摸式护理、耐心倾听、鼓励老人与他人建立联系、减少老人对医疗机构环境的恐惧感和陌生感等。

临终关怀的普及与发展为老年临终患者和家属提供了全方位的人性化关怀，对于让现代医学治愈无望的临终患者解除痛苦，提高生活质量，维护人的尊严，对于让其安静平和地走完人生最后一段旅程有着重要的意义。

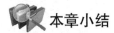 **本章小结**

本章探讨了人在生命的后半程面临的主要问题——衰老与死亡。从衰老的生理性表现开始，试图破解引起衰老种种表征的基因"密码"和生理根源。心理性衰老中正常的认知老化在人与人之间的差异化较大，是不需要过分干预的；异常的心理性衰老往往与身心的健康程度密切相关，因此秉持身心一体的原则，应该注意调节整体的健康状态来预防和治疗。社会性衰老是由社会环境的变化引发，

往往通过引发异常心理性衰老而对人的健康造成影响。

老化态度主要分为群体老化刻板印象和自我老化态度，前者指社会对老年人的整体刻板印象，觉知到消极刻板印象的老年人会更容易出现认知问题，继而影响身心健康。人到成年晚期阶段会形成关于自我的老化态度。如果能够正确看待生命中的遗憾和圆满，实现"整合"，就能收获积极的自我老化态度，反之若是对既往人生"失望"，就会出现消极的自我老化态度。应该鼓励老年人拥有积极老化的心态，接受衰老，享受衰老。

老龄化社会是一个必然的趋势，我国老龄化趋势在经济高速发展的背景下迅速发展。随着"健康老龄化"和"积极老龄化"的提出，人们意识到成功的老龄化需要老年人收获生理-心理-社会多重和谐的状态，也需要广泛的社会参与来保有老年人的活力。"医养结合"模式的出现是我国养老方式改革的一次成功尝试，未来也仍有继续开发的空间。

死亡是衰老进程后期的一个必然结果。古今中外人们尝试从不同的角度解读死亡——生物学的、医学的、哲学的。人们对待死亡的态度也分为恐惧、焦虑、回避和接受等类型。消极的死亡态度会降低人生晚期的幸福感，因此倡导人们了解死亡，不再惧怕死亡对于晚年生活质量有着积极意义。我国死亡教育尚处在初级阶段，面临着形形色色的问题。如何系统化、体系化地推行哀伤辅导、临终关怀，使人在生命晚期生活得更有幸福感、更有尊严，是我们下一步要去思考的问题。

思考题

1. 你如何看待积极老龄化问题？
2. 你认为现代医疗有局限吗？ 如果有，会是哪些方面？
3. 医疗效率与人文关怀，只能二选一吗？

第八章

伦　理

　　"健康中国"这一概念在近10年逐渐流行起来。健康心理学与伦理息息相关。在"大健康时代"的大趋势、大背景下，能否对健康领域的各类问题做好伦理学论证，决定了能否为个人的健康提供更好的道德选择。伦理学追求的是达到人的最大限度的健康和以人为本的健康，恰恰我们偶尔会看到一些错误的健康观念，比如过度诊断、过度治疗等体现了当代医疗的局限性，没有真正以"人民健康"为中心，因此需要伦理来矫正。

　　"真善美"理应是最高的追求，但是脱离了"善"的"真"并不"美"。科技的进步和医疗水平的提高让我们越来越能明辨疾病的本质，但很多时候治好病解决不了所有的问题。正确的伦理观不仅是医学从业者要有，大众更要有。例如，人们如果认为卫生习惯只是自己的事、公共卫生只是"面子工程"、环境污染总有政府会治理，那么不好的卫生习惯会给自己和他人带来疾病隐患，不良的公共卫生会加速传染病的传播，环境污染产生的雾霾会被吸入每个人的肺里。

　　本章将首先剖析伦理的定义和分析方法，以试图解释伦理的内涵，再通过讨论医学伦理目前面临的一些有较大争议的话题，为未来的伦理理论体系的构建提供思路。

第一节 | 伦理学概述

一、伦理的内涵

德国哲学家弗里德里希·包尔生(Friedrich Paulsen)于 19 世纪从目的论角度对伦理进行了系统阐述。他认为,伦理学的两种职能叫作"善论"和"德论":对最终目的或至善的确立属于"善论";通过何种行为和品质能够达到至善属于"德论"。伦理的目的在于解决生活中的所有问题,从而使得生活达到最充分、最美好和最完善的发展。在如何确立"善"的问题上主要有目的论和义务论两大流派。目的论强调根据行为和意志对行为者及其对周围人的生活自然产生的效果来说明善恶的区别,能促进人类收益的就是善,反之即为恶。而义务论则认为无须考虑行为的效果,对善的定义主要依赖人们的动机。包尔生试图在两个论派中求取中立,但本质上他更加认同目的论的观点——效果应该成为评价善与恶的重要依据。①

提到义务论就不得不提到另一位伦理学史发展的重要人物——伊曼努尔·康德(Immanuel Kant)。康德反对将行为的实际效果作为道德评价准则,康德认为人要为了尽义务而尽义务,只有绝对地服从道德才是重要的,即便没有任何效果,也是一件符合道德价值的事情。举例来讲,一位店主选择诚实地付给店员工资,他这样做是因为他觉得诚实付工资可以让员工更努力工作,为店铺创造更多的利润。店主诚实的动机是为了结果,而不是因为诚实本身的品质,因此就没有做到"为尽义务而尽义务"。康德称这种绝对的善良意志才是真正的善意,是一切善中的至善,是为了善良而善良。但是,如果是为了获得某种结果而表现出善意,比如帮助别人是自己的爱好,那么他的行为不管有多好依然毫无道德价值。显然,这样看是失之偏颇的。义务论不以结果为转移的义务经不起实践的考验,因为在现实社会中,很多情况下利益都是决定人们道德行为的动力,我们在权衡是

---

① [德]弗里德里希·包尔生:《伦理学体系》,何怀宏、廖申白译,中国社会科学出版社 1988 年版,第 46 页。

否该做一件事的时候也会考虑整体收益，不管是有形的还是无形的。[1]

摩尔(Mole)的思想更倾向于价值论而非义务论。[2] 摩尔认为，怎样给"善"下定义？哪些事物本来就是善的？本身就是善的事物和其他事物有何因果关系？这三个问题是伦理中的根本问题。在摩尔看来，"善"是一种性质，我们只能像直觉颜色一样去直觉它，因此描述某件事情是善的，是一个客观事实。善不是一种情感或者态度的表达，也不可以被定义。伦理学的任务是去寻找那些必然伴随善出现的其他性质。

后来的普里查德(Prichard)试图规定一种规范伦理的自律性，即一种义务论的伦理学。[3] 他认为对于我们应该做什么的问题要求理由是一个错误的企图，在一个人是否具有道德义务或责任去履行某种行为这一问题上，根本不可能找出什么理由，对于责任的考虑不可能化为其他任何考虑。比如说有人用对一个人有好处来解释他为什么应当做某件事情，但是好处是与他的欲望和爱好相关，这种个体的欲望或爱好与道德责任显然是不同的，道德责任的履行恰是对人们爱好的抑制和强制。这里的要义是责任是不可推知也不可推卸的，而只能如摩尔直觉"善"那样去直觉"义务"。

二、伦理与道德

英文的伦理或者伦理学(ethics)和道德(morality)的词语释义是几乎完全一样的，都是指风俗习惯和品德。而在中国传统文化中，伦理和道德的概念有明显区别。伦理本意为人际关系，比如"五伦"，指的就是"君臣、父子、夫妇、长幼、朋友"五种人际关系，因此伦理的词源含义是探讨人际关系事实如何和应该如何的规范。道德两字可以拆分为"道"——外在社会规范，和"德"——内在心理规范，也就是人的行为应该如何规范。

由此，可以看出伦理是一个更宏大的概念，它包含制定道德标准的一些基本原则，或者我们可以把它理解成优良道德的科学规范。那么，什么样的道德才是优良的？我们可以从道德规范、道德价值、道德价值评判三个紧密联系的角度来简要分析一下。首先，道德价值是不以人的意志为转移的客观价值，人们只能通过讨论和体会什么样的道德价值是好的、什么样是坏的来作出道德价值的评判，再根据评判确定道德规范。比如，如果认为浪费食物的道德价值是不好的，那么

---

[1]　吉兰：《关于康德义务论伦理观的剖析》，《甘肃社会科学》1985 年第 2 期，第 56-60 页。

[2]　须大为：《摩尔论"善"》，《武汉科技大学学报》(社会科学版)2015 年第 1 期，第 50-55 页。

[3]　参见李爱国：《罗斯义务论直觉主义伦理思想研究》，西南大学硕士学位论文，2008 年。

将珍惜粮食视作道德规范就是正确的道德原则。所以,这三个维度环环相扣,只有正确地判断道德价值,再以此指导行为,制定与价值评判一致的行为规范,才是优良的道德,即伦理的本质。伦理学是一门寻找道德价值真理的科学。[①]

三、伦理学研究的对象

伦理学研究的是优良的道德,所以它解释了什么是应该的、符合道德标准的,但是这并非意味着伦理不探讨事实本身。伦理实际上是通过行为事实与社会制定道德准则的目的——实现人的"利益"最大化——相符合与否来判断某个行为事实是否"应该",因此伦理学的对象首先是优良道德的制定方法,即事实与应该的关系。比如,吸烟有害健康是一个不争的事实,虽然人对是否吸烟有自主选择权,但是烟盒上印着"吸烟有害健康"这件事实起到了提醒人们的作用——一部分人放弃吸烟,于是身体更健康了——因此烟盒上印有警示标语是应该做的。

伦理学研究的对象还有社会为何创造道德,也就是社会的道德属性,包括社会的道德目的、道德类型、道德规律等;行为事实如何的客观本性,也就是我们常说的人性;伦理行为应该如何的优良道德——主要原则为道德的善意性、道德原则的公正性和人道性、善待自己和获得幸福、勇敢和诚实等道德品质等;如何使人们遵守优良的道德——既可以通过良心和名誉等道德评价体系,也可以通过内化的德行操守来实现。

四、伦理学的功利主义

人类伦理的原则是随着时代的变化一直在发展的,因为人类从没有停下认识自己的脚步。设想这样一个场景,有两个人同时落水,一位是科学家,另一位是建筑工人。这位科学家刚好是最有可能发明治疗癌症特效药的人。你现在有机会可以救他们其中一个,你会救谁呢? 如果你救的是科学家,那么你就是目的论的支持者,因为你考虑的是怎样的结果是最好的。如果你对此嗤之以鼻,认为公平是不变的道德原则,于是你用随机的方式决定你该救谁,并不考虑结果怎样,那么你就是义务论的支持者。你应该有所领悟,现实中可能没有人能做到完全理性,都要多多少少通过预期后果来决定行为,绝对的义务论是不可能的。由此我们主要来分析从目的论延伸的功利主义思想,这也是当代伦理学最重要的思想之一。

功利主义主要分为两派观点:行为功利主义与规则功利主义。这两类都是在以行为结果的善恶决定行为的正确与否问题上,因着重看待行为本身或行为规范

---

① 王海明:《伦理学是什么》,《伦理学研究》2002 年第 1 期,第 90—96 页。

的不同而引出的两种对立的伦理判断观点。行为功利主义把行为理解为个别的行为，直接以行为结果判断行为的正确与错误。规则功利主义则把行为理解为行为类型，它不以每一特殊行为的结果来判断行为的正确与错误，而是以某一普遍行为的结果作为判断行为正确与否的标准。因而规则功利主义追求的是符合一般道德原则，行为功利主义要求人们考虑情境而审视自己的行为能否带来利益最大化。

（一）规则功利主义

规则功利主义（rule utilitarianism）强调规则在道德中的重要性。规则功利主义的拥护者们认为，正确的行为是道德规则来确定的，是道德规则允许的，而这种道德规则对于社会来说是最优的。而不是根据在某情况中，什么样的行为会产生最好的结果来做出判断。若每个人都永远遵守同一套道德规范，就能产生最大快乐值。我们总是根据哪些规则会为所有人带来好处来决定我们所采取的规则，这就是说，问题并不在于哪一个行为具有最大的效用，而在于哪一条规则具有最大的效用。功利原则在通常情况不是用于决定应该采取什么样的特殊行为，而是用于决定采取什么样的规则。功利原则仍然是终极标准。但要从规则的角度而不是从具体判断的角度来引用这一原则。

规则功利主义强调的是：不要看特定的情境，要看一般情况下服从这个规则会带来怎样的功利。比如说假设有一个人落水，他患有不治之症，且一心求死，救他有一定危险，而且会一定程度上耽误我自己的事情。在这个特定的情境中，看起来是不应该救人的，因为救人不会带来更大的功利（注意：这里的"更大的功利"不是指从我个人角度出发的功利考虑，而是从功利原则所说的"最多数人最大功利"的客观角度考虑）。但是，规则功利主义要求我们从特定情境中把行为规范抽出来思考：把"落水救人"这个原则单独拿出来看，它显然比"落水不救人"的功利更大，所以就可以确定"落水救人"的规则，而这就要求我们在具体的情境中按照该规则行动。

（二）行为功利主义

约翰·斯马特（John Smart）认为："功利主义在任何意义上都是为全人类或一切有知觉的存在者追求好效果。"作为行为功利主义（behavioral utilitarianism）的拥护者，他认为在一些情况下，规则功利主义和行为功利主义实际是相同的。比如在某个规则 R 规定外的行为 H 产生了好的结果，那就证明应该修正 R，使其变成一个新的规则——除 H 行为外都遵循 R 规则。但如果真是这样，那么每个境况都有其独特性，每个通用规则都可以按照上述逻辑拆分成无数个规则，这与行为功利主义又有什么区别呢？

斯马特担心规则功利主义会导致"规则崇拜"的现象。考虑到规则往往根据常识和经验来制定，它未必适用于很多情境。但是人们过分依赖规则，就会忽视情境的特殊性，无法做出得到最好结果的行为。比如，大部分情况下我们应该诚实，那为什么会存在"善意的谎言"呢？这说明在不同情况下，违反常规的道德规则能给人们带来更大的好处，但是他也并不反对规则功利主义的合理性。斯马特认为在没有时间思考的时候，人们只能根据规则来做事情。

规则功利主义的代表人物理查德·布兰特（Richard Brandt）认为，人不可能每一次都去精密地计算某个行为得到的结果是否是利益最大化的，复杂的道德推理过程很可能导致利己主义的合理化。比如，如果一个人隐瞒自己的真实收入可以避税，道德直觉会提醒他应该诚实，可是如果此时他考虑怎样才能使利益最大化，就很可能会选择隐瞒收入。行为功利主义会把特定情况下的道德选择中的矛盾扩大化，有否认道德原则的普遍意义之嫌。①

（三）统一的功利主义

西方哲学家理查德·黑尔（Richard Hare）认为单纯地争论应该奉行规则功利主义和行为功利主义是没有意义的，因为还有道德问题的思维方式差异。人们一般有直觉道德思维和批判道德思维两种方式来面对问题，当人们在历史生活中形成的规则和他们的下意识反应一致时，人们就会利用道德的直觉思维方式，这是偏向规则功利主义的态度；当人们遇到两难问题的时候——大多数情况是两种或多种道德规则的冲突，对道德冲突的处理就要在批判思维的层面进行，这就是偏向行为功利主义的态度。因此，两种功利主义不是非此即彼的关系，而是可以在不同的道德思维层面共存。②

---

① 张怀强：《20 世纪行为功利主义与规则功利主义之争》，《大观周刊》2013 年第 8 期，第 10 页。

② 吴映平：《黑尔之功利主义观述评——超越行为功利主义与规则功利主义之争》，《武汉理工大学学报》（社会科学版）2008 年第 2 期，第 170-174 页。

第二节 医学伦理学

医学伦理学,是运用伦理学的理论、方法研究医学领域中人与人、人与社会、人与自然关系的道德问题的一门学科。医学伦理学的发展使我们在追求医学技术进步的道路上,能够停下来想一想——医学的最终目的究竟是救死扶伤还是追求生命质量?从古代的"巫术"治病到如今一套完整的"生理-心理-社会"医学模型,从克隆技术到医疗美容的盛行,医疗的概念早就不单单是"有病治病",而是追求全面健康和生活质量——我们的医疗观念发生了翻天覆地的变化。然而,医疗原则的发展催生出了新的问题和讨论,对于身患绝症的人,我们是应该尽最大努力延长他的生命,哪怕他在生命的最后阶段还要忍受治疗的痛苦?还是选择不积极的治疗,哪怕他有可能少活一段时间?人工流产合法化是一直以来的争议,在这件事上是应该更尊重每个个体的生命权还是尊重母亲的感受?事实上,医疗技术发展带来的伦理争议无处不在,有待全社会进一步地论证和思考。

一、医学伦理学的发展

(一)中国医学伦理学的发展

中国古代的医学家在长期实践中形成了独特的中医伦理学思想,医德医风是中医伦理学的精髓。从先秦时期开始,《内经》奠定了中医的道德基调和理论基础。春秋战国时期,以孔孟为代表的儒学出现并影响了中医伦理学。到汉代董仲舒提出"罢黜百家、独尊儒术"以后,儒学成为影响我国整个封建社会的思想。儒学的核心"仁"要求医生在诊疗时,要有善、大爱之心,不能伤害患者。除此之外,中医伦理道德观也离不开道、佛等学派的哲学思想。"以人为本"是中医伦理学的核心,强调生命的神圣,以同情患者痛苦和处境为义务。中医更多是建立在朴素的唯物主义哲学与辩证法之上,并不注重实验医学,也就很难随着科学发展推陈出新。但经受历史考验的中草药学和人体经络针灸等是中医的精华,可以和西方的一些比较极端的自然科学导向——比如将人看成机器,治病就像修理零件——做调和,以"仁"学为指导,达成更和谐的伦理观。

（二）西方医学伦理学的发展

西方医学伦理学的演变经历了四个重要的历史时期。

（1）古希腊时代。这一时期的医学道德和人们朴素的道德观是紧密相连的。人们认为医生应该不顾自己的安危来救死扶伤，并且有着最本质的善意和对穷人的责任感。

（2）黑暗的中世纪。以神学为指导思想，几乎是宗教教义的具体化表现。中世纪的黑死病夺去了无数人的生命，医生也束手无策只能逃离瘟疫，教士却留下来为死去的人做祈祷，使那些信奉上帝的人临死前得到精神的慰藉。

（3）文艺复兴时期。科技革命给机械科学、化学和物理带来了巨大的进步，医学也不甘其后。这一时期人道主义开始兴起，社会倡导的是自由、平等、博爱的医患关系。这也是医学伦理学发展的关键期。

（4）近现代到后现代时期。19世纪以来，医学越来越重视实证研究，倡导用科学的方法，以延长人的寿命为最终目的。一系列基于唯物主义的科学诊断和治疗方法为医生治愈疾病、关爱患者健康提供了保障。20世纪以来，随着科技的高度发展，众多在过去无法想象的医学难题今日得以攻克，新技术在医学领域的大量使用一定程度上造福了全体人类，但是也催生了前所未有的伦理问题。西方医学伦理学自此开始重新审视医疗技术进步对道德伦理的冲击，开始重视伦理研究和伦理审查。

西方医学伦理道德观念的形成与宗教密切相关，认为道德义务是上帝的旨意和神的启示，是一种伦理学义务论的体现。这样就把医德与宗教信仰结合了起来。然而，医疗进步使得无法单纯靠义务论来确立道德原则，人们越来越多地把对健康的看法与经济发展相结合。西方医学伦理在发展过程中也由于资本主义制度加大了社会不同阶级的贫富差距，各阶层的社会成员经济基础不同，利益多元化造成道德观不同，想要人人平等地享有医疗保健权利越来越难。

因此就需要在人道主义原则的指挥棒下结合功利主义，才能实现自身、他人、全社会的良好资源分配和共同和谐发展。

二、生殖伦理

（一）生殖辅助技术

人类辅助生殖技术的发展与创新帮助了很多不孕不育的家庭，"试管婴儿""体外授精"等技术使很多子宫正常的女性拥有了健康的婴儿，为社会的和谐稳定带来了好处。但同时，还有一部分子宫不正常的女性，以及部分身体健康的夫妻或者单身男女也出于种种考虑利用了辅助生殖技术,比如代孕、人类精子库、冷冻卵子等,由此引发了种种伦理争议和思考。

1. 代孕

代理孕母的出现标志着性和生育二者分割开来,是对传统家庭模式的挑战。代孕为许多不孕的家庭,尤其是为子宫先天或后天疾病而无法自己孕育的女性带来了拥有孩子的希望,但同时也带来了医学、法律、伦理上的一系列问题。我国法律在代孕这一领域还没有形成完善的法律体系,而国外这一现象一直是存在的。代孕经过几十年的发展,已经逐渐成为一种非正式的生殖交易,由此产生了几个主要的问题。

首先,代孕会带来人伦关系的复杂化。一直以来,传统的家庭模式是没有第三者的,孩子的父母就是他的遗传学父亲和母亲,而"代孕妈妈"的出现让这一关系变得更为复杂。如何去定义母亲呢?是怀胎十月将其生下来的妊娠母亲,还是提供基因与染色体的遗传学母亲?无论是称呼还是相处模式都还有待探索。另外,代孕母亲的责任和权利也没有定论。比如孕期中间如果遗传学母亲想要终止妊娠,而代孕母亲不想,应该以谁的意见为准?如果遗传学父母出现意外不能抚养孩子,代孕母亲对孩子的责任和义务又有哪些?由于妊娠本身存在一定的风险,代孕母亲在孕期如果出现高血压、糖尿病甚至人身伤害该如何处理和维权呢?孩子生下来以后代孕母亲和孩子的情感联结又如何解决呢?由于这些问题的存在,代孕引起的人伦关系争议和权利义务争议难以解决。

其次,代孕商业化是一个更为严重的问题。我们普遍认为,代孕技术之所以改善人们的生命质量,是因为它帮助一些不孕不育家庭拥有了遗传学子代,前提是代孕母亲也不是因为利益,而是基于帮助他人获得幸福的出发点。但是不可避免的,在没有完善法律规定的条件下,代孕会走向商业化。代孕如果涉及经济利益,就无异于认可了子宫的商品性质。子宫商品化侵犯了女性的生殖尊严与生殖利益,是对人权的挑战和蔑视。可以想象,有一部分女性会为了得到经济利益而"出租"自己的子宫,实际上是丧失了对自己身体的支配权,侵犯了女性的生育权。因此在当前法律没有办法界定与代孕有关的伦理争议时,代孕不能得到社会的广泛认可。

2. 胚胎和配子冻存

目前主要有人类精子库、冻卵、胚胎冷冻保存等主要的胚胎和配子保存方式。人类精子库主要是对供精者的精液进行冷冻保存,通常是为了提供治疗不育症和生殖保障等服务。卵子冷冻是指经阴道超声引导下穿刺吸取母体的卵母细胞进行冷冻,待准备生育时再复苏冷冻的卵母细胞,然后通过卵母细胞单精子注射技术获得受精形成胚胎,等胚胎发育到一定阶段进行胚胎移植手术,将其移植到母体内。冷冻胚胎是将体外受精的胚胎进行冷冻保存,以供未来辅助生殖所用。区别于传统意义上的胚胎——母体的一部分,冷冻胚胎因可以独立保存,又具有生命的初始性,将来可以发育成人,因此其法律地位和性质的界定,关系到辅助生殖技术发展和应用的一系列伦理和法律问题。精子、卵子、胚胎冻存随着医学发展应用得愈发广泛,具有重要的现实意义,也衍生出一些社会热点问题。

人类精子库的建立,是人工授精技术的重大突破,是不育症患者的福音。近年来,有人提出"名人精子库"的概念,将精子库问题推向伦理的边缘地带。众所周知,出于优生学的考虑,精子库的供精者往往需要证明自己是智力良好,身体健康,精子的数量和质量均属正常。但有些"地下"商业化的精子库,以出售高智商或者名人的精子来获利,这样做是严重违反伦理道德的。首先,遗传因素能多大程度上决定一个人的智力水平?人的智力是先天和后天综合作用的结果,这样过分夸大了遗传对儿童后天智力的影响。其次,同一个人的精子如果出售给大量夫妻,那么在他们互相都不知情的情况下,同一供精者的后代可能出现近亲结婚的情况。因此,正规的人类精子库对同一供精者的捐赠对象个数有严格限制。

冻卵技术是一项新兴技术,分为医学因素冻卵和非医学因素冻卵。医学因素冻卵主要针对丧失卵巢功能者或体外受精中未利用的卵子,冻卵技术能增大这类人群拥有后代的概率。非医学因素的冻卵是指无医学指征,由于个人主观意愿选择进行卵母细胞的冷冻保存,主要包括单身或已婚女性在年轻时保存卵子,为将来优生优育提供保障。目前,我国关于冷冻卵子技术设置的法律法规和监管措施还不完善,《人类辅助生殖技术规范》规定,"禁止给不符合国家人口和计划生育法规和条例规定的夫妇和单身妇女实施人类辅助生殖技术"。单身女性在没有提供结婚证的情况下,是不可以实施冻卵的。但是《民法典》也规定非婚生子女享有与婚生子女同等的权利,这意味现行法律并没有否认单身女性有生育权。矛盾的法律现状,尤其是针对单身女性这一特殊群体,冻卵技术的革新引发了关于男女平等和医疗安全的伦理争议。

(1)生殖权利的男女平等。《人类精子库基本标准和技术规范》中规定男性可以出于保存精子以备将来生育的目的保存精液。因此单身男性保存精子在国内是可行的。那么女性也可以出于未来生殖保险的目的来保存卵子,但目前却不被允许。这是对男女平等基本伦理的挑战。

(2)从取卵到卵子保存有一些医疗的不确定性。取卵需要用到促排卵药物,而这可能导致风险和并发症,如卵巢过度刺激综合征等,且远期影响尚缺乏大样本的医学调查资料;取卵手术本身也有可能损伤脏器;卵子复苏后需要借助辅助生殖技术,且可能存在遗传安全性问题,导致基因组缺陷或子代发生成年抑郁症比例高于自然生育情况,但目前仍没有统一定论。

(3)女性生育年龄推迟的公共伦理问题。公共伦理是指治理和协调在公共领域中人们的社会生活和人际关系的行为原则和规范。单身女性冻卵广受争议的一点在于这可能会推迟一部分育龄妇女的生育年龄,由此造成老龄化人群比例提高速度加快,从而引发整个人类社会资源分配和发展的问题。

除了配子冻存问题,胚胎冷冻也面临一些现实困惑。自然生育和冷冻胚胎孕育出的孩子在法律地位上完全平等,但冷冻胚胎的法律意义该如何界定?简而言之,冷冻胚胎到底是人还是物?国外对此主要有三大观点:财产说、人类说和中间状态说。财产说把胚胎当成是人的私有财产,忽视了生命具有社会地位的重要性以及胚胎具有生命潜能的事实。如果仅仅是把胚胎看作是离体的器官或是组织,不足以达到保护胚胎的条件。人类说将胚胎视作人,认为胚胎应得到与人同等的保护。如果按照人类说,当夫妻双方都不想要胚胎时,他们也会被强迫生育。最后一种是中间状态说。考虑到胚胎不同于人但可以发展为人的潜力,社会对于这种认为胚胎是作为财产和人的中间状态的观点,接受度也是比较高的。但是仔细审视,将胚胎界定为人与物的过渡状态,依然对明确胚胎的法律地位没有帮助,而且并没有任何法律规定对于"中间态"的态度。如果将胚胎看作"伦理物",认定胚胎的法律属性是物,但不否认其特殊性,仍然可以保护具有潜在人格的物的安全,同时不认定胚胎为人,那么就不存在处置胚胎会犯故意杀人罪的争议。

(二)基因编辑

基因编辑是近年来发展起来的对基因组进行精确修饰的一种技术,包括目标基因的定点敲除、突变、敲入、多位点同时突变和小片段的删除等。目前的几种基因编辑技术里,CRISPR-Cas9(Clustered regularly interspaced short palindromic repeats-Cas9)是第三代基因编辑技术,具有技术门槛低、精准和费用低廉等优势,被广泛使用。我国目前已有一些研究成功地利用该技术改变了缺陷基因,但研究中使用的胚胎均在实验后被销毁。本章后文中将提到基因编辑婴儿不仅进入人类生殖过程,还成功降生于人世,因此受到了全世界一致谴责。人们谴责基因编辑婴儿降生的主要原因还是在于技术的安全性。实际上贺建奎曾承认,这对双胞胎里的一个女孩"娜娜"的胚胎确实在实验中出现了脱靶效应,而这枚胚胎依然被植入母体且降生,这是对女孩生命极大的不负责任。很多有关基因编辑的实验证明,操作不仅仅会作用于异常基因,往往还会改变部分正常的 DNA,引发基因突变,而这对个体未来的影响是未知的。除此之外,外来遗传物质导入生殖细胞后,会参与复杂的代谢反应，一些动物实验表明子代有可能出现医源性疾病——医生操作不当带来的患者身心疾病。由于人类对基因的功能和遗传物质之间的相互作用还存在太多未知，因此在技术没有完全成熟的情况下实施基因编辑，遗传后果是不可控的，甚至需要几代、几十代才能显现。

如果有一天，技术手段成熟了，我们是否可以大力推广基因编辑？人们对此有不同的观点。目前对于基因编辑的争议主要集中在技术安全性和对人类基因池的干扰，以及可能潜在的社会公平性伦理层面的讨论。基因编辑技术的反对者们认为，关键的是技术安全性需要严谨缜密的权衡。虽然技术会进步是毋庸置疑的，但是技术操作的精准和安全就一定意味着后代的健康成长吗？人们在这一全新领域的探索是从近年来逐步开始的，对于很多问题并不能百分之百确信，也没有任何成功的先例。敲除一个基因一定不会影响其他遗传形状吗？从个体来说，基因编辑失败会造成个体一生不确定的身心健康状态；从整个人类社会角度来看，带有出现偏差的"人工基因"个体会通过生殖将基因传递下去，将会改变人类基因池的构成。因此，复杂的遗传物质相互作用机理没有彻底明确之前，基因编辑安全性始终需要小心审视。

另一个基因编辑带来的潜在风险是对社会公平伦理的挑战。这一技术起初是为了治疗遗传性疾病，但随着技术成熟必然会导致商业化的出现。富人、权贵阶层会利用既得利益为自己的孩子修改基因，使下一代更漂亮、更聪明，具备更强的参与社会竞争的能力，更容易保持父辈特权地位。而穷人无法选择优势基因，长此以往就会加剧两个阶层的分化，进一步导致社会不公。基因编辑的拥护者则认为，这一点其实利用了人们痛恨社会不公的心态。事实上，随着技术完善，基因编辑成本趋向平民化是一种趋势。比如二十几年前被认为是高端技术的计算机、互联网在短短时间内就达到了全民普及。社会不公平是源于财产私有制，根本上来说是社会制度的问题。技术不平等只是社会本来不平等的一种表现形式，想要解决社会不公还应从社会制度的根源入手。支持派和反对派都不无道理，但是人们在权衡时还应该正确认识基因编辑技术和其他普通技术的区别，毕竟基因编辑与生命密切相关。同时，人们应正确认识基因对于人一生发展的作用。显然基因并不是决定性的，人的表现是基因与环境共同作用的结果，基因编辑后就一定能确保个体一生的健康发展或是社会成功吗？显然答案并不是确定的。

从功利主义的角度看，如果基因编辑技术可以使人们免受遗传性疾病的痛苦，同时让人类中的一部分变得更聪明，更长寿，整个社会的"美好"增加了，那么它就是一种合乎伦理的行为。人类已知的很多遗传病属于单基因遗传病，通过基因编辑可以一劳永逸地使一个家族永远地远离遗传病的影响。拥护者说，人类基因库如此庞大,改变为数不多的基因不会对整个进化方向产生影响,基因同质性也不会那么严重。而且现有的产前诊断、人工流产等医疗技术已经在无形中筛选人类基因了。只要没有大规模地改变基因,以对总体人类较小的代价换回遗传病家族后代的健康人生是符合伦理原则的。而反对者认为人已经是自然选择下的完美产物,一些人们讨厌的致病基因,可能在某些不常见自然灾害——新型瘟疫、气候变化等——发生时,挽救人类的生命。另外,产前诊断等优生策略顶多是改变人们自然基因的表达频率,基因编辑是将新的基因混入自然基因池,长期影响无从得知。

针对基因编辑的优劣性问题争锋不断,但毫无疑问的是,目前我们要坚决拒绝任何形式的基因编辑婴儿出生。而且在开始新的争论之前,科学家们需要在这一领域得到更多科学的、充分的实证研究结论。真与善如何结合,也要充分发挥伦理评估的作用。

小贴士
"基因编辑婴儿"之痛

2018 年 11 月,中国深圳的科学家贺建奎在第二届国际人类基因组编辑峰会召开前一天宣布,世界首对基因编辑双胞胎已经健康降生,这对婴儿在胚胎期被修改了一个基因,使得她们生来就有免疫艾滋病的能力。事件一出即引发了巨大争议。

何为基因编辑? 贺建奎团队采用的技术名称为"CRISPR-Cas9",又叫作"基因剪刀",是对特定的片段进行编辑,只需在实验室环境下即可操作。这次被修剪的基因是 CCR5,被 1996 年在纽约做博士后的邓宏魁证实是 HIV 病毒入侵细胞的受体。而后世界上首例艾滋病痊愈的"柏林患者"(Timothy Ray Brown)就是因为接受了携带 CCR5 基因缺失突变的骨髓捐献。此后科学界对通过 CCR5 基因来治疗艾滋病充满信心,但一直未能找到万无一失的方法。贺建奎修改的正是 CCR5 基因,他宣称从事基因编辑婴儿是为了阻断艾滋病的母婴传播,使婴儿出生即带有艾滋免疫基因,一生不会被感染。

如果真的如他所说,这件事为何在学术界一石激起千层浪呢? 实际上,这次基因编辑有着诸多风险。首先,CCR5 基因的缺失突变仅在特定人种中被发现有阻断 HIV 传染作用,是否在所有人群中都有作用还没有经过考证,其副作用也无法探究。除此之外,"CRISPR-Cas9"基因编辑技术的脱靶问题尚未得到解决,这意味着技术手段的缺陷带来的风险无法避免。最后,也是争论最大的是基因编辑的伦理问题。由于目前科学技术的局限,无法确定被编辑的基因是否会存在其他未知风险,而一旦存在,基因编辑婴儿以后又通过生殖使得人工基因混入自然基因池,对整个人类的危害是一个未知数。

三、临床伦理

(一) 临床伦理概述

临床伦理学(Clinical Ethics)是一门结合伦理学原理与原则,鉴定和研究临床实践(主要是诊断、治疗)中的人际关系、道德行为和相应伦理问题的学问。也就是说,临床伦理学涉及的问题必须和临床诊疗直接相关。临床伦理学的研究主题有医德、患者的身心健康关怀、患者的知情决策、医患关系等。医德乃行医之本,做到医德与专业并重才是做到医学科学精神和医学人文精神的统一。如何精进医术,同时更好地与人文关怀相结合,是我国现阶段医生群体面临的巨大挑战。

伦理学研究虽然随着社会发展在不断扩大和深入,但由于缺乏统一的规范,并且现有的临床伦理研究大部分停留在理论层面,因此和临床医学实践操作脱节较大。怎样做才能走出临床伦理的困境呢?

首先,应把临床伦理原则落到实处,不能纸上谈兵,要切实加强医务人员的伦理学素质。例如,上海市曙光医院于 2003 年率先开展医学"伦理查房",伦理委员会通过伦理查房能够及时有效地发现和纠正医疗活动中涉及的伦理学问题。伦理查房这一举措对医护人员的伦理道德起到持续的监管和约束,也保障了患者的基本利益。社会对此好评如潮,电视台也争相报道。医院不仅要重视医生实际行医时的临床伦理,医学院校作为培养未来医生的摇篮,更要把医学伦理学从理论课变成一门实践课。比如在医学生临床实习时传授临床伦理实践经验,或者让学生反思如何才能更好地贯彻临床伦理原则。

其次,医疗制度改革还需继续深化。政府应发挥其固有的调节能力,从根本上改革医院现行体制,才能避免出现一些医院将利益放在第一位的态度。另外,建立完善的伦理监督和审查制度,让人民自己来监督,提供申诉的窗口,才是"治标又治本"。

最后,倡导积极健康的医患关系。医院要安排好医生的工作内容和强度,对医护人员施行人性化关怀,让他们能够有渠道、有意愿疏解心理压力。同时也要加强针对患者的人文关怀培训,医德语言的使用也有助于督促医护人员养成好的伦理素养,设身处地地为患者考虑。

(二) 过度医疗

过度医疗既增加了患者的经济压力,又是对医疗资源的浪费,长期发展下去也会恶化医患关系。

过度用药是过度医疗的一个方面,但危害却不容轻视。药物滥用、药物中毒、用药差错等已经成为威胁人类健康的一大杀手。中国有句老话叫"是药三分毒",药物都有着或多或少的副作用。只有当药物治疗某种疾病的有效性远超过其副作用时,才应该考虑合理使用药品。

避免过度医疗,才能发展人文医学,因此加强医学生和医务工作者伦理道德教育刻不容缓。同时也应该给患者以正确的指引,对患者进行医学伦理教育。比如,可以在医院悬挂疾病常识,制定循证医学临床指南等。患者可以根据循证医学的指引,一步一步按照规范来自查是否出现医疗过度的情况。规范化的医学临床指南需要综合考虑医疗成本、医疗效率、患者身心特征等因素。

(三) 护理伦理

护理原则是指导护理行为的准则,是医护人员进行护理行为选择的主要依据,它主要包括尊重、不伤害原则、有利原则、公正原则。然而在现实中,当做一件符合某伦理原则的事时,可能会违背其他的伦理原则,这就需要医护人员有高的伦理素养来进行权衡取舍,判断对患者健康更有利且不背离自己价值观。

患者知情权和保护性医疗的伦理冲突是常见的护理伦理问题之一。为尊重患者的知情权,医护人员有义务对病情予以告知。知情同意在法律层面也有相关规定,《医疗事故处理条例》第十一条规定:"在医疗活动中,医疗机构及其医务人员应当将患者的病情、医疗措施、医疗风险等如实告知患者,及时解答其咨询;但是,应当避免对患者产生不利后果。"然而,事实情况往往比较复杂。一些患者心理承受能力不高,可以预测知道真实病情只会导致心理负担过重,反而不利于身心健康,甚至可能使病情恶化。此时医护人员应该怎么办呢?是履行如实告知的义务,还是善意地隐瞒病情?这似乎又一次陷入了本章开篇的规则功利主义与行为功利主义之争。我们已经认识到,伦理必须要以"善"为基准,在伦理规则的基础上,根据特殊的情况进行适当变通,才能达到"善"的目的。刚性的道义原则和弹性的行事手段相结合更能相得益彰。这就需要医护人员有极高的共情能力和道德素养。举例来说,如果观察到患者病情不是特别严重,并且性格比较开朗乐观,则应该将尊重原则放在首位,尽到如实告知的义务;反之,若患者病情较重或者心理素质较差,护理人员判断患者得知真相的不良后果大于好处,就应该以有利原则为根本,不要告诉患者实际情况,从而最大限度增加患者康复的概率。其中的分寸把握,以及多大程度上告知患者真相,需要医护人员拥有丰富的行医经验和人文关怀精神,仔细审视而做出决定。

此外,医养结合的新养老体制对护理人员的伦理素养提出了更高的要求。医养结合的老年护理方式是针对老年人多伴有慢性疾病,需要长时间的医疗护理服务而设计的。而老年人作为一个特别的群体,护理人员不仅需要过硬的专业水平,更需要对老年人群的心理特点有足够了解。因此,医院除了应该加大老年护理领域的专业培训外,还要着重培养护理人员的人文情怀。老年患者的心理健康、人格尊严、情绪状态和身体健康同样重要。

(四) 器官移植与捐献

我国是继美国之后的第二器官移植大国,移植种类和成功率都接近国际先进水平。活体器官捐献是一种器官捐献的形式,但并不占主流。活体器官捐献受到的伦理学争议主要在于供体的身体损伤。活体器官捐献的最基本原则是不能危害供体的生命且对未来生活不造成大的影响。但实际情况下,手术摘除和移植器官对供受体都有着不确定性。对供体来说,手术创伤、手术并发症、术后器官储备功能的损失和无法避免的死亡率都可能以或轻或重的形式损害身体健康。而且供体如果是迫于良心和道义的压力而捐献器官,也会危害心理健康,更严重的会导致抑郁、焦虑等问题。

公民去世后器官捐献主要有脑死亡器官捐献、心死亡器官捐献、脑-心双死亡器官捐献三种形式。在我国,大部分捐献案例都是心死亡器官捐献,一方面是由于脑死亡判定需要具有资质的医生,很多医院的脑死亡判定并不成熟,另一方面是由于脑死亡的概念还没有被我国人民广泛接受,更没有法律的认可。[1] 考虑到我国的文化背景和国情,器官捐献多数只能在心脏死亡的前提下进行。而这一点与医疗效率是冲突的,因为器官缺血时间越久,移植成功率就越低。因此医生们认为最理想的是在脑死亡后,心脏停止跳动前摘取器官,这样可以最大限度保证器官存活率。如果以脑死亡作为器官摘取的标准,则会有更多的患者能够得到有效的器官移植。这在供体器官的数量远远少于等待移植的受体个数的现实情况下,能够以最小的代价挽救最多的生命。对此主要的伦理争议在于供体家人的情感接受程度,在家人极度悲伤时摘取器官,极有可能伤害供体家人的感情;但脑死亡又的确不可逆转,确认脑死亡的前提下尽早摘取器官是代价较小但收益巨大的事情。因此我国现阶段在做好心死亡捐献工作的同时,也要积极发展医院的脑死亡判定能力,对符合条件且家人接受的案例实施脑死亡捐献,同时加大对脑死亡概念的社会宣传。

---

[1]　甘礼、李静、应娇茜等:《公民逝世后器官捐献及移植伦理审查经验与思考》,《中国医学伦理学》2019 年第 9 期,第 1170-1173 页。

可供移植的器官匮乏带来了器官移植的分配伦理问题。首先应该考虑的是医学原则,器官移植的受体必须全面符合移植的基本要求,包括免疫相容性等。其次应该考虑伦理学原则,虽然我们提倡遵循公平、公正、公开的原则,但器官移植不同于一般形式的分配,不可能做到完全的公平。比如有人认为对社会贡献大的人应该首先接受器官移植,但是社会贡献如何评判?又由谁来评判?有人提出根据情感趋向来决定,如果是由自身的不健康行为,如酗酒,造成的器官衰竭就不应该获得器官移植,只有"无辜"的个体可以。器官分配是一个复杂的伦理行为,涉及繁复的原则,因此需要制订一个合理分配卫生资源的准则,作为器官分配公平性的依据。原则包含:

(1)照顾性原则,即照顾患者过去的社会贡献;

(2)前瞻性原则,即考虑患者未来对社会的作用;

(3)家庭角色原则,即重视患者在家庭中的地位;

(4)科研价值,即有科研价值者优先一般患者;

(5)余年寿命原则,即考虑患者生命再生期的长短及质量。①

除此以外,还有正常的"排队原则",这些原则很好地权衡了各个方面的因素,促进了器官分配的公平性。

---

① 张永平、殷正坤、张曙光:《我国器官移植的现状与伦理学思考》,《中国医学伦理学》2002 年第 5 期,第 59—60、65 页。

第三节 | 生命伦理

一、生命伦理教育

生命伦理学是对生命科学和卫生保健领域中人类行为的系统研究,用道德价值和原则检验此范围内人的行为。医学从业者接受的传统医学教育往往比较注重科学素质的培养,强调实证研究,忽视人文教育,这在一定程度上容易使学生产生"科学唯一"的偏激想法。随着时代发展,从前的不治之症越来越少,但也涌现出来一批新的问题让我们把目光聚焦到对生命伦理学的探讨中。生命伦理价值观缺失或不足,就不能真正唤起医学生对生命的尊重和热爱,在未来的行医中也难以处理好生存与死亡、医疗与保健、生殖与人口等生命伦理问题。

(一) 生命伦理教育的必要性

医务工作在当下越来越成为一项伦理行为,处处可以体现出伦理哲学的思想——是否该隐瞒病情? 脑死亡算不算真正的死亡? 器官移植遵循怎样的分配原则? 职业暴露隐患如何处理? 这些问题并没有标准答案,因为每个医务工作者的人文素质、专业水平、生命价值观都是不同的。因此,将尊重生命和关爱生命融入医务人员的教育过程是必不可少的。每个医学生都应该在接受专业教育的同时接受全面而正确的生命伦理教育。

现代伦理学的根本目的是实现人与自然的和谐可持续发展,相比于传统伦理学只关注人与人的关系,现代伦理学也涵盖追求生命价值和各物种的协调发展。人的生活质量提高了,但是反而出现了一些"富贵病",因此生命质量是提高还是降低呢? 人应该以怎样的态度对待自然界中的其他生命? 人是否在食物链的顶端? 人肆意破坏生态环境的后果是什么? 因此,教育医学生的过程中,要深入探讨"生命神圣与生命价值原则"以及"公正与公益"原则,才能把准医学发展的舵,不偏离正确生命伦理价值观的大方向。

(二) 生命伦理教育的途径

医学生的生命伦理教育不仅影响着医学生自身的健康,对未来医疗事业的发展和健康中国的实现均有重要意义。生命伦理教育具有长期、渐进、渗入的特点，因此我国可以借鉴国外广受认可的融渗式专业伦理教育。医学生生命观融渗式教育是指将生命认知、生命健康、生命关怀等生命观教育的内容有机地融入于医学公共课程和专业课程中，通过精神传递、思想引领、氛围感染来潜移默化医学生的生命伦理观。

因此，生命伦理教育应具有隐蔽化、稳固化、教育对象主体化的特点。隐蔽化是为避免空洞的说教给医学生带来排斥与反感。同时，培养医学生运用正确生命价值观念来处理临床实践问题也可以激发学生的学习兴趣和成就感。稳固化是指从低年级到高年级，医学生经历了理论学习到价值认同再到行为实践的过程，对于生命伦理的认知已经深深地内化到个人价值观中，从而达到长期自发的效果。教育对象主体化是指课堂以医学生为中心，引导他们提出问题，解决问题。从这个维度来讲，老师作为传授知识的人，也要先当一当"学生"，向学生学习才能了解他们的想法，在交流中教学相长。

二、安乐死

安乐死（euthanasia）一词源于希腊文，寓意"幸福"地死亡，是指对患有不治之症的人停止治疗或使用药物，让患者无痛苦地死去。安乐死行为主要分为两类：一是积极安乐死，指采取促使患者死亡的措施，结束其生命，比如生命晚期患者无法忍受病痛的折磨时；二是消极安乐死，是指对垂危患者不给予或者撤除维持生命的医疗措施，任其死亡。因此，消极安乐死比较接近自然死亡，而积极安乐死接近"故意"杀人。

（一）安乐死发展概述

安乐死在西方有着长久的历史。柏拉图在《理想国》一书中赞成把自杀作为解除不治之症痛苦的一种方法。毕达哥拉斯等许多哲学家也认为对虚弱的人实施安乐死是道德允许的。在生产力低下的时代，生活资源的有限可能一定程度上是安乐死的催化剂，因为这减轻了社会的负担。而16世纪后人本主义兴起，有些学者从生命神圣无价的角度出发否定安乐死的价值，而另一些从功利主义和社会总体效益的角度出发仍然认可安乐死。

1935年，英国成立第一个自愿安乐死合法化委员会。此后，美国、法国、丹麦、瑞典、比利时、日本都出现了自愿安乐死协会，力图推进安乐死的合法化。1983年，世界医学会提出了消极安乐死的正式意见，同年美国医学会的伦理与法学委员会对于撤除生命支持措施的意见都已为安乐死实施创造了条件。2002年，荷兰成为第一个安乐死合法化的国家,被世界认为是人类在"死亡权利"立法上的重大举措。

(二) 安乐死立法现状

荷兰是第一个将安乐死合法化的国家,但是荷兰也设置了不低于 12 岁的最低年龄限制。12 岁以上的重症患儿如果要采取安乐死措施,必须征得家长、医生等多方的同意。法律规定,必须符合以下条件——患者请求安乐死是自愿的、经过充分考虑的、一贯坚持的和明确的;医生与患者有足够密切的关系,使医生能够确定这个请求是否既是自愿的又是经过充分考虑的;按照医学意见,患者的痛苦是不可忍受的,而且没有改善的希望;医生与患者讨论过除安乐死以外的可供选择的办法;医生至少应向一个具有独立观点的其他医生咨询;安乐死的实施应符合优质医疗实践——实施安乐死的医生才可免于被起诉。

2002 年,比利时步荷兰之后也宣布安乐死合法化,在 2014 年,又通过"让重症患儿享有安乐死权利"的法案,从此比利时成为全球首个对安乐死合法年龄不设限的国家。2009 年,卢森堡颁布法律规定按要求执行安乐死和辅助自杀的医生不会面临"刑事制裁"或"民事诉讼"。2016 年,加拿大联邦政府向国会提交安乐死的法案。2017 年,澳大利亚维多利亚州通过安乐死法案,并宣布于 2019 年 6 月开始生效。2019 年,新西兰国会投票通过安乐死合法化法案,终结了多年来国会的激烈辩论。瑞士是唯一一个不仅允许为本国人,也允许为外国人实施辅助自杀的国家。我国近年请求安乐死的患者不时出现,但尚未制定安乐死相关法律,积极的安乐死仍属于违法行为,辅助患者自杀也是违法的。

安乐死立法在我国受到了广泛争议。法律层面主要体现在,《宪法》规定公民人身自由与人格尊严不受侵犯。这就意味着公民个人有权选择生存的方式,在特定条件下也有权选择死亡的方式。"安乐死"是一种在特殊情况下,在不违背国家、社会和他人利益的情况下所采取的一种对生命的特殊处分方式,并在严格的条件与程序下进行。从伦理道德层面来看,公民确实忍受不可逆的疾病痛苦而实施安乐死是符合道德伦理的,但是谁来界定患者确实遭遇痛苦呢? 因此安乐死立法可能被有心人利用作为非法剥夺他人生命的保护伞,反而违背了生命伦理观。也有人认为,安乐死不管是否自愿,都剥夺了人的生存权利,而生存权是宪法直接保护的权利。因此,在目前我国安乐死立法不明朗的状况下,实施积极安乐死依然构成故意杀人罪,量刑时根据具体情况判断是否应从轻处理。

（三）安乐死的伦理争议

1. 生命神圣论和生命质量论

生命神圣论和生命质量论是争议最大的伦理问题。生命神圣论推崇义务论，认为人活着是一种义务，人的生命神圣不可侵犯，不能因个人意志而随意结束生命。中国自古有"身体发肤，受之父母"的说法，认为生命是父母赐予的，不能随意处置。生命质量论肯定安乐死的伦理价值，认为人的社会价值被破坏时，生命质量也遭到破坏而选择结束生命，但同时这样也是对生命尊严的维护。司马迁在《报任安书》中写道，"人固有一死，或重于泰山，或轻于鸿毛"，《孟子·告子上》中所谓的"舍生取义"也是同样的道理，都体现了中国传统文化中由于追求生命终极价值而选择放弃生命的态度。这在一定程度上支持了安乐死的伦理观点。

2. 救死扶伤与减轻痛苦

安乐死的争议也体现了两种医疗原则的碰撞，即救死扶伤原则和减轻痛苦原则之间的矛盾。安乐死被一部分人认为是变相剥夺他人生命，违反医德。而医德中为患者解除痛苦又是人道主义行为，医生眼看着患者遭受百般折磨又无力回天，什么都不做才是真正地违背医学伦理。因此，到底何种形式的关怀才是真正的"关怀"？也许我们必须要考虑包括患者在内的各种具体因素，才能给出符合伦理道德的答案。

3. 资源合理分配与浪费

社会上存在着一种支持安乐死的声音认为，将有限的医疗资源应用在患有不治之症的人身上，或者仅仅用于维持植物人的生命，是一种资源的浪费。这样做是牺牲了社会总体的资源，使得更应该被救助的人失去了更好活着的权利。反对安乐死的声音则认为每个个体都是社会的组成部分，为植物人安乐死是剥夺了他们的基本生存权利，恰恰破坏了社会的公平公正。

4. 人性的理性与非理性

人性的复杂和其所处环境的情境性、偶然性使得人不能总是做出完全理性的决定。关于人真实意愿和情境使然的争议体现了处于不同情境下人的伦理决策能力是不确定的。首先，请求安乐死的人是否做出了理性的决定？不同的人或者同一个人在不同时间做的决定，都可能有巨大的差异。人能否确定自己已经遭受了不可承受的痛苦？可能医生的判断、看护人员的情绪、病情加剧与否、服药情况都会导致患者在不同时间做出不同的决定，"自愿"反而成了安乐死实施中不可避免却又最具有不确定性的因素，因为人始终不能做到完全理性。因此，安乐死伦理存在着个人的选择以及选择是否可靠的问题。

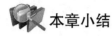 **本章小结**

　　本章从解释伦理的内涵入手,探讨了伦理与道德的概念关系。通过与健康关联最为密切的医学伦理学的分析,指出医疗、生殖技术、临床护理等一系列过程中存在的伦理隐忧和改善思路,为未来的伦理理论体系的搭建提供思路。最后,提醒社会各界关注我国目前的生命伦理健康教育现状和发展趋势,思考如何改变民众的错误健康观念,在尊重自然生命的基础上,培育文化生命和道德生命。

思考题

　　1. 我国针对新冠肺炎疫情的举措体现出怎样的伦理学思想?

　　2. 你认为安乐死是否应该合法化? 为什么?

　　3. 你认为还有哪些相关伦理问题值得探讨?

第九章

CHAPTER 9

未 来 与 展 望

　　健康心理学经过 40 年左右的发展，它的很多研究都展示了生物、心理和社会因素是如何共同对健康产生重要影响的，就像在本书前面各个章节中所呈现的那样，不论在压力、生活方式、慢性疾病以及医疗与保健机构、医患关系还是在衰老与死亡以及伦理等领域，健康心理学都不断地贡献出新的研究发现并影响着研究与实践的进一步发展。健康心理学是一个不断丰富、快速发展的学科，也是一门年轻的学科，关于它还有非常多的问题值得去探讨与发现。

第一节 ｜ 健康心理学发展展望

经过几十年的发展,健康心理学的研究与实践都已经证明了其能切实为健康领域做出实质性贡献,正如在本书各章节所述,健康心理学针对健康涉及的相关问题,建立了各种各样的心理、行为干预方法,包括:压力管理、疼痛管理、不良健康习惯的矫正,以及参与慢性疾病治疗、改善医患关系,等等。未来,健康心理学将继续在哪些方面深入发展,又会将其发展领域拓展到哪些新的方向? 以下的几个方面值得关注。

一、健康促进

健康促进,提高健康素养,以预防为主,主动健康,将继续成为今后健康心理学重点关注的领域。

一方面,健康促进需要提高健康素养。健康素养是指阅读、理解健康信息以做出更好的健康决策的能力。当今时代,一个人在面对健康问题时,常常也就意味着要面对海量的信息,而这些信息有时又相互矛盾,做出明智的决定就显得不那么容易。通过提高健康素养,可以提升对所有信息进行评估的能力,并能够促进将所有信息转化为供个人使用的一种操作指南。而这方面的工作离不开健康心理学的参与,实践已经证明健康心理学的研究与应用能够帮助大众更好地理解健康信息。另一方面,健康促进强调主动健康,需要个人建立良好的健康习惯,提高自我管理能力。如今医疗技术的广泛使用使得人们普遍相信现代医学能够治愈各类疾病。这一信念会形成人们对医学技术的过度依赖,而非依靠良好的健康习惯和自我管理。同时当今时代可以说是"慢病时代",更是需要培育与慢性病共存的能力,需要促使个体通过主动参与来更加了解自己面临的风险,并制定计划培养康复行为,提高生活质量。同时,建立健康方面的自我效能感,以及获得来自社会的支持,例如鼓励有慢性健康问题的人加入自助团体。这些方面的内容也正是健康心理学所能够发挥作用的核心领域之一。

具体而言,健康心理学在健康促进方面,未来的重点将体现在以下两个方面。

1. 促进健康老龄化

健康心理学在预防疾病、促进健康老龄化、帮助人们应对疼痛等方面能够发挥重要作用。随着未来几十年人口老龄化的继续,健康心理学将会发挥更大的作用,可以帮助老年人保持健康,比如通过改变生活方式来预防疾病,帮助老年人实现有创造力的生活方式,应对慢性疾病困扰等。同时,将健康心理学和老年医学结合,更有可能在促进和保持健康、管理疼痛、制定医疗卫生保健政策等方面产生重要作用。

2. 加强对青少年的预防干预

在生命的不同阶段,每个人可能会面临不同的疾病困扰,疾病的发病率在各年龄的人群中也不同。这意味着健康问题及人们对健康服务的使用是随着年龄变化的。一般来讲,小孩和老人对健康服务的使用要多一些,而老年人患慢性疾病的可能性比年轻人大一些。

然而,目前大多数预防干预的目标群体为成年早期的人中年人,因为与青少年相比,这些人更容易生病,会有相对明晰的健康需要,因而有改变自己行为的动力,更可能在预防项目的影响下行动起来。然而虽然,成年后才开始养成的健康习惯能够延长健康生活年限,但是从小养成的健康习惯能够带来更大的回报。因此,有必要将预防干预的目标人群范围扩大到青少年,这会带来更多益处,但是这个群体又常常被健康生活方式干预项目所忽略。比如:大多数针对青少年的健康研究和干预都只以预防受伤和吸烟等方面,但青少年时期是打下终身健康习惯的关键时期。因此,有必要从人毕生发展的角度出发,加强对青少年时期的预防干预,改善健康状态。

二、压力与应激管理与慢性疾病管理

(一) 压力与应激管理

近几十年来,关于压力与应激的研究已经取得了实质性的进展。压力与应激的生理、认知、动机和行为结果都陆续被阐明。比如:压力与应激会对躯体功能造成不利影响,并有可能增加患病可能性;通过神经生理学研究,研究人员发现了应激与肾上腺素的功能之间的联系,交感神经系统活动的敏感,等等。通过这些研究,我们将会逐渐了解压力与应激对健康造成不利影响的途径并探寻出更多更有效的应对压力与应激的方法。

后续的压力与应激的研究可以从以下方面进一步深入。

(1) 重点关注对压力与应激有高易感性的人群,并尽量减少或消除他们的压力与应激性情境。理论上,应该把成功应对压力与应激事件的知识转化成干预措施,用以帮助那些不会应对的人,使他们更好地处理压力与应激事件。

（2）针对环境和职业的压力与应激的研究也有待进一步拓展。有的应激源，如噪音和拥挤，并没有对所有人显示出不利影响，只是对一些敏感、脆弱的人群有不利影响。拓展开来就是对儿童、老年人以及弱势人群健康相关的压力与应激研究及减少这些压力与应激反应的研究就显得特别重要。

（3）压力和应激对身体及精神健康均有不利影响，而积极的社会联系能预防这些不利的结果，也就是说社会支持可以缓解压力。建立社会支持系统去消除那些具有社会孤立倾向的个体（如离婚或搬迁者）的应激反应，这也是健康心理学对压力与应激进行预防性干预应重点考虑的问题。同时应探寻多种形式的社会支持体系和方式，为那些缺乏社会支持的个体提供社会支持，比如探讨在现实生活中和互联网上建立自助团体等方式。

（二）慢性疾病管理

目前慢性病已经成为主要的健康问题，人们已经意识到了它对生理、社会及心理的影响。尽管健康心理学已发展出大量处理因慢性病所引发问题的解决方法，提高了人们的生活质量，应对了一些相关问题，但以下内容仍然值得进一步关注。

1. 生活质量评估及干预

生活质量评估，包括对疾病急性期的初始评估，以及长时间内的定期评估等，这有利于及时发现潜在的问题（包括如焦虑、抑郁等），使得这些问题在还没有完全破坏患者的生活和增加额外的治疗开销之前就能被发现并制定解决方案，同时也能及时地对其社会心理状态进行干预，减少这些因素对慢性病的影响。

2. 疼痛管理

在针对慢性病的治疗取得进展的同时，疼痛管理也取得了进步。比如：近年来，治疗疼痛的方法除了依赖昂贵的药物和创伤性手术之外，还采用了认知行为治疗以及放松疗法等方式。这种变化使对疼痛控制的责任从由医生单独负责，转变为医生和患者共同负责，增强了慢性疼痛患者的控制感和自我效能感，对其康复和提高生活质量起到了积极的作用。这也是健康心理学将继续发挥其独特的作用的地方。

3. 临终关怀

在过去的 20 年里，人们对待终末期疾病的态度已经发生了很大的改变。健康心理学的研究既是这些改变的原因，也是这些改变的结果。例如，健康心理学关注终末期患者的需要与其所获得的心理关怀的差距。随着慢性病的增多以及人口老龄化，围绕着临终和死亡的一系列问题日益突出，如生存意向、患者的死亡权以及安乐死等。这些复杂的问题也需要通过医疗机构和包括健康心理学家在内的相关机构共同探讨解决。

三、医疗体系改革

当今时代,在很多国家慢性疾病已成为导致死亡和残疾的首要原因。然而,面对当今时代的现状,医疗系统没有及时做出改变。医疗系统的定位依然是向患者提供急性医疗护理,而非预防、改善和管理慢性疾病的服务。也就是说,如今医院和医生的首要关注点都不是预防服务,而医生的时间有限无法进行健康教育。这都难以满足 20 世纪以来已经逐渐发生改变的疾病模式的需要。同时,越来越多的医生开始认识到心理社会因素对患者的治疗依从性及康复的重要性。从健康心理学在其他国家的应用与发展来看,扩大健康教育工作者和健康心理学从业者及其相关机构在医疗系统中的作用能够更好地为慢性病患者提供健康服务,同时还能帮助降低医疗成本。因此,探索建立一个能够为慢性疾病提供更有效服务的医疗系统,需要将医院和医生的服务转变为医疗团队的服务,提供的服务的内容包括医疗服务、健康监控和患者自我改变教育等。

四、影响健康的社会文化因素研究

社会文化的差异与健康和健康行为有密切的关联。健康心理学必须关注社会文化差异的问题,这样将来才能更有效地解决它带来的健康问题,包括对文化差异引起的生活方式、对疾病症状的感知、对健康服务的使用等方面的差异。我国的健康心理学一方面要研究在发达国家适用的方法在我国的适用性问题,另一方面应进一步挖掘在我国文化传统中关于健康行为以及预防等方面的内容,发挥它们的独特价值。

第二节 | 健康心理学发展面临的挑战

健康心理学的未来发展也受着多种因素的影响和制约。对其发展的挑战,主要来自人们的健康观念、相关的社会环境因素以及健康心理学作为一门学科的地位与前景等方面。

一、健康观面临的挑战

健康心理学的发展离不开健康观的发展,可以说健康心理学是伴随着新的健康观而诞生和形成的。健康心理学也必将围绕着一些核心的健康观念展开并为此做出自己的贡献。

(一)"四组二元性"的进一步探索

健康社会学家沃林斯基在其经典论著《健康社会学》中提到,现代医学的发展既有其现代性又受既往医学发展的影响,并提出了现代医学中有"四组二元性",这"四组二元性"反映了现代医学的内在困境。[①] 但同时也不难看出健康心理学作为一门年轻的学科,不论从它诞生的背景还是所致力于探讨的领域,都与"四组二元性"有着一定的联系,也是其所必须要面对的问题。虽然健康心理学经过几十年的发展已经在对这些问题的探索过程中取得了一些成果,但"四组二元性"在现代社会仍然存在,回顾以及进一步理清这些健康观点,有助于健康心理学在对这些问题的探索中继续发挥其重要作用。

(1)第一组二元性是医学既依赖于巫术,并同时依赖于科学,这是医学始终具有的一个二元性。

(2)第二组二元性是倾向于个体医学和倾向于群体医学之间的区别。个体医学是医学院长期以来主要关注的对象,其基本原则是治疗和康复;群体医学是公共卫生学院主要关注的对象,其原则是预防。虽然倾向于群体的医学对健康水平有更大的影响,但现实是绝大部分的卫生经费是用在倾向于个体的医学上。

(3)第三组二元性是把肉体和心灵看作彼此独立的部分和把二者看成一个整

---

① [美]F. D. 沃林斯基:《健康社会学》,孙牧虹等译,社会科学文献出版社 1992 年版,第 6—8 页。

体之间的区别。对于现代医学而言，一方面，它继续把肉体和心灵当成彼此独立的部分来看待，另一方面，它又不断积累和搜集能够把躯体状态的变化和社会、心理压力等相联系起来的知识。

（4）第四组二元性是现代医学的技术飞速发展，导致了医学用技术手段而不是用人类学的（或整体论的）手段，来治疗完整的人。可以说，这是科学的碎片式方法的精致产物。尽管生病时走进医生诊所的是一个完完整整的人，但他只是被唯技术论的医生当作一个疾病而不是完整的人来进行治疗。

（二）身心关系

健康心理学以生物心理社会模型为基石，挑战了主张身心分离的传统的生物医学模型，纠正了把心理健康和身体健康彻底分开的二元论观点。健康心理学试图通过建立一个健康的全面性理论来提供一个整合模型，并提出一系列理论和实证研究来支持身心关联的观点。它认为认知可以影响行为，行为继而又影响健康，比如压力可以引起疾病，疼痛是一种知觉而非感觉。尽管所有的观点和研究都支持身心互动的假设，但它们还是被分别定义为身与心两个不同的部分，未来健康心理学也必将对继续探讨身心的关系的问题。

中医的形神合一观与心身同治

与建立在心身二元论基础上的西方医学不同，中医学从诞生之初就对心身关系非常重视，整体观念是其最重要的特征之一。中医学认为，人是一个有机的整体，形与神俱，不可分离，形神学说也是中医学的基础理论之一。这种形神合一观，是中医养生预防、诊断治疗的重要理论根据，在我国现存的医学文献中最早的一部典籍——《黄帝内经》中有许多相关的描述与记载，后世医家也多有阐述与发展。

中医学强调"形神合一"的整体观，将人视为"心身合一"的整体，这一理论用于实践便形成心身同治的治疗原则。所谓心身同治是指在治疗过程中既要充分考虑心理因素以"治神"，又要顾及生理因素以"治身"。这一治疗原则不主张只求针药治疗的躯体效果，也不主张追求单纯心理疗法的心理疗效，而是立足于临床实践，从具体需要出发，将二者有机结合，追求"心""身"并谐，不仅要达到生理痊愈，也要达到心理康复，使心身俱谐。

（三）系统的观念

系统理论强调研究的整体性。在"人与人"这个层面中，医生通常面对的是患者。在生物医学模式中，医生通常没有做到对个体进行整体性研究，只是关注其生理和身体层面。而在系统理论中，医生需要全面把握个体的各个部分，不仅包括患者的生理状况，更包括其心理层面，以及个体在社会层面所带有的社会属性，如年龄、职业、教育、收入和地位等。然而，医院的医生并没有精力和专业能力去考虑太多心理层面以及社会层面的内容。从系统观的角度，未来健康心理学必然要参与到医疗过程中，并越来越多地发挥作用。

（四）毕生发展观

一个人的特征与他早先的成长历程、目前的成长水平和他今后可能的成长过程都密切相关。健康与疾病的特征随着发展而改变，不同年龄的疾病谱是不一样的。人的生理系统、心理系统包括人际关系和社会系统都是不断变化和发展的。毕生发展观为我们提供了一个理解人与健康问题的重要思维方法。也正是在这样的观点影响之下，健康心理学的研究与应用将更加广泛和深入。

二、社会环境带来的挑战

健康心理学与人的健康息息相关，并且也发挥着越来越重要的作用，但未来健康心理学的发展可能会受到来自以下几方面的挑战。

（一）人口老龄化

中国目前已成为全球老龄人口数量最多的国家，据估计到 2050 年老年人口将达到四亿多，届时每 10 人中将有 3 位老人，之后将会维持在 3—4 亿的规模。可以预见，在不断持续的老龄化过程中，如何更好地对老年人口进行社会抚养和照料已成为当下和未来面临的巨大挑战。

同时，随着人口的老龄化与人均寿命的延长，如癌症、心脑血管疾病等将会影响越来越多的人群。可以预见，提高预期健康寿命在预期寿命中的占比，使人能够拥有更多的高质量生活年份将成为今后一项意义重大、挑战艰巨的任务。

（二）疾病谱变化

目前，慢性病已经成为很多国家的主要死亡原因之一，中国也不可避免地受到其较大的影响。《中国老龄化和健康国家评估报告》指出："中国的疾病谱已经开始从传染病转向非传染性疾病。到 2030 年，慢性非传染性疾病的患病率将至少增加 40%。"[1]《中国居民营养与慢性病状况报告（2020 年）》显示："2019 年我国

---

① 世界卫生组织：《中国老龄化与健康国家评估报告》，世界卫生组织 2016 年版，第 6 页。

因慢性病导致的死亡占总死亡 88.5%,其中心脑血管病、癌症、慢性呼吸系统疾病死亡比例为 80.7%。"[1]随着疾病谱的变化,当今我国健康问题也发生了巨大变化,慢性病的患病率在逐年增长,随之而来的是慢性病负担的加速增长。此外,许多人们在患有生理疾病的同时也存在心理上的健康问题。

(三) 生活环境和生活方式的改变

在人们生活的环境中,每一个不同的因素都有可能对我们的身体和心理造成损害。现在环境污染的情况堪忧,对人体有害的物质时不时或者持续污染空气、土壤还有水源,而且人们的生活环境也越来越拥挤、嘈杂。同时,现代社会经济状况及个人生活的变化提高了人们心理的紧张程度,改变了人们生活方式和工作环境,也改变了家庭关系和社会关系。

这些会对人们的健康造成怎样的影响? 应怎样减少环境中的有害因素? 在被污染的环境中生活、工作会产生多大的压力? 这种压力会对健康造成怎样的影响? 生活环境的拥挤和嘈杂以及生活压力的增大又会怎样影响健康? 这些都为健康心理学的发展提出了挑战。

(四) 科学技术的发展

人类死亡率高的病因近几十年来发生了巨大变化。生物医学的发展对大多数良性疾病和传染性疾病有了比较好的控制,在细胞遗传、神经生理等方面解决了许多疾病的病源问题并使许多具体的诊断方法有了发展。科技和医学的进步不仅为改善健康创造了新机会,也为健康心理学带来了新问题。比如,过去 10 多年里伟大的科学成就之一是人类基因谱的绘制,这给人们带来了前所未有的机会找出导致未来发生各种健康问题的基因。随着各种疾病的基因基础越来越清晰,基因检测也将惠及越来越多的公众。如何促进人们对基因风险有关信息的理解,帮助应对人们对测验结果的情绪反应,鼓励高风险个体保持健康的生活方式等,成健康心理学需要研究讨论的问题。再比如,随着科学技术特别是医疗技术的发展,医疗的观念革命与生命伦理学方面的难题不断出现,比如体外授精、器官移植等医疗技术飞速进步,人们开始侵入那些以前被认为是不可介入的领域,仅靠医生的价值观往往难以决定,而需要从患者、亲属、社会道德、伦理、法律等角度考虑医疗问题,这都为健康心理学的参与与发展提出了机遇与挑战。

---

① 国家卫生健康委员会:《中国居民营养与慢性病状况报告(2020 年)》(2021 年 2 月 4 日),北京卫生健康委, wjw. beijing. gov. cn/wjwh/ztzl/Lnr/lljkzc/gjzcl/202102/t20210204_2272736. html,访问日期: 2021 年 4 月 5 日。

三、学科发展面临的挑战

（一）提高学科地位面临的挑战

从国外健康心理学的发展来看，尽管从 20 世纪 80 年代开始，健康心理学正在逐步地介入医疗系统，但仍面临巨大的挑战。健康心理学之所以很难被医疗机构接受，其一是因为在健康心理学诞生以前，心理学通常被看作是医学的附属物，而且心理医生在心理学专业知识之外的关于医学知识、医院的规章及流程等方面的培训很少。随着健康心理学的诞生与发展，这种情况发生了改变。如今在健康心理学发展较早、较快的国家，心理医生需要接受大量的健康心理相关培训，使得他们可以在医疗机构中高效工作。其二，受生物医学模式培养出来的医生也可能会不重视健康心理学从业者以及临床心理医生的工作，比如在教临床医生和实习医生怎样与患者交流、相处时，许多医生会认为这不是医学的一部分，没有必要接受这方面的教育。这些差异是可以解决的，需要临床医生和有健康心理学背景的心理医生将来能够更紧密地合作，这也是未来发展面临的挑战之一。

（二）学科建设及职业发展面临的挑战

健康心理学作为心理学的一个分支，首先属于心理学领域，然后属于健康领域。因此健康心理学人才的培养及其所要接受的训练除了心理学领域之外，还必须学习健康心理学的各种专题、理论和研究方法。从国外的经验来看，在健康领域，目前还没有任何一门单独的学科可以解决健康促进和疾病预防的所有问题，而健康心理学通过交叉学科的训练能够为这一领域做出宝贵的贡献。但在我国健康心理学以何种方式进行系统培训，又以何种方式、何种职业、何种角色以及资质进入健康领域，都是需要不断探索的问题。

本章小结

在过去的几十年中人们的寿命普遍延长，同时慢性疾病发病率也越来越高。健康心理学在帮助人们改善健康观念、提高健康素养、预防慢性疾病或改变慢性疾病患者生存质量中已取得了很大进展，并且找到了很多有效的方法帮助人们应对慢性疾病。在健康领域中，健康心理学发挥着越来越重要的作用，也得到越来越多的认可。但作为一门专门的学科或者一项相关的职业来说，健康心理学在国内的发展才刚刚起步，面临着机遇与挑战。同时，我国自古以来对健康就有着基于自身文化的探索、实践和宝贵的经验总结，中国健康心理学的未来发展必将立足于我国的现状，结合我国的宝贵经验为健康心理学的发展做出贡献。

思考题

1. 健康心理学未来的发展热点有哪些？
2. 健康观的发展会对健康心理学的发展带来什么样的影响？
3. 健康心理学在哪些方面受到较大的挑战？
4. 关于国内健康心理学学科的发展，你有什么想法和建议？

参 考 文 献

［1］［奥地利］弗洛伊德. 性学三论与爱情心理学［M］. 许蕾,译. 重庆:重庆出版社,2017.

［2］［澳］罗斯·哈里斯. ACT,就这么简单! 接纳承诺疗法简明实操手册［M］. 祝卓宏等,译. 北京:机械工业出版社,2016.

［3］［德］歌德. 浮士德［M］. 杨武能,译. 北京:中国书籍出版社,2005.

［4］冯正直,戴琴. 健康心理学［M］. 重庆:西南师范大学出版社,2015.

［5］傅华,李枫. 现代健康促进理论与实践［M］. 上海:复旦大学出版社,2003.

［6］何晓晖. 中医基础理论［M］. 2 版. 北京:人民卫生出版社,2010.

［7］李丹,刘俊升. 健康心理学［M］. 上海:上海教育出版社,2014.

［8］林崇德,杨治良,黄希庭. 心理学大辞典［M］. 上海:上海教育出版社,2003.

［9］［美］阿瑟·S. 雷伯. 心理学词典［M］. 李伯黍等,译. 上海:上海译文出版社,1996.

［10］［美］阿图·葛文德. 最好的告别:关于衰老与死亡,你必须知道的常识［M］. 彭小华,译. 杭州:浙江人民出版社,2015.

［11］［美］黛博拉·费什·瑞珍. 健康心理学［M］. 王立杰,韩丑萍,译. 上海:上海人民出版社,2014.

［12］［美］琳达·布兰农,［美］杰斯·费斯特,［美］约翰·A. 厄普德格拉夫. 健康心理学(第八版)［M］. 郑晓辰,张磊,蒋雯,译. 北京:中国轻工业出版社,2016.

［13］［美］马克·舍恩,［美］克里斯汀·洛贝格. 你的生存本能正在杀死你:为什么你容易焦虑、不安、恐慌和被激怒?［M］. 蒋宗强,译. 北京:中信出版集团股份有限公司,2018.

［14］［美］乔治·瓦利恩特. 精神的进化:美好生活的构成［M］. 张庆宗,周琼,译. 上海:华东师范大学出版社,2018.

［15］［美］谢利·泰勒. 健康心理学(原书第 7 版)［M］. 朱熊兆,唐秋萍,蚁金瑶,译. 北京:中国人民大学出版社,2012.

［16］［美］EDWARD P. SARAFINO. 健康心理学(第四版)［M］. 胡佩诚等,译. 北京:中国轻工业出版社,2006.

［17］［美］F. D. 沃林斯基. 健康社会学［M］. 孙牧虹等,译. 北京:社会科学文献出版社,1992.

［18］孟庆跃,杨洪伟,陈文,等. 转型中的中国卫生体系［M］. 日内瓦:世界卫生组织,2015.

［19］钱明. 健康心理学［M］. 3 版. 北京:人民卫生出版社,2018.

［20］世界卫生组织. 中国老龄化与健康国家评估报告［M］. 日内瓦:世界卫生组织,2016.

［21］世界卫生组织.2018 年世界卫生统计:针对可持续发展目标监测卫生状况［M］.日内瓦:世界卫生组织,2018.

［22］世界卫生组织.2020 年世界卫生统计:针对可持续发展目标监测卫生状况［M］.日内瓦:世界卫生组织,2020.

［23］宿春礼.自己是最好的心理医生［M］.北京:中国广播电视出版社,2006.

［24］吴爱勤,袁勇贵.心身医学进展［2019］［M］.北京:中华医学电子音像出版社,2019.

［25］应力,岳晓东.E 海逃生——网络成瘾及其克除［M］.北京:高等教育出版社,2008.

［26］［英］简·奥格登.健康心理学(第 3 版)［M］.严建雯,陈传锋,金一波等,译.北京:人民邮电出版社,2007.

［27］张伯华,孔军辉,杨振宁.健康心理学［M］.济南:山东人民出版社,2010.

［28］張淑美.死亡學與死亡教育［M］.高雄:高雄復文,1996.

［29］郑莉君.健康心理学［M］.北京:中国人民大学出版社,2014.

［30］中国疾病预防控制中心慢性非传染性疾病预防控制中心,国家卫生计划生育委员会统计信息中心.中国死因监测数据集 2016［M］.北京:中国科学技术出版社,2017.

［31］ALLEN J G. Coping with Trauma:A Guide to Self-Understanding［M］. Washington, DC:American Psychiatric Pub Inc,1995.

［32］BYRNE P S, LONG B E L. Doctors Talking to Patients:A Study of the Verbal Behavior of General Practitioners Consulting in Their Surgeries［M］. London:HMSO, 1976.

［33］CHRISTOPHER P. W, ELISABETE W, BERNARD W. S. World Cancer Report: Cancer Research for Cancer Prevention［M］. Lyon, France:International Agency for Research on Cancer, 2020［2021-11-30］.

［34］HAYNES R B, SACKETT D L. Compliance with Therapeutic Regimens［M］. Baltimore: Johns Hopkins University Press, 1976.

［35］KABAT-ZINN J, HANH T N. Full Catastrophe Living:Using the Wisdom of Your Body and Mind to Face Stress, Pain, and Illness ［M］. Revised edition. New York: Bantam, 2013.

［36］KUBLER-ROSS E. On Life After Death［M］. Berkeley, Calif.:Celestial Arts, 1991.

［37］LAZARUS R S, FOLKMAN S. Stress, Appraisal, and Coping［M］. New York:Springer Publishing Company, 1984.

［38］LEVI L. Society, Stress and Disease:Volume 4:Working Life［M］. Oxford:Oxford University Press, 1981.

［39］MERSKEY H, BOGDUK N, INTERNATIONAL ASSOCIATION FOR THE STUDY OF PAIN, et al. Classification of Chronic Pain:Descriptions of Chronic Pain Syndromes and Definitions of Pain Terms［M］. Seattle:IASP Press, 1994.

［40］MILLON T, GREEN C J, MEAGHER R B. Millon Behavioral Health Inventory Manual ［M］. Minneapolis:National Computer Systems, 1982.

［41］ORLEY J，KUYKEN W. Quality of Life Assessment：International Perspectives［M］. Berlin Heidelberg：Springer-Verlag，1994.

［42］SELYE H. The Stress of Life［M］. New York：McGraw Hill，1956.

［43］WORLD CANCER RESEARCH，AMERICAN INSTITUTE FOR CANCER RESEARCH. Diet，Nutrition，Physical Activity and Cancer：A Global Perspective：A Summary of the Third Expert Report［M］. London，UK：World Cancer Research Fund International，2018.

［44］WORLD HEALTH ORGANIZATION. Adherence to Long-Term Therapies：Evidence for Action［M］. Geneva：World Health Organization，2003.

［45］WORLD HEALTH ORGANIZATION. Guideline：Potassium Intake for Adults and Children［M］. Geneva：World Health Organization，2012.

［46］WORLD HEALTH ORGANIZATION. Guideline：Sodium Intake for Adults and Children ［M］. Geneva：World Health Organization，2012.

［47］WORLD HEALTH ORGANIZATION. Global Report On Diabetes［M］. Geneva：World Health Organization，2016.

［49］BROWN M T，BUSSELL J K. Medication adherence：WHO cares?［C］//Mayo clinic proceedings. Elsevier，2011：304-314.

［50］WEBER D O，SPALENKA G. The Mainstreaming of Alternative Medicine［C］// Healthcare Forum Journal. Healthcare Forum，1996：16-26.

［51］ARNOLD M B. An Excitatory Theory of Emotion［M］. MARTIN L. REYMERT，ed. // Feelings and Emotions；the Mooseheart Symposium. New York：McGraw-Hill，1950：11-33.

［52］DIANE REDDY，RAYMOND FLEMING，V. J. ADESSO. Gender and Health［M］. STAN MAES，HOWARD LEVENTHAL，MARIE JOHNSTON，ed. //International Review of Health Psychology. Chichester：Wiley，1992.

［53］FISHER J D，FISHER W A. The Information-Motivation-Behavioral Skills Model［M］. RALPH J. DICLEMENTE，RICHARD CROSBY，MICHELLE C. KEGLER，ed. // Emerging Theories in Health Promotion Practice and Research：Strategies for Improving Public Health. Jossey-Bass，2002：40-70.

［54］李爱国. 罗斯义务论直觉主义伦理思想研究［D/OL］. 西南大学，2008［2022-02-18］. https：//kns. cnki. net/kcms/detail/detail. aspx? dbcode＝CMFD&dbname＝CMFD2008& filename＝2008093730. nh&uniplatform＝NZKPT&v＝ae-pFrFA0DZ8RCFD9WQ_ 5t9a04yzJcikUDR8wZjPt0dC4oTT6dNLE0oeaHSxRNa6.

［55］MOUSSA M T，LOVIBOND P F，LAUBE R. Psychometric properties of a Chinese version of the 21-item depression anxiety stress scales (DASS21)［R］. Sydney：New South Wales Transcultural Mental Health Centre，Cumberland Hospital，2001.

［56］UNITED NATIONS：OFFICE ON DRUGS AND CRIME. World Drug Report 2021［R/ OL］. United Nations publication，2021［2022-01-27］. //www. unodc. org/unodc/en/

data-and-analysis/wdr2021. html.

[57] 曾妮,李文静,师雪,等. 人体衰老的生理-心理-社会主要特征与标志及其测量研究概况[J]. 中国老年学杂志,2016,36(6):1508-1510.

[58] 陈四光,金艳,郭斯萍. 西方死亡态度研究综述[J]. 国外社会科学,2006(1):65-68.

[59] 甘亢,李静,应娇茜,等. 公民逝世后器官捐献及移植伦理审查经验与思考[J]. 中国医学伦理学,2019,32(9):1170-1173.

[60] 高群霞,周静,吴效明. 基于脑电信号的自动睡眠分期研究进展[J]. 生物医学工程学杂志,2015,32(5):1155-1159.

[61] 何兆雄. 死亡的定义及标准[J]. 医学与哲学,1983(6):23-26.

[62] 贺庆利,余林,马建苓. 老化刻板印象研究现状及展望[J]. 心理科学进展,2013,21(3):495-505.

[63] 冀云,李进伟. 中国老年人社会支持与老化态度的关系研究[J]. 中国全科医学,2017,20(7):852-858.

[64] 刘志军,牛美丽,王敏. 医患纠纷成因的法社会学研究[J/OL]. 中国全科医学:1-4[2022-02-18]. http://kns. cnki. net/kcms/detail/13. 1222. R. 20191031. 1552. 010. html.

[65] 罗涛,刘兰秋. 医疗纠纷现状及发生原因分析[J]. 中国医院,2018,22(12):4-6.

[66] 苏静静,张大庆. 世界卫生组织健康定义的历史源流探究[J]. 中国科技史杂志,2016,37(4):485-496.

[67] 吴映平. 黑尔之功利主义观述评——超越行为功利主义与规则功利主义之争[J]. 武汉理工大学学报:社会科学版,2008,21(2):170-174.

[68] 须大为. 摩尔论"善"[J]. 武汉科技大学学报(社会科学版),2015,17(1):50-55.

[69] 叶娜,张陆,游志麒,等. 自尊对手机社交成瘾的作用:有调节的中介模型分析[J]. 中国临床心理学杂志,2019,27(3):515-519.

[70] 余莎,余为益,姚智军,等. 大学生智能手机成瘾现状与大五人格特质的关系[J]. 上饶师范学院学报,2021,41(6):97-101.

[71] 张斌,郝彦利,荣润国. 清晨型/夜晚型睡眠者的社会心理学特征[J]. 中国心理卫生杂志,2006(9):621-624.

[72] 张怀强. 20世纪行为功利主义与规则功利主义之争[J]. 大观周刊,2013(8):10.

[73] 张将星,王佩佩. 大学生网络成瘾典型心理治疗法的实证比较[J]. 心理学探新,2015,35(6):557-560.

[74] 张雪艳,王素珍. 保健食品市场乱象成因分析及对策[J]. 中国食品药品监管,2018(8):49-53.

[75] 张永平,殷正坤,张曙光. 我国器官移植的现状与伦理学思考[J]. 中国医学伦理学,2002(5):59-60+65.

[76] 郑荣寿,孙可欣,张思维,等. 2015年中国恶性肿瘤流行情况分析[J]. 中华肿瘤杂志,2019(1):19-28.

[77] ABRAMSON L Y, METALSKY G I, ALLOY L B. Hopelessness Depression: A Theory-Based Subtype of Depression[J]. Psychological Review, 1989, 96(2): 358-372.

[78] ADAN A. Chronotype and Personality Factors in the Daily Consumption of Alcohol and Psychostimulants[J]. Addiction, 1994, 89(4): 455-462.

[79] AIKENS J E. Prospective Associations Between Emotional Distress and Poor Outcomes in Type 2 Diabetes[J]. Diabetes Care, 2012, 35(12): 2472-2478.

[80] ALSAN M, WANAMAKER M. Tuskegee and the Health of Black Men[J]. The Quarterly Journal of Economics, 2018, 133(1): 407-455.

[81] AMIRKHAN J H. Stress Overload: A New Approach to the Assessment of Stress[J]. American Journal of Community Psychology, 2012, 49(1): 55-71.

[82] ANDA R, WILLIAMSON D, JONES D, et al. Depressed Affect, Hopelessness, and the Risk of Ischemic Heart Disease in a Cohort of US Adults[J]. Epidemiology, 1993, 4(4): 285-294.

[83] ANDERSON K O, MASUR F T. Psychological Preparation for Invasive Medical and Dental Procedures[J]. Journal of Behavioral Medicine, 1983, 6(1): 1-40.

[84] ANDERSON R J, FREEDLAND K E, CLOUSE R E, et al. The Prevalence of Comorbid Depression in Adults with Diabetes: A Meta-Analysis[J]. Diabetes Care, 2001, 24(6): 1069-1078.

[85] ANTONOVSKY A, HARTMAN H. Delay in the Detection of Cancer: A Review of the Literature[J]. Health Education Monographs, 1974, 2(2): 98-128.

[86] AON M A, BERNIER M, MITCHELL S J, et al. Untangling Determinants of Enhanced Health and Lifespan through a Multi-Omics Approach in Mice[J]. Cell Metabolism, 2020, 32(1): 100-116. e4.

[87] ASTIN J A. Why Patients Use Alternative Medicine: Results of a National Study[J]. JAMA, 1998, 279(19): 1548-1553.

[88] BAREFOOT J C, SCHROLL M. Symptoms of Depression, Acute Myocardial Infarction, and Total Mortality in a Community Sample[J]. Circulation, 1996, 93(11): 1976-1980.

[89] BECK A T, BROWN G, STEER R A, et al. Differentiating Anxiety and Depression: A Test of the Cognitive Content-Specificity Hypothesis[J]. Journal of Abnormal Psychology, 1987, 96(3): 179-183.

[90] BELLOC N B, BRESLOW L. Relationship of Physical Health Status and Health Practices [J]. Preventive Medicine, 1972, 1(3): 409-421.

[91] BERGER A M, MOONEY K, ALVAREZ-PEREZ A, et al. Cancer-Related Fatigue, Version 2. 2015[J]. Journal of the National Comprehensive Cancer Network, 2015, 13 (8): 1012-1039.

[92] BLAIR S N, CHENG Y, SCOTT HOLDER J. Is Physical Activity or Physical Fitness

More Important in Defining Health Benefits? [J]. Medicine &. Science in Sports &. Exercise, 2001, 33(6): S379-S399.

[93] BOWKER A. The Relationship Between Sports Participation and Self-Esteem During Early Adolescence[J]. Canadian Journal of Behavioural Science / Revue canadienne des sciences du comportement, 2006, 38(3): 214-229.

[94] BRAY F, FERLAY J, SOERJOMATARAM I, et al. Global Cancer Statistics 2018: Globocan Estimates of Incidence and Mortality Worldwide for 36 Cancers in 185 Countries [J]. CA: A Cancer Journal for Clinicians, 2018, 68(6): 394-424.

[95] BUSH J P, MELAMED B G, SHERAS P L, et al. Mother-Child Patterns of Coping with Anticipatory Medical Stress[J]. Health Psychology, 1986, 5(2): 137.

[96] CANNON W B. The Emergency Function of the Adrenal Medulla in Pain and the Major Emotions[J]. American Journal of Physiology-Legacy Content, 1914, 33(2): 356-372.

[97] CARNEY R M, FREEDLAND K E. Depression and Coronary Heart Disease[J]. Nature Reviews Cardiology, 2017, 14(3): 145-155.

[98] CARSTENSEN L L. The Influence of a Sense of Time on Human Development[J]. Science, 2006, 312(5782): 1913-1915.

[99] CELANO C M, MILLSTEIN R A, BEDOYA C A, et al. Association Between Anxiety and Mortality in Patients with Coronary Artery Disease: A Meta-Analysis[J]. American heart journal, 2015, 170(6): 1105-1115.

[100] CHENG T L, SAVAGEAU J A, SATTLER A L, et al. Confidentiality in Health Care: A Survey of Knowledge, Perceptions, and Attitudes Among High School Students[J]. JAMA, 1993, 269(11): 1404-1407.

[101] CLEVER L H, LEGUYADER Y. Infectious Risks for Health Care Workers[J]. Annual Review of Public Health, 1995, 16(1): 141-164.

[102] CLEVER L H, OMENN G S. Hazards for Health Care Workers[J]. Annual Review of Public Health, 1988, 9(1): 273-303.

[103] COHEN F, LAZARUS R S. Active Coping Processes, Coping Dispositions, and Recovery from Surgery[J]. Psychosomatic Medicine, 1973, 35(5): 375-389.

[104] COHEN S, KAMARCK T, MERMELSTEIN R. A Global Measure of Perceived Stress [J]. Journal of Health and Social Behavior, 1983, 24(4): 385-396.

[105] COHEN S, WILLS T A. Stress, Social Support, and the Buffering Hypothesis[J]. Psychological Bulletin, 1985, 98(2): 310-357.

[106] COLMAN R J, BEASLEY T M, KEMNITZ J W, et al. Caloric Restriction Reduces Age-Related and All-Cause Mortality in Rhesus Monkeys[J]. Nature Communications, 2014, 5(1): 3557.

[107] CORR C A. Coping with Dying: Lessons That We Should and Should Not Learn from the

Work of Elisabeth Kübler-Ross[J]. Death Studies, 1993, 17(1): 69-83.

[108] COSTA P T, MCCRAE R R. Hypochondriasis, Neuroticism, and Aging: When Are Somatic Complaints Unfounded?[J]. American Psychologist, 1985, 40(1): 19-28.

[109] CRANDALL L A, DUNCAN R P. Attitudinal and Situational Factors in the Use of Physician Services by Low-Income Persons[J]. Journal of Health and Social Behavior, 1981, 22(1): 64-77.

[110] DAVIDSON K W, ALCÁNTARA C, MILLER G E. Selected Psychological Comorbidities in Coronary Heart Disease: Challenges and Grand Opportunities[J]. American Psychologist, 2018, 73(8): 1019-1030.

[111] DELONGIS A, FOLKMAN S, LAZARUS R S. The Impact of Daily Stress on Health and Mood: Psychological and Social Resources as Mediators[J]. Journal of Personality and Social Psychology, 1988, 54(3): 486-495.

[112] DEROGATIS L R. The Psychosocial Adjustment to Illness Scale (PAIS)[J]. Journal of Psychosomatic Research, 1986, 30(1): 77-91.

[113] DIMATTEO M R. Variations in Patients' Adherence to Medical Recommendations: A Quantitative Review of 50 Years of Research[J]. Medical Care, 2004, 42(3): 200-209.

[114] DOWNEY G, SILVER R C, WORTMAN C B. Reconsidering the Attribution-Adjustment Relation Following a Major Negative Event: Coping with the Loss of a Child [J]. Journal of Personality and Social Psychology, 1990, 59(5): 925-940.

[115] DULA A. African American Suspicion of the Healthcare System Is Justified: What Do We Do About It?[J]. Cambridge Quarterly of Healthcare Ethics, 1994, 3(3): 347-357.

[116] EISENBERG D M, DAVIS R B, ETTNER S L, et al. Trends in Alternative Medicine Use in the United States, 1990-1997: Results of a Follow-up National Survey[J]. JAMA, 1998, 280(18): 1569-1575.

[117] EVANS C, RICHARDSON P H. Improved Recovery and Reduced Postoperative Stay After Therapeutic Suggestions During General Anaesthesia[J]. The Lancet, 1988, 332(8609): 491-493.

[118] FELDMAN P J, COHEN S, DOYLE W J, et al. The Impact of Personality on the Reporting of Unfounded Symptoms and Illness[J]. Journal of Personality and Social Psychology, 1999, 77(2): 370-378.

[119] FISHER L, HESSLER D M, POLONSKY W H, et al. When Is Diabetes Distress Clinically Meaningful?: Establishing Cut Points for the Diabetes Distress Scale[J]. Diabetes Care, 2012, 35(2): 259-264.

[120] FLACK J M, AMARO H, JENKINS W, et al. Panel I: Epidemiology of Minority Health[J]. Health Psychology, 1995, 14(7): 592-600.

[121] FRASURE-SMITH N, LESPÉRANCE F, TALAJIC M. Depression Following Myocardial

Infarction: Impact on 6-Month Survival[J]. JAMA, 1993, 270(15): 1819-1825.

[122] GAN Y, GONG Y, TONG X, et al. Depression and the Risk of Coronary Heart Disease: A Meta-Analysis of Prospective Cohort Studies[J]. BMC Psychiatry, 2014, 14(1): 1-11.

[123] GANONG K, LARSON E. Intimacy and Belonging: The Association between Sexual Activity and Depression among Older Adults[J]. Society and Mental Health, 2011, 1(3): 153-172.

[124] GATCHEL R J. Effectiveness of Two Procedures for Reducing Dental Fear: Group-Administered Desensitization and Group Education and Discussion[J]. Journal of the American Dental Association, 1980, 101(4): 634-637.

[125] The WHOQOL Group. The World Health Organization Quality of Life Assessment (WHOQOL): Position Paper from the World Health Organization[J]. Social Science &. Medicine, 1995, 41(10): 1403-1409.

[126] The WHOQOL Group. Development of the World Health Organization WHOQOL-BREF Quality of Life Assessment[J]. Psychological Medicine, 1998, 28(3): 551-558.

[127] The WHOQOL Group. The World Health Organization Quality of Life Assessment (WHOQOL): Development and General Psychometric Properties[J]. Social Science &. Medicine, 1998, 46(12): 1569-1585.

[128] UK Prospective Diabetes Study (UKPDS) Group. Effect of Intensive Blood-Glucose Control with Metformin on Complications in Overweight Patients with Type 2 Diabetes (UKPDS 34)[J]. The Lancet, 1998, 352(9131): 854-865.

[129] UK Prospective Diabetes Study (UKPDS) Group. Intensive Blood-Glucose Control with Sulphonylureas or Insulin Compared with Conventional Treatment and Risk of Complications in Patients with Type 2 Diabetes (UKPDS 33)[J]. The lancet, 1998, 352(9131): 837-853.

[130] GROVER S A, KAOUACHE M, REMPEL P, et al. Years of Life Lost and Healthy Life-Years Lost from Diabetes and Cardiovascular Disease in Overweight and Obese People: A Modelling Study[J]. The Lancet Diabetes &. Endocrinology, 2015, 3(2): 114-122.

[131] GRUEN W. Effects of Brief Psychotherapy During the Hospitalization Period on the Recovery Process in Heart Attacks[J]. Journal of Consulting and Clinical Psychology, 1975, 43(2): 223.

[132] HAKIM F, WANG Y, ZHANG S X L, et al. Fragmented Sleep Accelerates Tumor Growth and Progression through Recruitment of Tumor-Associated Macrophages and TLR4 Signaling[J]. Cancer Research, 2014, 74(5): 1329-1337.

[133] HAWKINS N G, DAVIES R, HOLMES T H. Evidence of Psychosocial Factors in the Development of Pulmonary Tuberculosis[J]. American Review of Tuberculosis and

Pulmonary Diseases, 1957, 75(5): 768-780.

[134] HOLMES T H, RAHE R H. The Social Readjustment Rating Scale[J]. Journal of Psychosomatic Research, 1967, 11(2): 213-218.

[135] JIMÉNEZ-AVALOS J A, ARREVILLAGA-BONI G, GONZÁLEZ-LÓPEZ L, et al. Classical Methods and Perspectives for Manipulating the Human Gut Microbial Ecosystem[J]. Critical Reviews in Food Science and Nutrition, 2021, 61(2): 234-258.

[136] JOHNSON J E, LEVENTHAL H. Effects of Accurate Expectations and Behavioral Instructions on Reactions During a Noxious Medical Examination [J]. Journal of Personality and Social Psychology, 1974, 29(5): 710-718.

[137] JOHNSON S K, DELUCA J, NATELSON B H. Chronic Fatigue Syndrome: Reviewing the Research Findings[J]. Annals of Behavioral Medicine, 1999, 21(3): 258-271.

[138] JOHNSTON D W. Prevention of Cardiovascular Disease by Psychological Methods[J]. The British Journal of Psychiatry, 1989, 154(2): 183-194.

[139] JONES L R, MABE P A, RILEY W T. Physician Interpretation of Illness Behavior[J]. The International Journal of Psychiatry in Medicine, 1990, 19(3): 237-248.

[140] JONES O R, SCHEUERLEIN A, SALGUERO-GÓMEZ R, et al. Diversity of Ageing Across the Tree of Life[J]. Nature, 2014, 505(7482): 169-173.

[141] KAMEN L P, SELIGMAN M E. Explanatory Style and Health [J]. Current Psychological Research & Reviews, 1987, 6(3): 207-218.

[142] KANNER A D, COYNE J C, SCHAEFER C, et al. Comparison of Two Modes of Stress Measurement: Daily Hassles and Uplifts Versus Major Life Events[J]. Journal of Behavioral Medicine, 1981, 4(1): 1-39.

[143] KENNETH B, EDWARD M J, MARJORIE G L C, et al. Pro-Dopamine Regulator (KB220) A Fifty Year Sojourn to Combat Reward Deficiency Syndrome (RDS): Evidence Based Bibliography (Annotated)[J]. CPQ Neurology and Psychology, 2018, 1(2).

[144] KIECOLT-GLASER J K, WILLIAMS D A. Self-Blame, Compliance, and Distress Among Burn Patients[J]. Journal of Personality and Social Psychology, 1987, 53(1): 187-193.

[145] KROENKE K, SPITZER R L. Gender Differences in the Reporting of Physical and Somatoform Symptoms[J]. Psychosomatic Medicine, 1998, 60(2): 150-155.

[146] KULIK J A, MAHLER H I. Effects of Preoperative Roommate Assignment on Preoperative Anxiety and Recovery from Coronary-Bypass Surgery [J]. Health Psychology, 1987, 6(6): 525.

[147] KULIK J A, MAHLER H I. Social Support and Recovery from Surgery[J]. Health Psychology, 1989, 8(2): 221-238.

[148] LEE P N, THORNTON A J, FOREY B A, et al. Environmental Tobacco Smoke

Exposure and Risk of Stroke in Never Smokers: An Updated Review with Meta-Analysis [J]. Journal of Stroke and Cerebrovascular Diseases, 2017, 26(1): 204-216.

[149] LEVIN D N, CLEELAND C S, DAR R. Public Attitudes Toward Cancer Pain[J]. Cancer, 1985, 56(9): 2337-2339.

[150] LI R, LU W, JIANG Q W, et al. Increasing Prevalence of Type 2 Diabetes in Chinese Adults in Shanghai[J]. Diabetes Care, 2012, 35(5): 1028-1030.

[151] LI Z, LI Y, CHEN L, et al. Prevalence of Depression in Patients with Hypertension: A Systematic Review and Meta-Analysis[J]. Medicine, 2015, 94(31): e1317.

[152] LIU M-Y, LI N, LI W A, et al. Association Between Psychosocial Stress and Hypertension: A Systematic Review and Meta-Analysis [J]. Neurological Research, 2017, 39(6): 573-580.

[153] LOVIBOND P F, LOVIBOND S H. The Structure of Negative Emotional States: Comparison of the Depression Anxiety Stress Scales (dass) with the Beck Depression and Anxiety Inventories[J]. Behaviour Research and Therapy, 1995, 33(3): 335-343.

[154] LUSTMAN P J, ANDERSON R J, FREEDLAND K E, et al. Depression and Poor Glycemic Control: A Meta-Analytic Review of the Literature[J]. Diabetes Care, 2000, 23(7): 934-942.

[155] MA S, SUN S, GENG L, et al. Caloric Restriction Reprograms the Single-Cell Transcriptional Landscape of Rattus Norvegicus Aging[J]. Cell, 2020, 180(5): 984-1001. e22.

[156] MANNE S L, BAKEMAN R, JACOBSEN P B, et al. Adult-Child Interaction During Invasive Medical Procedures[J]. Health Psychology, 1992, 11(4): 241-249.

[157] MARGOLIS B L, KROES W H, QUINN R P. Job Stress: An Unlisted Occupational Hazard[J]. Journal of Occupational Medicine, 1974, 16(10): 659-661.

[158] MCEWEN B S, STELLAR E. Stress and the Individual: Mechanisms Leading to Disease [J]. Archives of Internal Medicine, 1993, 153(18): 2093-2101.

[159] MCQUADE J L, DANIEL C R, HELMINK B A, et al. Modulating the Microbiome to Improve Therapeutic Response in Cancer[J]. The Lancet Oncology, 2019, 20(2): e77-e91.

[160] MELAMED B G, DEARBORN M, HERMECZ D A. Necessary Considerations for Surgery Preparation: Age and Previous Experience[J]. Psychosomatic Medicine, 1983, 45(6): 517-525.

[161] MELAMED B G, SIEGEL L J. Reduction of Anxiety in Children Facing Hospitalization and Surgery by Use of Filmed Modeling [J]. Journal of Consulting and Clinical Psychology, 1975, 43(4): 511-521.

[162] MENTE A, O'DONNELL M J, RANGARAJAN S, et al. Association of Urinary Sodium and Potassium Excretion with Blood Pressure [J]. New England Journal of

Medicine，2014，371(7)：601-611.

[163] MOORE P J, KULIK J A, MAHLER H I. Stress and Multiple Potential Affiliates：Does Misery Choose Miserable Company？［J］. Journal of Applied Biobehavioral Research，1998，3(2)：81-95.

[164] MOTOWIDLO S J, PACKARD J S, MANNING M R. Occupational Stress：Its Causes and Consequences for Job Performance［J］. Journal of Applied Psychology，1986，71(4)：618-629.

[165] OSTERBERG L, BLASCHKE T. Adherence to Medication［J］. New England Journal of Medicine，2005，353(5)：487-497.

[166] PARK Y M, SEO Y J, MATSUMOTO K, et al. Scores on Morningness-Eveningness and Sleep Habits of Korean Students，Japanese Students，and Japanese Workers［J］. Perceptual and Motor Skills，1997，85(1)：143-154.

[167] PINTO R P, HOLLANDSWORTH J G. Using Videotape Modeling to Prepare Children Psychologically for Surgery：Influence of Parents and Costs Versus Benefits of Providing Preparation Services［J］. Health Psychology，1989，8(1)：79-95.

[168] PIOTROWSKI C, LUBIN B. Assessment Practices of Health Psychologists：Survey of Apa Division 38 Clinicians. ［J］. Professional Psychology：Research and Practice，1990，21(2)：99-106.

[169] POWER M, QUINN K, SCHMIDT S. Development of the WHOQOL-old module［J］. Quality of life research，2005，14(10)：2197-2214.

[170] PROUST M. Overview：Hypochondriasis, Bodily Complaints, and so-Matic Styles［J］. American Journal of Psychiatry，1983，140：273-283.

[171] RAPS C S, PETERSON C, JONAS M, et al. Patient Behavior in Hospitals：Helplessness，Reactance，or Both？［J］. Journal of Personality and Social Psychology，1982，42(6)：1036-1041.

[172] RIBA M B, DONOVAN K A, ANDERSEN B, et al. Distress Management，Version 3. 2019，NCCN Clinical Practice Guidelines in Oncology［J］. Journal of the National Comprehensive Cancer Network，2019，17(10)：1229-1249.

[173] RODIN J. Aging and Health：Effects of the Sense of Control［J］. Science，1986，233(4770)：1271-1276.

[174] ROTH S, COHEN L J. Approach, Avoidance, and Coping with Stress［J］. American Psychologist，1986，41(7)：813-819.

[175] RUO B, RUMSFELD J S, HLATKY M A, et al. Depressive Symptoms and Health-Related Quality of Life：The Heart and Soul Study［J］. JAMA，2003，290(2)：215-221.

[176] SAFER M A, THARPS Q J, JACKSON T C, et al. Determinants of Three Stages of Delay in Seeking Care at a Medical Clinic. ［J］. Medical Care，1979，17(1)：11-29.

[177] SLOMKOWSKI C, RENDE R, NOVAK S, et al. Sibling Effects on Smoking in Adolescence: Evidence for Social Influence from a Genetically Informative Design[J]. Addiction, 2005, 100(4): 430-438.

[178] SMITH P J, BLUMENTHAL J A, HOFFMAN B M, et al. Aerobic Exercise and Neurocognitive Performance: A Meta-Analytic Review of Randomized Controlled Trials [J]. Psychosomatic Medicine, 2010, 72(3): 239-252.

[179] SPIEGEL K, LEPROULT R, CAUTER E V. Impact of Sleep Debt on Metabolic and Endocrine Function[J]. The Lancet, 1999, 354(9188): 1435-1439.

[180] STAYNER L, BENA J, SASCO A J, et al. Lung Cancer Risk and Workplace Exposure to Environmental Tobacco Smoke[J]. American Journal of Public Health, 2007, 97(3): 545-551.

[181] STEAD L F, CARROLL A J, LANCASTER T. Group Behaviour Therapy Programmes for Smoking Cessation[J]. Cochrane Database of Systematic Reviews, 2017(3).

[182] TAN M, HE F J, WANG C, et al. Twenty-Four-Hour Urinary Sodium and Potassium Excretion in China: A Systematic Review and Meta-Analysis[J]. Journal of the American Heart Association, 2019, 8(14): e012923.

[183] TAYLOR R, NAJAFI F, DOBSON A. Meta-Analysis of Studies of Passive Smoking and Lung Cancer: Effects of Study Type and Continent [J]. International Journal of Epidemiology, 2007, 36(5): 1048-1059.

[184] THOITS P A. Stress, Coping, and Social Support Processes: Where Are We? What Next?[J]. Journal of Health and Social Behavior, 1995: 53-79.

[185] THOMPSON S C, NANNI C, SCHWANKOVSKY L. Patient-Oriented Interventions to Improve Communication in a Medical Office Visit[J]. Health Psychology, 1990, 9(4): 390-404.

[186] TIMKO C. Seeking Medical Care for a Breast Cancer Symptom: Determinants of Intentions to Engage in Prompt or Delay Behavior[J]. Health Psychology, 1987, 6 (4): 305.

[187] TOVAR E, RAYENS M K, GOKUN Y, et al. Mediators of Adherence Among Adults with Comorbid Diabetes and Depression: The Role of Self-Efficacy and Social Support [J]. Journal of Health Psychology, 2015, 20(11): 1405-1415.

[188] VRIJENS B, DE GEEST S, HUGHES D A, et al. A New Taxonomy for Describing and Defining Adherence to Medications[J]. British Journal of Clinical Pharmacology, 2012, 73(5): 691-705.

[189] WALLACE L M. Communication Variables in the Design of Pre-Surgical Preparatory Information[J]. British Journal of Clinical Psychology, 1986, 25(2): 111-118.

[190] WANG Z, CHEN Z, ZHANG L, et al. Status of Hypertension in China: Results from the

China Hypertension Survey，2012-2015[J]. Circulation，2018，137(22)：2344-2356.

[191] XU Y，WANG L，HE J，et al. Prevalence and Control of Diabetes in Chinese Adults[J]. JAMA，2013，310(9)：948-959.

[192] YANPING R，HUI Y，BROWNING C，et al. Prevalence of Depression in Coronary Heart Disease in China：A Systematic Review and Meta-Analysis[J]. Chinese medical journal，2014，127(16)：2991-2998.

[193] YETISH G，KAPLAN H，GURVEN M，et al. Natural Sleep and Its Seasonal Variations in Three Pre-Industrial Societies[J]. Current Biology，2015，25(21)：2862-2868.

[194] YOUNG K S. Internet Addiction：The Emergence of a New Clinical Disorder[J]. CyberPsychology & Behavior，1998，1(3)：237-244.

[195] ZHENG J，WANG Y，YE X，et al. Validation of Diabetes Medication Self-Efficacy Scale in Chinese with Type 2 Diabetes[J]. Patient Preference and Adherence，2018，12：2517-2525.

[196] ZOLA I K. Pathways to the Doctor-from Person to Patient[J]. Social Science & Medicine，1973，7(9)：677-689.

[197] 规划发展与信息化司. 2019 年我国卫生健康事业发展统计公报[EB/OL]. (2020-06-06)[2020-07-01]. http://www. nhc. gov. cn/guihuaxxs/s10748/202006/ebfe31f24cc145b198dd730603ec4442. shtml.

[198] 国务院办公厅. 国务院办公厅关于印发全国医疗卫生服务体系规划纲要(2015—2020年)的通知[EB/OL]. (2015-03-30)[2020-07-01]. http://www. gov. cn/zhengce/content/2015-03/30/content_9560. htm.

[199] KOTWICKI R J. Sleep and Brain Health[EB/OL]. (2019-06-26)[2021-11-30]. https://www. skylandtrail. org/sleep-and-brain-health/.

[200] RALPH RICHARDS，CHRISTINE MAY. Sport and Mental Health[EB/OL]. (2019-04-12)[2020-07-15]. https://www. clearinghouseforsport. gov. au/knowledge_base/high_performance_sport/performance_preparation/athlete_mental_health.

[201] 健康饮食餐盘 (Chinese-Simplified)[EB/OL]. (2015-04-02)[2022-01-25]. https://www. hsph. harvard. edu/nutritionsource/healthy-eating-plate/translations/chinese_simplified/.

[202] Diet and Mental Health [EB/OL]. (2016-07-05)[2021-11-30]. https://foodandmoodcentre. com. au/2016/07/diet-and-mental-health/.

[203] Federal Subsidies for Health Insurance Coverage for People Under 65：2020 to 2030 | Congressional Budget Office[EB/OL]. (2020-09-29)[2022-02-17]. https://www. cbo. gov/publication/56571.

[204] Health Resources-Health Spending-OECD Data[EB/OL]. [2022-02-17]. http://data. oecd. org/healthres/health-spending. htm.

图书在版编目(CIP)数据

健康心理学/孙时进,杨戒编著.—上海:复旦大学出版社,2022.8
ISBN 978-7-309-16058-1

Ⅰ.①健…　Ⅱ.①孙…②杨…　Ⅲ.①健康心理学　Ⅳ.①R395.1

中国版本图书馆 CIP 数据核字(2021)第 268283 号

健康心理学

孙时进　杨　戒　编著

责任编辑/张　鑫

复旦大学出版社有限公司出版发行

上海市国权路 579 号　邮编:200433

网址:fupnet@ fudanpress.com　http://www.fudanpress.com
门市零售:86-21-65102580　　团体订购:86-21-65104505
出版部电话:86-21-65642845

上海新艺印刷有限公司

开本 787×960　1/16　印张 17.25　字数 305 千
2022 年 8 月第 1 版
2022 年 8 月第 1 版第 1 次印刷

ISBN 978-7-309-16058-1/R · 1927
定价:58.00 元